암 치료의 급소
즉시 실행하라

암 치료의 급소

즉시 실행하라

DREAM POWER

목차

서론 암 치료의 급소, 4대 환경을 확 바꾸라! 10

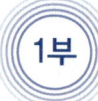

1부 암 치료의 새로운 패러다임으로 전환하라

들어가는 글 20

1장 닥터 황 스토리
암 치료의 새로운 지평 26
자연 면역 치료의 이정표 28
독일의 프리덴바일러병원에서 받은 충격 29
만남, 배움, 그리고 새 길 32

2장 21세기 암 치료의 새로운 패러다임, 통합 의학과 통합 칵테일 치료법
21세기는 통합 의학의 시대 38
통합 의학적 암 치료의 새로운 모델, 통합 칵테일 치료법으로 암을 정복한다 40
'통합 칵테일 치료법'이란? 44
통합 칵테일 치료법의 놀라운 효과 46

3장 암 환자는 암으로 죽지 않는다
암과의 전쟁에서 패배하는 7가지 원인 52
암 환자는 자포자기와 자기 비하 때문에 죽는다 54
암 환자는 면역력 저하로 죽는다 57
암 환자는 영양실조로 죽는다 58
암 환자는 무의미한 삶에 대한 고통으로 죽는다 60

2부 암 치료의 급소를 찾아내라

들어가는 글 70

4장 암 치료의 급소

급소1 암 치료에 정해진 매뉴얼은 없다 78 | **급소2** 암은 내가 만든 질환이다 83 | **급소3** 스트레스는 암 발생의 결정적인 요인이다 89 | **급소4** 암 치료의 주체는 바로 '나 자신'임을 알라 97 | **급소5** '암'보다 '몸'에 초점을 맞추라. 암 치료의 핵심은 '암'이 아니라 암이 생존할 수 없는 '인체 시스템'이다 106 | **급소6** 치료에 앞서 제일 먼저 고민해야 할 문제: 항암제 할 것인가, 말 것인가? 항암제로 얻을 수 있는 것은? 112 | **급소7** 수술 전 면역 요법이 먼저다. 수술을 기다리는 동안 면역 요법을 진행하라 115 | **급소8** 암을 제거하기 위해 수술, 방사선 요법, 화학 요법을 적절히 사용하라 117 | **급소9** 미세 전이암은 면역 요법으로 처리하라 123 | **급소10** 말기 암 환자에게도 전략이 필요하다. 한순간도 포기는 없다 128

5장 암 재발 방지의 급소

급소11 암 치료의 완성은 재발 방지이다 140 | **급소12** 재발은 확률 게임이 아니다 142 | **급소13** 수술과 항암 이후, 왜 암은 사라지지 않는가? 재발의 위험이 가장 큰 시기는 항암 이후 6개월에서 2년 사이다 153 | **급소14** 암의 재발을 막는 것은 항암제가 아니라 몸의 면역력이다 157 | **급소15** 방사선이나 화학 항암제를 이용한 항암 치료는 재발과 전이 및 2차 암 발생의 위험성을 높인다 162 | **급소16** 초기에 재발 제로 레시피를 작동시키라 166

3부

암 완치의 로드맵을 그리라

들어가는 글　186

6장　통합 의학에서 융합 의학으로
융합 의학으로 전인격적 치료의 문이 열리다 194
융합 의학 + 전인격적 치료 = 융합 면역 의학 196
융합 면역 암 치료법이란? 199
융합 면역 암 치료법의 탄생 배경: 암은 복합 유전자 질환이다 202

7장　집중 면역 관리와 생활 면역 관리를 결합한 융합 면역 암 치료
암을 발생시킨 '시스템'부터 바꾸고 치료를 구상하라 212
집중 면역 관리와 생활 면역 관리 215
재발을 체크하는 시스템이 아닌 재발을 막는 시스템으로 219

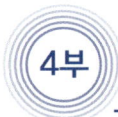

4부 집중 면역 관리에 총력을 기울이라

들어가는 글 224

8장 집중 면역 관리
집중 면역 관리의 필요성 230

집중 면역 관리란? 231

9장 집중 면역 관리를 위한 3가지 융합 면역 치료법
칵테일 면역 요법 240

Dr. Hwang's Solution
미슬토 요법의 구체적인 활용 방법 254

칵테일 영양 면역 요법 260

Dr. Hwang's Solution
집중 면역 관리를 위한 면역 푸드 삼총사: 셀푸드, 휴젠푸드, 이뮨푸드 267

칵테일 온열 면역 요법 270

Dr. Hwang's Solution
집중 면역 관리를 위한 융합 면역 암 치료 프로그램 283

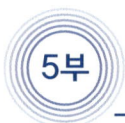 **5부** 생활 면역 관리로 평생 면역 관리에 도전하라

들어가는 글 288

10장 자연 면역 요법으로 몸의 자연 치유력을 높이라

현대 의학의 면역 치료가 이루어 낸 성과 294

현대 의학의 면역 요법의 한계 296

자연 면역 요법이 답이다 299

자연 면역 요법으로서의 생활 면역 관리 301

잘 먹고, 잘 자고, 잘 움직이는 생활 습관 혁명을 통한 생활 속 면역 강화의 중요성 303

11장 영양 면역 요법_무엇을 먹느냐, 어떻게 먹느냐가 면역력을 좌우한다

건강한 식사는 암 치료의 시작이다 310

식생활 습관 혁명으로 암을 이기는 영양 면역 요법 312

영양 면역 요법의 탁월성 316

영양 면역 요법의 핵심은 자연식이다 319

천연 암 예방 물질인 파이토케미컬의 신비 331

최고의 영양 면역 요법은 DNA 영양 면역 요법 337

식사는 단순히 영양 공급만을 위한 것이 아니다. 즐겁게 식사하는 것이 중요하다 350

Dr. Hwang's Solution
생활 속 면역력 강화 요법 ①: 영양 면역 요법 354

12장 정신 면역 요법_인생이 즐거우면 면역력도 웃는다

암 환자와 정신 건강, 정신 건강이 암을 이긴다 360

웃으면 암도 도망간다 363

열정적으로 일하는 사람들을 암이 이길 수 없다. 사명감이 최고의 항암제이다 365

스트레스를 이기고 슬럼프에서 벗어나는 길: 독서, 운동, 만남, 여행 369

스트레스를 인생의 양념으로 373

Dr. Hwang's Solution
생활 속 면역력 강화 요법②: 정신 면역 요법 375

13장 신체 활성화 면역 요법_인체를 깨우면 면역력도 강해진다

왜 암 환자는 필사적으로 움직여야 하는가? 382

다양한 신체 자극을 통한 신체 활성화의 비밀 383

신체 활성화를 통한 면역 요법으로 암을 이긴다 386

니시 요법에서 얻은 신체 활성화 요법의 영감 388

온랭 교대법과 신체 활성화 390

운동과 신체 활성화 391

운동과 신체 활성화를 통한 면역 요법의 탁월성 394

Dr. Hwang's Solution
생활 속 면역력 강화 요법③: 신체 활성화 면역 요법 396

부록_황성주 박사의 통합종양학 관련 참조 자료

1. 닥터 황 통합종양학 이미지 자료 402
2. 닥터 황 통합종양학 PPT 슬라이드 자료 410

학술지에 게재된 생식 연구 논문 리스트 424   참고 문헌 426

서론

암 치료의 급소
4대 환경을 확 바꾸라!

인생 대반전을 기대하며

현대 의학은 눈부신 발전을 거듭하고 있다. 그러나 의료 기관이나 의사가 아무리 늘어나도 건강 지표는 날로 악화되고 질병 치료는 계속 난항을 겪고 있다. 특히 암을 다루는 종양학의 차원에서 현대 의학은 나름대로의 진보에도 불구하고 치료의 완전성이 없기에 난감한 현실이다. 암 발생률이 전 세계적으로 폭발적으로 증가하면서 암은 21세기의 대재앙이 되었지만, 아직도 우리는 암이라는 질병에 효과적으로 대응하지 못하고 있다.

참조할 페이지
pp. 20-21
pp. 142-152
pp. 294-299
pp. 406-407

의료비의 폭발적 증가는 모든 대중들과 정부까지 곤혹스럽게 하고 있다. 특히 암의 경우, 대부분의 국가에 의료 보험 혜택이 없어서 가진 자들만 치료가 가능한 경우가 많다. 사람들은 고비용 의료의 발전으로 고통을 받으며 저비용 치료를 애타게 찾고 있다. 다행히 치료에 동참한 환우들도 현대 의학의 공장형 치료 시스템과 화학 항암제의 부작용으로 기존 치료를 대체할 수 있는 합리적인 플랫폼을 갈망하고 있다.

pp. 112-115
pp. 117-123
pp. 296-299

필자는 의대 교수로 재직하고 병원과 생명과학연구원을 설립하여 운영하면서 지난 30년 동안 3가지 플랫폼을 구축했다고 자부한다. 첫째, 상아탑에서 연구하던 예방 의학을 생활화할 수 있도록 '생식'을 개발하여 식품 카테고리로 정착시켰다.

pp. 33-35
pp. 40-48
pp. 410-411

둘째, 현대 의학의 표준 치료를 보완할 통합 종양학을 도입하여 면역 의학적 접근을 통해 암의 재발을 막는 통합 칵테일 치료를 정착시켰다. 셋째, 종합 검진 수준에 머물던 진단 의학을 후생 유전학적 접근을 통해 예측 의학으로 발전시켜 왔다. 이 모든 것이 전문성의 영역에서 함께하셨던 하나님의 은혜임을 고백하지 않을 수 없다. 요즘 필자는 '통합 종양학(Integrative Oncology)'의 완성이라는 차원에서 새로운 미래가 펼쳐지고 있음을 직감하며 경이로움을 만끽하고 있다.

이는 의대 교수 초년 시절에 예방 의학 차원에서 건강 세미나를 하면서 전국을 누빌 때처럼, 독일 연수 이후 '미슬토 요법'이라는 통합 의학적 면역 치료를 한국에 처음으로 도입하여 전인 치료적 접근을 처음으로 시도했던 때처럼, 그리고 생식이라는 식품 카테고리가 탄생하면서 영양 면역을 비롯한 여러 가지 면역 요법을 융복합해서 통합 칵테일 치료법을 탄생시켰을 때처럼, 그리고 후성 유전학을 통한 암 예측 의학 시스템을 완성했을 때처럼, 최근 들어 현대 의학의 산물인 표준 치료에 손색없는 전인적이고 통합적인 저비용 고효율 암 치료의 플랫폼이 형성되면서 가슴 설레는 시간을 보내고 있다.

pp. 22-23
pp. 26-29
pp. 157-161
pp. 194-201
p. 214
pp. 412-413
pp. 416-417

통합 의학, 특히 통합 칵테일 암 치료법이 기존의 표준 치료를 대체하거나 보완하는 개념이라고 한다면, 새로운 개념으로 등장한 4P 통합 종양학은 암 치료를 위한 선행 의학(Proactive Medicine), 정밀 의학(Precision Medicine), 맞춤 의학(Personalized Medicine), 예방 의학(Preventive Medicine) 중심의 통합 의학이라고 할 수 있다. 이는 현대 의

pp. 38-39
pp. 231-235
pp. 283-285
p. 412

료의 새로운 트렌드에 맞추는 의미가 있고, 암의 재발을 막는다는 차원에서 사실 통합 종양학은 이미 내재적으로 4P 개념을 포함한다고 볼 수 있다.

그러나 환우들의 입장에서는 이론이 아닌 실천적 지식이 절실하기에 이 책을 내게 되었다. 암 치료의 원칙에 대한 핵심 지식을 정확하게 이해하는 것이 필수적이지만, 더 중요하고 시급한 것은 실천할 수 있는 원리를 정확하게 전달하는 것이다. 특별히 이 책의 제목을 '암 치료의 급소, 즉시 실행하라'라고 했던 이유는 암에 걸렸다는 것은 이미 생존을 위한 전면전에 돌입한 것이고, 암 치료의 최종 목표인 재발 방지를 위해서라도 이 책의 원리는 즉시 실행해야 하는 절박한 상황이기 때문이다. 지금 유튜브를 비롯한 다양한 대중 매체에서는 의학 지식의 홍수라고 할 만큼 많은 비법들이 정확한 검증 없이 소개되고 있어 대중들을 미혹하고 있다. 이제는 손쉬운 비법이 아닌 사실에 입각한 치료 원리를 붙잡아야 한다. 고통스럽더라도 원칙을 고수해야 한다.

p. 42
pp. 70-75

암 치료의 3대 원칙은 원인 제거(뿌리를 없애는 것), 결과 처리(줄기를 자르는 것), 면역층 회복(뿌리와 줄기를 차단시키는 것)이다. 암의 표준 치료는 원인 제거와 면역층 회복을 배제한 채 주로 결과 처리에 집중하기에 암의 재발을 막기에는 역부족이다. 세 마리 토끼를 다 잡으려면 환경을 확 바꿔야 한다. 식사 환경, 자연환경, 심리 환경, 의료 환경을 즉시 바꿔야 한다. 이것이 암 치료의 급소이다. 즉, 암 생존 시스템에서 암 정복 시스템으로 바꿔야 한다. 암 치료의 시작부터 암의 재발을 막는 몸

pp. 42-43
pp. 106-112
pp. 212-218
p. 402

의 구조를 만드는 것이다. 암 중심의 사고가 아닌 몸 중심의 사고를 하는 것이다.

암이 발견되면 암이 걸릴 수밖에 없는 환경에서 암이 안 생기는 환경으로 확 바꿔야 한다. 박경리 선생님의 케이스처럼 자기 성찰을 통해 생활 구조를 전광석화처럼 바꿔야 산다. 암에 걸리면 '어느 병원에 갈까, 누구에게 수술을 받아야 하나' 등 치료 정보를 수집하고 모든 인맥을 동원한다. 그러다가 대부분 좌절감에 빠진다. 예약을 기다려야 하고, 수술 날짜를 기다려야 하고, 그렇게 하다가 몇 주가 지나면 불안과 초조가 몰려온다. 그 스트레스 상황에서 암이 굉장히 빨리 자라게 된다. 수술 이후에도 항암제에 대한 두려움은 암이 잘 자랄 수 있는 환경을 만들어 준다. 이후 항암 치료의 고통을 이기고 나면 재발의 공포가 밀려온다. 그래서 스트레스의 상황은 계속된다. 이것이 표준 치료라는 현대 의학의 한계이다. 이것이 지속되면 재발과 전이를 향해 달려가는 열차처럼 결과는 뻔한 것이다. 이 책을 읽는 독자들은 암을 정복하는 정반대의 열차에 탑승하길 바란다.

pp. 89-97
pp. 106-112
pp. 115-116
pp. 162-166
pp. 166-182
pp. 188-190
pp. 212-215
p. 411

왜 4대 환경인가?

암 생태계에서 가장 중요한 '유발 요인(initiator)'은 식생활과 오염된 환경(흡연 포함)이다. 따라서 좋은 음식과 깨끗한 공기는 필수적이다. 그리고 암의 가장 중요한 '촉발 요인(promotor)'은 스트레스로 대표되는 왜곡된 심리적 환경이다. 이와 함께, 암을 효과적으로 관리할 수 있는 의료 환경도 매우 중요하다.

pp. 111-112
pp. 202-209
pp. 299-307

이러한 원인 제거는 매우 중요하다. 암을 계속 만들어 내는 구조를 바꾸지 않은 채 치료만 진행하는 것은 밑 빠진 독에 물을 붓는 것과 같다. 정확하게 말하면, 암유전자를 계속해서 대량으로 생산하는 환경을 바꾸지 않고 치료만 하는 것은 무의미하다는 것이다.

4대 환경을 바꾸기 위해 이 책을 끝까지 읽으라. 4대 환경을 바꾸는 것은 수술을 비롯한 어떤 치료보다 더 중요하고 시급한 것이다. 상류층 환자들의 완치율이 높은 이유 중 하나가 그들이 환경을 바꾸는 데 과감하게 투자하기 때문이라고 한다. 그만큼 환경이 중요하다.

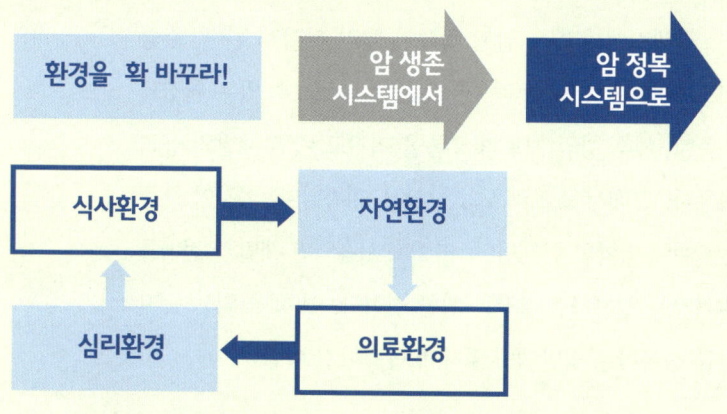

식사 환경 _라이프밀(생명식, 살아 있는 식사)로 바꾸라

식사 환경은 암의 원인 중 가장 큰 요인인 식이 요인을 바꾸는 것이다. 식이 요인은 발암 물질을 공급하는 가장 중요한 통로로, 전체 암 발생 원인의 30-60%를 차지한다. 특히 대장암의 경우 90%, 전립선암 75%, 위암 50%, 췌장암 50%, 담낭암 50%, 유방암 50%, 자궁 내막암 50%가 식이 요인에 의해 발생하고, 폐암, 자궁 경부암, 후두암도 20%가 식사와 관련이 있다.

가장 중요한 암의 요인을 '라이프밀(천연 식이 영양 복합체)'로 한 번에 해결할 수 있다는 것은 놀라운 일이 아닐 수 없다. 생식으로 대표되는 천연 식이 영양 복합체의 탁월한 효과를 수용하라. 이는 체내를 알칼리 생태계로 바꾸어 암이 자라지 않는 구조를 만들어 준다.

이제 전 세계는 기존의 화학 항암제(1세대), 표적 항암제(2세대), 면역 항암제(3세대)에 이어 4세대인 대사 항암제에 마지막 기대를 걸고 있다. 그런데 지난 30년간의 관찰을 통해, 천연 식이 영양 복합체가 바로 이 대사 항암제임을 깨닫는 통찰이 생기게 되었다. 이에 대한 논문과 자료들은 본문을 참조하기 바란다. ....

pp. 130-136   pp. 310-357
pp. 260-269   pp. 415-417

자연환경_자연 속 생활(거주, 산책, 등산 등)을 통해 자연을 가까이하라

암은 산소를 싫어한다. 자연을 벗삼아 살면 암은 자연히 물러간다. 마음껏 좋은 공기를 마시고 산소를 호흡하는 것은 암의 숨통을 끊는 중요한 조치이다. 신체 활성화(운동)를 통해 산소 공급을 늘리고, 이왕이면 운동도 자연 속에서 하라.

흡연뿐만 아니라 대기 오염 등 환경 오염과 유해 산업 환경도 발암 원인을 제공한다. 오염된 공기는 인체를 자연에서 멀어진 환경으로 몰아가기에 위험하다. 이러한 오염된 환경은 폐암뿐 아니라 기관지암, 구강암, 인후두암, 방광암, 신장암의 주된 원인이다. 특히 흡연자의 경우, 주변 사람들도 간접흡연의 영향으로 동일한 피해를 입는다.

그러므로 오염된 환경을 벗어나 자연 속에서 마음껏 산소를 들이마시라. 면역력을 증진하기 위해 운동을 통해 신체를 활성화하는 것도 자연 속에서 하라. 필자는 현재 '해밀리'라는 자연 건강 마을을 운영 중이다. 이곳은 최고의 산소 분압을 자랑하며, 지난 3년간 많은 사람들이 이곳에서 치유되고 회복되는 모습을 보았다. ……………………………………………………………

pp. 288-291
pp. 418-419

심리 환경_정신적 혼란과 스트레스 환경을 피하라

암을 유발했던 사회적 환경에서 과감하게 벗어나라. 범사에 감사하라! 감사의 렌즈로 인생을 해석하라. 감사를 통해 마음의 쓴 뿌리를 제거하고, '암'이라는 스트레스를 역이용해 혁명적인 삶의 변화를 이끌어 내는 계기로 삼으라.

    내면의 상처를 치유하기 위해, 필자의 유튜브 강의 '성서 건강학'을 매일 듣고 묵상하라. 치유적 환경을 조성하기 위해 기도하는 사람들, 사랑이 많은 사람들과 자주 만나고, 그들과 함께 영적 공동체를 형성하라. ……………………

pp. 89-97
pp. 360-378
p. 420

의료 환경_신체 균형을 유지하면서 면역 중심으로 사고하라

면역 치료는 표준 치료만큼 중요하므로 반드시 표준 치료와 병행해야 한다. 의료진과 친구가 되고, 의사를 100% 활용하라. '표준 치료'를 받을 경우, 어느 병원에서 치료받을 것인가보다 어느 의사에게 치료받을 것인가를 선택하는 것이 더 중요한 문제다. 진실한 의사를 만나 치료받는 것이 무엇보다 중요하다. 또한 '면역 치료'를 받을 경우에는 전문적인 시스템을 갖춘 병원을 찾아가는 것이 중요하다. ……………………………………………………………

pp. 102-105 pp. 408-409
pp. 186-190 pp. 421-423

4가지 환경의 상승 작용과 연관성을 이해하라. 마지막으로 중요한 태도는 일관성이다. 상황에 따라 일희일비하지 말고 이 원칙을 붙잡고 나아가라. 그리고 다음 성경 말씀을 붙잡고 기도하라.

"두려워하지 말라 내가 너와 함께 함이라 놀라지 말라
나는 네 하나님이 됨이라 내가 너를 굳세게 하리라 참으로 너를 도와 주리라
참으로 나의 의로운 오른손으로 너를 붙들리라"

(이사야 41:10)

"아무 것도 염려하지 말고 다만 모든 일에 기도와 간구로 너희 구할 것을 감사함으로
하나님께 아뢰라 그리하면 모든 지각에 뛰어난 하나님의 평강이
그리스도 예수 안에서 너희 마음과 생각을 지키시리라"

(빌립보서 4:6-7)

"하나님이 우리를 사랑하시는 사랑을 우리가 알고 믿었노니 하나님은 사랑이시라
사랑 안에 거하는 자는 하나님 안에 거하고 하나님도 그의 안에 거하시느니라"

(요한일서 4:16)

"오라 우리가 여호와께로 돌아가자 여호와께서 우리를 찢으셨으나
도로 낫게 하실 것이요 우리를 치셨으나 싸매어 주실 것임이라"

(호세아 6:1)

암 환우를 향한 사랑의 권면

주님의 동행하심으로 평강과 치유가 함께하길 기도합니다.
인간은 누구나 죄인이고, 인간에게는 누구나 연약함이 있습니다.
저도 마찬가지입니다. 연약함은 십자가의 은혜로 나아가는 지름길입니다.
그래서 항상 주님께 감사합니다. 매일매일 깊은 회개와 자기 성찰의 시간을 가지며,
성경 말씀을 통해 전인격이 새로워지고 주님의 사랑과 기쁨으로 충만해지는
시간이 되시길 바랍니다. 그래서 남은 생애를 멋진 사명자로 살아가는
인생 대역전이 일어나길 기도합니다.

THE KEY
TO CANCER
TREATMENT 암 치료의 급소

1부

암 치료의
새로운 패러다임으로
전환하라

들어가는 글

21세기는 통합 칵테일 치료법의 시대
'암 중심 사고방식'이 아니라
'몸 중심 사고방식'으로 전환해야 한다

'과거가 미래의 열쇠'라는 말은 과거와 현재를 이해하는 것이 미래를 예측하고 꿰뚫어 보는 열쇠가 된다는 의미이다. 지금까지 개발된 암 치료법의 변천사를 이해하는 것은 21세기형 치료 전략을 수립하는 데 중요한 단서가 될 수 있다. 인류는 20세기 중반부터 암과의 전쟁을 본격적으로 시작했다. 1950년대에는 '수술(Surgical Therapy)'이, 1960년대에는 '항암 방사선 요법(Radiation Cancer Therapy)'이, 1970년대에는 '항암 화학 요법(Cancer Chemotherapy)'이 차례로 등장하며, 해당 시기에 본격적으로 발전하고 자리를 잡기 시작했다. 그때마다 신기원을 이루었고, 지금까지도 이 방법들이 암 치료의 중심이 되고 있다.

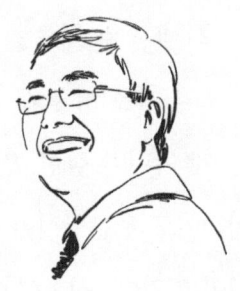

　이와 같은 주요 암 치료법들이 이미 오래전에 10년 주기로 차례로 등장하며 겉으로 보기에는 암 치료에 상당한 진전을 이룬 것처럼 보인다. 그러나 엄밀히 말해 지난 반 세기 넘는 기간 동안 암 치료 방법에서 획기적인 전기가 없었다고 볼 수 있다. 물론 학자들이 뒷짐 지고 있었던 것은 아니다. 1980년대에는 인터페론과 같은 생물학적 치료법이 나왔고, 1990년대에는 분자 생물학이 중심이 된 유전자 요법이 등장하기도 했다. 2000년대에 들어서는 '면역 치료법(Immune Therapy)'과 '표적 치료(Targeted Therapy)'가 주목을 받으며 암세포만을 정확하게 공격하는 전략이 개발되기 시작했다. 2010년대에는 '면역 관문 억제제(Immune Checkpoint Inhibitor)'가 새로운 돌파구로 떠올랐으며, '개인 맞춤형 치료(Personalized Medicine)'와 'CAR-T(Chimeric Antigen Receptor T-cell) 치료법'이 실현되면서 새로운 가능성을 열고 있다. 비록 여전히 암 치료율에 극적인 반전은 없지만, 최근의 발전은 암 치료의 새로운 국면을 예고하고 있다.

21세기 암 치료는 단순히 의학 기술의 발달에 의존할 게 아니라 창조적 치유 기술로 발전해야 할 것이다. 암 치료에 지식만 적용하는 게 아니라 감성, 영성, 사회 환경과 자연환경까지 동원하는 융복합적이고 인문학적이며 창조적인 접근법으로 다가가는 것이 시대정신이 되었다. 전통적인 방식, 제도권 의학에서 인정하는 방식만 고수하거나 나만의 노하우만 고집할 것이 아니라 환자에게 도움이 된다면, 타 학문과의 적극적인 교류를 통해 창조적인 대안을 찾아내려는 노력이 절실히 필요한 때이다.

그래서 '현대 의학'에 '보완 대체 의학'을 접목시킨 '통합 칵테일 치료법'이 답이다. 21세기에는 지금까지 나온 현대 의학의 모든 치료 방법을 선별하여 통합하고, 자연 면역 요법을 비롯한 모든 보완 대체 의학을 동원하는 통합 칵테일 치료법의 시대가 열릴 것이다. 암의 원인이 복잡하기 때문에 처방도 복합적이어야 하는 것은 자명한 이치이다.

통합 칵테일 치료법은 '암 중심 사고방식'이 아니라 '몸 중심 사고방식'이다. 인체에 유익하다면 '수술'도 좋고 '항암 방사선 요법'도 좋고 '항암 화학 요법'도 좋다. 대체 의학과 보완 의학도 좋다. 환자 중심, 인체 중심 치료, 진정 환자의 생명을 살려 내는 치료에 주안점을 둔다면 치료 방식을 제한하며 경계선을 그을 필요는 없는 것이다. 나는 암 환자에게 도움이 되는 치료법이 있다면 지구 끝까지라도 쫓아가서 그것을 도입하고 싶은 열망이 있다. 아주 조금이라도 도움이 될 수 있다면 적용하지 못할 방법이 없다.

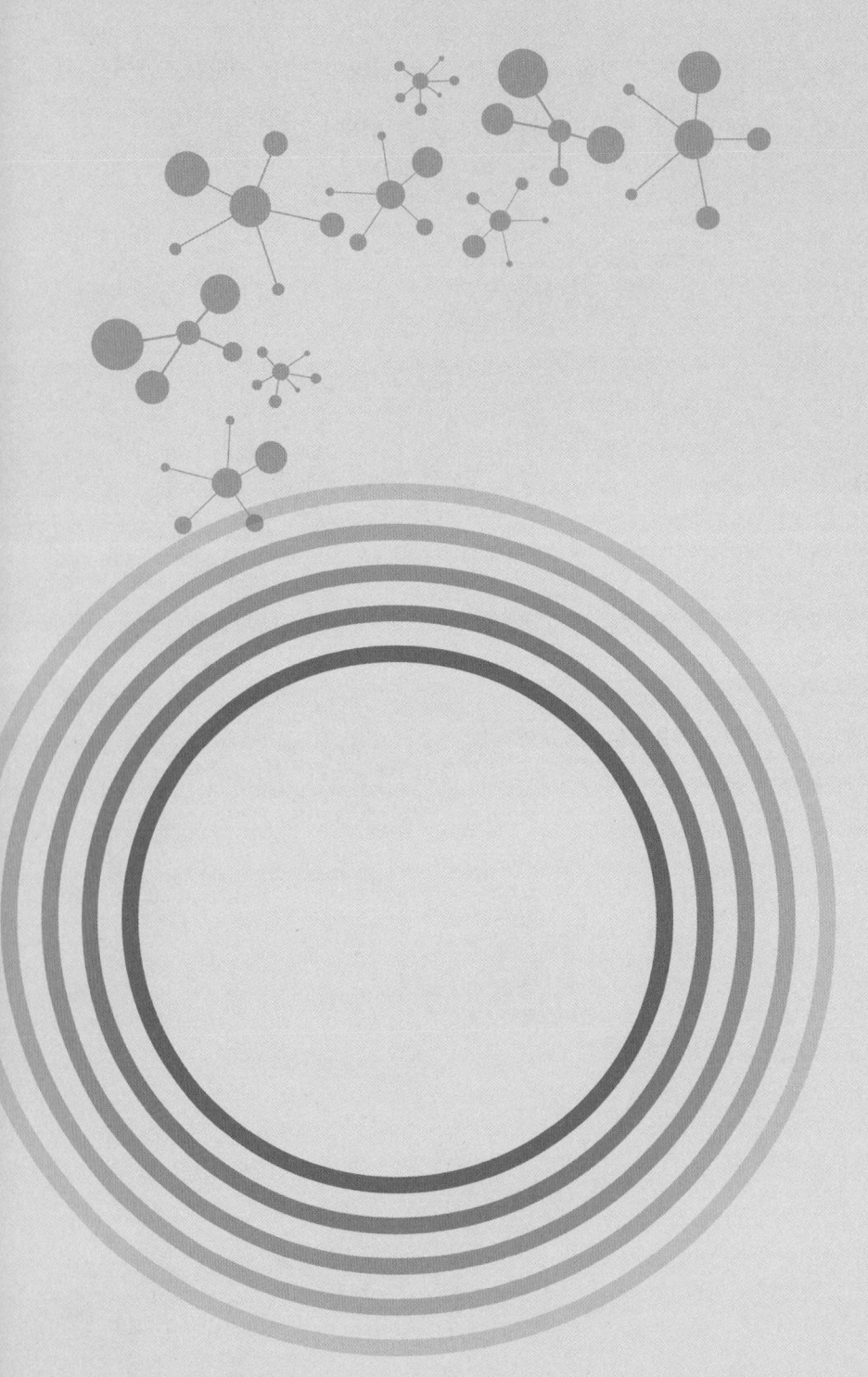

1장
닥터 황 스토리

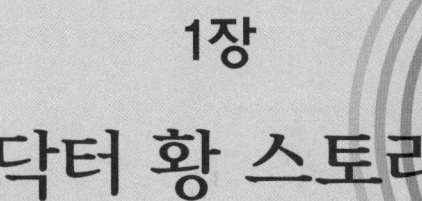

자연 면역 치료의 이정표,
'미슬토 요법'과의 만남 이후,
통합 의학으로 암 치료의 새로운 지평을 열다

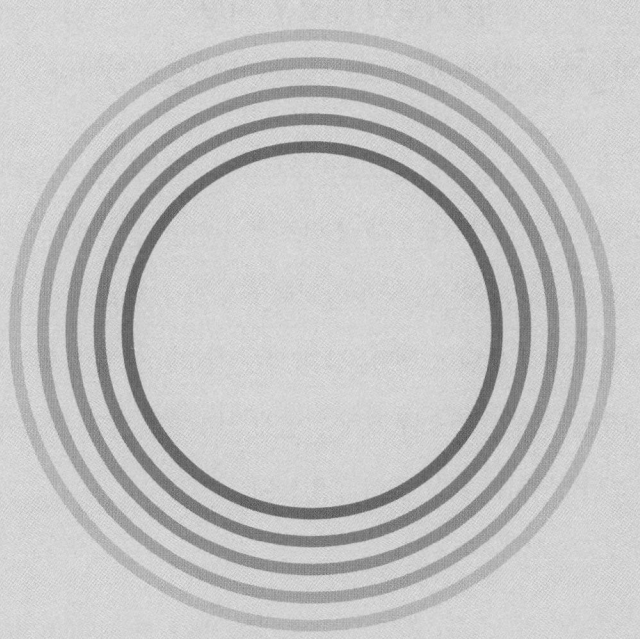

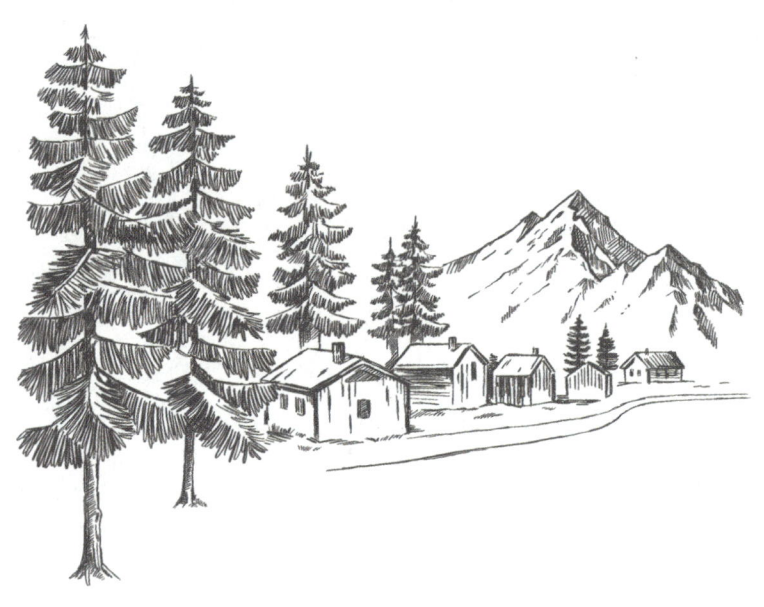

암 치료의 새로운 지평
'미슬토'를 찾아 알프스의 산골짜기 마을로 향하다

1992년 여름이었다. 진부령 알프스리조트에서 개최된 한 수양회에서 만난 건국대학교 김 박사로부터 스위스에 희한한 항암제가 있다는 소식을 들었다. 부작용이 없는 항암제로 독일과 스위스에서 상당한 임상 효과를 거두고 있다고 했다. 김 박사는 특수한 그룹의 의사들만이 이 치료법을 시행하고 아무에게나 쉽게 전수하지 않기 때문에 이 치료법이 보편화되지는 않고 있다고 말했다.

당시 암 치료에 매진하고 있었던 나는 그의 이야기에 귀가 솔깃하지 않을 수 없었다. 서울대학교 병동에 있을 때, 말기 암 환자들이 너무나 비참하게 고통받으며 죽어 가는 것을 지켜본 나는 의사로서 특별히 암 환자들을 살리는 치료법에 관심을 갖고 있었다. 그래서 나는 김 박사를 통해 전해 들은 암 치료법의 국내 도입 및 개발에 관한 문제를 검토하기 위해 1992년 9월, 처음으로 유럽을 방문하게 되었다.

당시 방문했던 병원은 스위스의 '루카스병원(Lukas Klinik)'과 독일의 '프리덴바일러병원(Klinik Friedenweiler)', '외셀브론병원(Klinik schelbronn)'이었다. 우선 스위스 바젤 부근의 소도시 아를레스하임(Arlesheim)에 위치하고 있는 루카스병원은 미슬토 요법의 원조였다. 그 병원과 같이 운영되고 있는 '히스기야연구소(Hezekiah Institute)'는 참 인상적이었다. 이후 두 차례 이상, 아름다운 스위스의 전형적인 마을 아를레스하임의 '루카스병원'을 방문할 기회가 있었다. 그때마다 새로운 길을 개척한다는 생각에 가슴이 터질 듯 벅차올랐다.

그들이 사용하는 암 치료 요법은 순수한 자연 요법으로, '미슬토'라는 식물에서 추출한 성분을 주사제로 개발하여 사용한 것이었다. '미슬토 요법((Mistletoe Therapy)'이라 불리는 이 치료법은 60년 이상의 역사를 가지고 있었는데, '안트로포소피(Anthroposophy)'라는 전인 치료를 하는 의사 그룹에 의해 주도되고 있었다. 독일, 스위스, 오스트리아를 중심으로 유럽의 400여 군데 병원에서 시행되고 있었는데,

학회가 열릴 때마다 놀라운 치료 효과들이 속속 보고되고 있었다. 그리고 그동안 이 요법에 대해 소극적인 태도를 보이던 미국의 FDA마저 객관적인 임상 효과와 그 과학성을 인정해 캘리포니아의 한 의과 대학을 지명해 이 요법을 시행하도록 허락했다는 사실도 확인할 수 있었다.

자연 면역 치료의 이정표,
'미슬토 요법'을 만난 것은 나의 운명이었다

'미슬토(Mistletoe)'는 전나무, 사과나무, 서양 물푸레나무, 떡갈나무, 소나무 등을 숙주로 반기생을 하는 식물이다. 우리나라에서는 '겨우살이'라고 불리고, 한방에서는 '상기생'이라는 약재로 통용되어 왔으며, 요통과 동맥 경화, 동상을 치료하고 유산을 방지하는 데 쓰이고 있다.

미슬토 요법은 독일 의학자 루돌프 슈타이너 박사가 1917년에 미슬토 추출물로 만든 주사제를 종양 치료 약물로 추천하고, 1926년에 스위스의 이타 베그만 박사가 슈타이너 박사의 주장을 받아들여 실제 임상에 이용하기 시작하면서 주로 유럽 지역(독일, 영국, 오스트리아, 스위스)을 중심으로 발전해 왔다. 현재는 스위스의 루카스병원, 독일의 외셀브론병원과 하이델베르크 의대 부속 병원, 비텐-헤르데커대학병원, 오스트리아의 비엔나 의대 부속 병원을 비롯한 중부 유럽의

400여 군데 암 치료 전문 병원에서 미슬토 항암 주사 요법을 채택하고 있을 정도로 강력한 자연 면역 요법으로 자리 잡았다.

미슬토 요법에 대한 연구 논문은 지금까지 독일 의학계에서만 약 1,500여 편이 발표되었고, 이 중 약 800여 건이 1990년 이후 발표된 것일 정도로 최근 더욱 활발히 연구되고 있다. 현재 미국 FDA 임상 시험 단계가 진행 중이다. 국내에서는 내가 이 치료법을 최초로 도입하여, 1994년 '사랑의클리닉'을 설립하여 암 환자 치료에 적극적으로 사용하기 시작했다. 그 이후, 지금은 국내 대학 병원과 개인 병원에서 암 환자 치료용으로 널리 보급되고 있다.

독일의 프리덴바일러병원에서 받은 충격
그들은 암과 함께 '죽어 가는' 것이 아니라
암과 더불어 '살아가고' 있었다

독일에 있는 외셀브론병원은 헤르만 헤세의 고향인 칼프에서 멀지 않은 폴스하임이라는 도시의 근교에 있었다. 밀밭과 사과밭이 끝없이 펼쳐진 외셀브론 마을의 언덕에 자리 잡은 이 병원은 설립 당시부터 미슬토 요법과 같은 자연 면역 치료에 대한 깊은 관심을 가지고 있었다. 건물 디자인에도 환자 한 사람 한 사람을 위한 배려가 묻어나 있었고, 치료 시스템도 정교해 감탄을 자아냈다.

가장 크게 충격받았던 때는 프리덴바일러병원의 환자들을 직접 만났을 때였다. 프리덴바일러(Fredenweiler)는 독일 남서부에 위치한 울창한 침엽수림을 일컫는 '슈바르츠발트(Schwarzwald, 검은 숲)'에 자리 잡고 있는 '평화의 마을'이라는 뜻의 휴양지다.

이 마을의 중심에 자리 잡고 있는 프리덴바일러병원의 암 센터는 독일 전역뿐 아니라 유럽 각국에서 온 환자들로 가득 차 있었다. 대부분 말기 암 환자였던 그들은 한마디로 '얼라이브(Alive)'라고 표현할 수밖에 없을 정도로 생동감이 넘쳤다. 적막한 병상에 누워 죽을 날만 기다리는 우리나라 말기 암 환자와는 너무 달랐다. 그 후 프리덴바일러병원에 여러 차례 더 방문할 기회가 있었는데, 방문할 때마다 목격하는 생동감 있는 말기 암 환자들의 모습은 나에게 벅찬 감동을 선사하곤 했다.

1993년 겨울에는 한 달 동안 프리덴바일러병원의 게스트 하우스에서 여장을 풀고, 병원장이자 하이델베르크대학의 교수인 란츠 베르거 박사에게 '미슬토 요법'을 연수받았다. 그때의 기억은 내 기억 창고에서 꺼낼 수 있는 몇 안 되는 즐거운 추억으로 남아 있다. 그곳에서는 눈이 한 번 오면 사람의 키만큼 쌓이곤 했는데, 눈을 헤치며 슈바르츠발트의 침엽수림 사이를 오가던 아침과 저녁, 시간 날 때마다 고풍스러운 에비라는 레스토랑에 들러 주인 부부의 인테리어 감각에 감탄하던 일, 주말의 무료함을 견디지 못해 무작정 스위스 융프라우까지 기차 여행에 도전했던 일, 친구인 최 박사 집이 있는 슈

투트가르트에서 프리덴바일러까지 15년 된 BMW를 몰고 다니던 일 등 그때의 즐거웠던 추억을 오래 간직하려 한다.

프리덴바일러병원에서는 부작용이 전혀 없는 항암 면역 요법뿐 아니라 식이 요법, 영양 요법, 온열 요법, 물리 치료, 목욕 요법, 심리 요법, 이미지 요법, 예술 요법, 운동 요법, 산소 요법 등을 병행하여 환자가 최상의 컨디션을 유지할 수 있도록 전인 치료법을 시행하고 있었다. 필요에 따라서 항암제와 방사선 요법도 병행하고 있었다. 환자를 치료하는 환경과 배려가 남달랐고, 치료하는 의료진의 철학이 달랐다.

무엇보다도 환자들 스스로 느끼고 있는 최고의 치료를 받는 것에 대한 자부심이 내 가슴에 그대로 전해졌다. 이는 한마디로 '죽어 가고 있다'라고 표현할 수밖에 없는 우리나라 암 환자들과는 너무나 대조적이었다. 이들은 암의 세력에 압도되어 '죽어 가는' 대신 암과 더불어 '살아가고' 있었다.

그 당시 한국의 암 병동에서 내 눈에 익숙한 광경은 대부분의 의사와 간호사들이 곧 죽을 목숨을 대하듯이 암 환자들을 대하는 모습이었다. 한마디로 암 병동은 '죽음의 병동'이었다. 암 환자의 병실에는 늘 죽음의 그림자가 드리우고 있었다. 자신은 물론이고 가족까지도 포기해 버린 절망적인 분위기에서 독한 항암제와 방사선의 무차별 폭격을 받고 기진맥진한 그들 중에 과연 살아남을 환자가 있을까? 이런 상황에서 암이 치료된들 재발하지 않는다고 그 누가 보장할 수 있을까? 이런 생각을 하면 지금도 가슴이 답답하다.

우리나라에서는 '암 환자=죽을 사람'으로 통한다. 암을 치료하는 의사는 암 환자에게 '몇 개월 남았다'는 이야기를 스스럼없이 하며 절대자 행세를 하기도 한다. 본의 아니게 인간의 존엄성을 무시하는 언행을 남발하게 되는 것이다.

만남, 배움, 그리고 새 길

사람을 살리는 '전인 치료 의학'과의 만남을 통해 통합 의학자의 길을 발견하다

독일에서 내가 보고 배운 것은 의과 대학에 재직하면서 암과 성인병 예방 연구에만 전력하던 내가 암 치료에 '면역 요법'과 '전인 치료'를 접목시켜 새로운 접근법을 시도하게 된 계기가 되었다. 이후 '암의 완치', '암 환자의 삶의 질 향상'이라는 새로운 목표를 가지고 가슴 설레는 하루하루를 보내게 되었다.

"수술은 잘됐는데 사람은 죽었다." 주변 암 환자 가족들이 가장 많이 하는 이야기이다. 그리고 가장 마음 아픈 이야기이기도 하다. 이 경우 암은 줄거나 멈추었는데 몸은 암이 좋아하는 체질로 바뀐 셈이다. 그러니 암이 재발되는 경우 처음 발생한 암 자체의 세력에 의한 재발인지 방사선과 항암제에 의해 망가진 면역 체계 때문에 발생한 암인지 철저하게 연구해 볼 가치가 있다고 생각한다.

독일에서 나는 입원 중인 암 환우들에게 암을 이기는 방법과 암과 더불어 살아가는 법을 가르치는 것을 목격하고 주목하게 되었다. 암 환우들이 마음속 분노를 잠재우는 작업부터 자신을 다스리는 방법까지 배우며 일종의 '인생 훈련소'를 거쳐 가는 것 같았다. 그리고 환자들이 아름다운 자연 속에서 맑은 공기와 맑은 물을 마시며 자연식 위주의 맛있는 식사를 하고, 친구처럼 다정한 의료진에게 치료를 받고, 목욕과 운동, 체조와 마사지, 공작 시간을 연상케 하는 작업과 그림 그리기 등 다양한 치유 프로그램에 참여하며 몸과 마음이 치유되는 것을 보았다.

이 병원이 채택하고 있는 시스템은 한마디로 '사람을 살리는 의학'이었다. 현대 의학의 합리적인 선택과 더불어 질병에 대한 저항력과 인체의 면역 기능을 강화시키는 모든 방법을 포괄적으로 활용하는 전인 치료 의학의 실체가 무엇인지 가까이서 들여다보며, 그 진수를 만끽할 수 있었다. 자신이 속해 있는 학파에 관계없이 환자에게 도움이 되는 치료법이라면 무엇이든지 받아들이는 그들의 열린 마음과 용기가 부러웠다.

이후 또다시 여러 차례에 걸쳐 독일과 스위스를 방문했던 것은 면역 요법과 전인 치료 의학을 향한 '배움의 열망' 때문이었다. 나는 여건이 허락하는 한도 내에서 독일 전역을 다니며 이 요법에 대한 최고의 전문가들을 찾아다녔던 지난날을 자랑스럽게 생각한다.

나는 독일에서 미슬토 요법을 비롯한 영양 면역 요법, 운동 면역 요법, 정신 면역 요법(심리 요법, 미술 요법, 작업 요법, 음악 요법) 등과 같은 자연 면역 요법을 공부하면서 암 치료법에 대해 보다 총체적으로 접근할 수 있게 되었다. '전인 치유'에 중점을 둔 암 치료법 연구에 심층적으로 파고들면서 '현대 의학'과 '보완 대체 의학'을 접목한 '통합 의학'에 새롭게 눈뜨게 되었다.

독일에서 연수를 마치고 돌아온 이후, 내가 새로 배운 것들을 의료 현장에서 즉각적으로 사용하고 실험해 보고 싶은 포부를 갖고 곧바로 의대 교수직을 사퇴했다. 1994년 4월 2일, 서초동에 '사랑의클리닉'을 개원하여 통합 의학적 암 치료 연구와 적용에 매진했다. 한국에서 '통합 면역 의학에 입각한 암 치료'라는 새로운 영역을 일구어 내는 일에 선두 주자가 된 것이다.

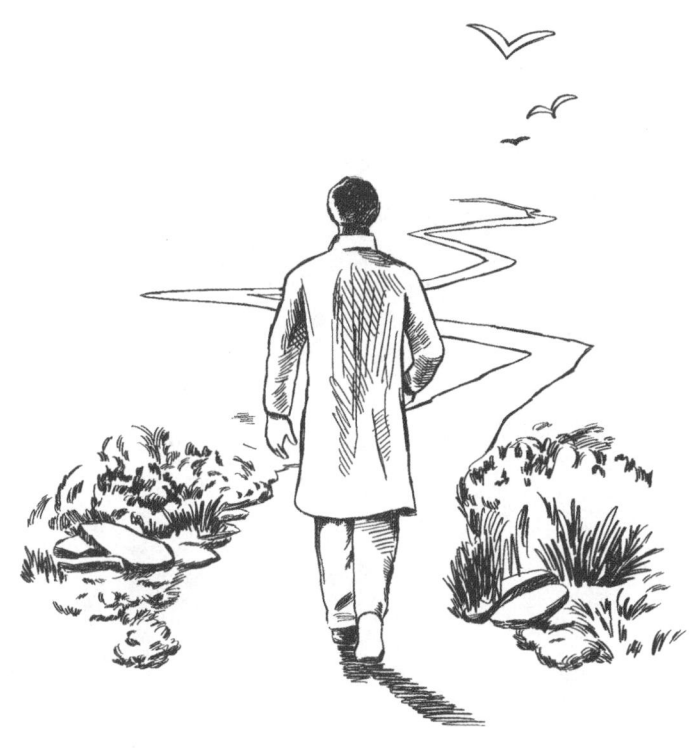

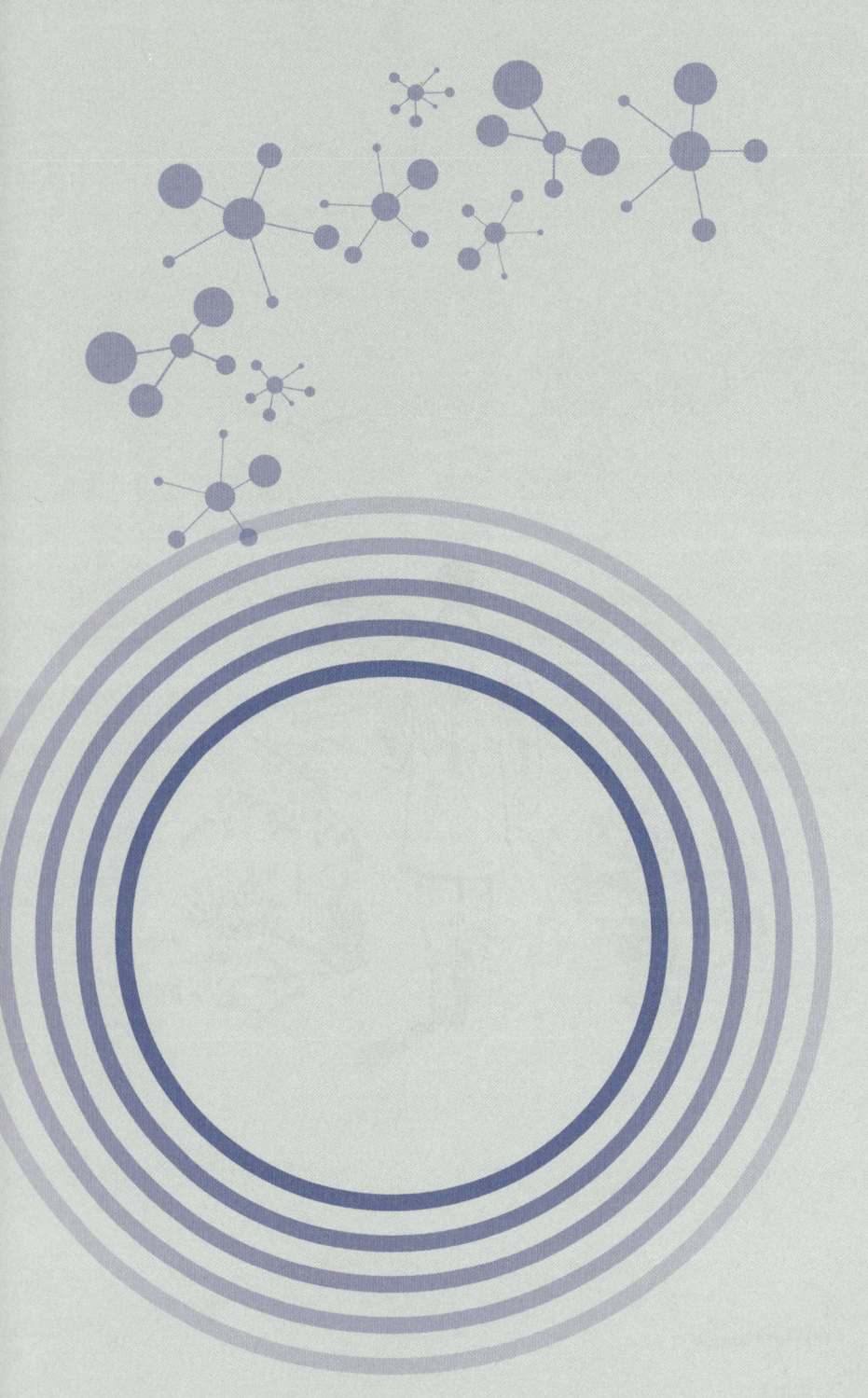

2장

21세기 암 치료의 새로운 패러다임,

통합 의학과 통합 칵테일 치료법

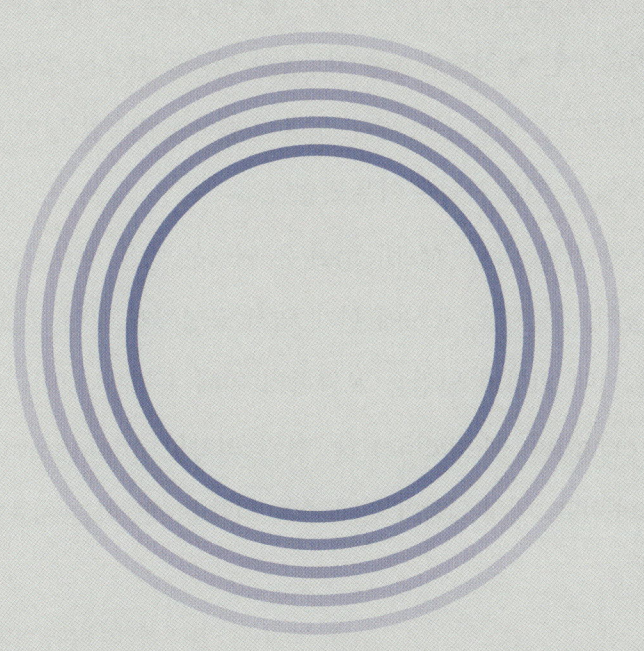

21세기는 통합 의학의 시대

현대 의학에서 암을 치료하는 방법은 크게 3가지로 나눌 수 있다. 암 조직을 제거하는 '외과적 수술 요법(Surgical Therapy)', 암 발생 부위에 강력한 방사선을 조사하여 암세포를 사멸하는 '항암 방사선 요법(Radiation Cancer Therapy)', 그리고 화학 항암제를 인체에 투입하여 암세포를 사멸하거나 증식을 억제하는 '항암 화학 요법(Cancer Chemotherapy)'이 있다. 이런 치료법들은 단독으로 사용하기보다는 치료의 효율을 높이기 위해 이 중에서 2가지 혹은 3가지 방법 모두 병행하여 사용한다.

지금까지 항암 약물이 수없이 개발되었고, 현재도 계속 개발되고 있다. 여기에 외과 수술 기법 발달과 방사선 치료법 발달은 암 치료에 많은 힘을 실어 주고 있다. 이런 의학 기술의 발달로 암 치료 분야는 과거와 비교가 안 될 정도로 높은 치료율과 생존율 향상을 보여 주고 있다. 하지만 여전히 갈 길이 멀다. 암을 완벽하게 정복할 날이 언제 올 지 장담할 수 있는 사람은 아무도 없다.

'현대 의학(Modern Medicine)'은 어려운 병을 치료하는 가능성을 높여 주었지만, 동시에 한계 역시 극명하게 보여 주고 있다. 이런 현대 의학의 난점을 보완하기 위해 등장한 것이 '대체 의학(Alternative Medicine)'과 '보완 의학(Complementary Medicine)'이다. 대체 의학이 현대 주류 의학을 대신하는 치료법으로 과학적 검증이 부족한 경우까지 포괄한다면, 보완 의학은 주류 의학과 함께 사용하여 치료 효과를 높이고 부작용을 줄이는 데 주안점을 둔 치료법들을 포괄한다.

대체 의학과 보완 의학의 차이점

구분	대체 의학 (Alternative Medicine)	보완 의학 (Complementary Medicine)
사용 방식	주류 의학을 대체	주류 의학과 병행
의학적 위치	주류 의학을 거부하거나 별개로 사용	주류 의학의 효과를 보완
과학적 근거	상대적으로 검증이 부족한 경우가 많음	비교적 더 검증된 요법 포함
예시	약초 요법만 사용	약초 요법을 보조로 화학 요법과 병행

미국에서는 대체 의학과 보완 의학을 합쳐 공식적으로 '보완 대체 의학(CAM, Complementary and Alternative Medicine)'이라는 용어를 사용하고 있다. 과거에는 보완 대체 의학에 대해 확인되지 않은 사실에 기반을 두고 위기감이 높은 환자들을 현혹하는 의료 행위로 치부했지만, 최근에는 현대 의학이 갖고 있는 치료 효율을 증대시킬 수 있다는 사실을 인정하고 적극적으로 받아들이고 있다. 보완 대체 의학자들 역시 보완 대체 의학의 안전성과 효능을 규명함으로써 현대 의학과의 공존을 통한 치료의 극대화를 위해 노력하고 있다. 현대 의학이나 보안 대체 의학이나 모두 환자의 생명을 살리는 것이 최우선 관심

사이기에 이와 같은 교류는 매우 고무적인 현상이라고 할 수 있다.

'통합 의학(Integrative Medicine)'은 현대 주류 의학에 과학적으로 검증된 보완 대체 의학을 접목시켜, 환자의 완치를 목표로 하는 새로운 의학 분야이다. 통합 의학은 환자의 치료와 삶의 질 향상을 최우선 과제로 삼는다. 이를 위해 기존의 의학, 한의학, 약학 등 전통적인 의료 분야뿐만 아니라, 식품 영양학, 심리 상담학, 체육학, 음악 치료, 미술 치료 등 다양한 학문을 포함한다. 통합 의학은 환자 중심의 전인적 치료를 지향하며, 신체적 건강뿐만 아니라 정신적, 정서적, 사회적 웰빙까지 포괄한다.

결국, 통합 의학은 환자의 치료를 위해 인류가 가진 모든 지식과 역량을 총동원하는 학문이라 할 수 있다. 이를 통해 환자의 치유 가능성을 극대화하고, 지속 가능한 건강을 추구하는 것이 통합 의학의 궁극적인 목표이다.

통합 의학적 암 치료의 새로운 모델, 통합 칵테일 치료법으로 암을 정복한다

항암제 치료 마지막 달에 암이 뼈에 전이, 재발되었다는 청천벽력 같은 선고를 받고 나에게 진료를 받으러 온 유방암 환자가 있었다. 그 환자는 초기 암 환자여서 항암제를 안 써도 되는데 의사가 적극적으로 권유하여 항암 화학 요법을 1년 동안 받았다고 한다.

암의 재발을 막으려고 항암제를 쓴 것이 독약이 된 셈이다. 암의 재발은 몸의 면역력이 막는 것이지 항암제가 막는 것이 아니다. 현대 의학적 치료와 더불어 면역력 증강을 위한 보완 대체 의학적 치료를 병행했다면 막을 수 있었을 이와 같은 전이나 재발이 종종 일어나는 것을 지켜보며 안타까운 마음이 들곤 했다.

암 치료의 목적은 1차로 암을 제거하는 것이고, 2차로 암을 제거한 후에 인체의 면역 체계를 회복시켜 암의 재발을 막고 정상적인 생활을 하는 것이다. 현대 의학으로 1차 목적을 이룰 수 있고, 보완 대체 의학으로 2차 목적을 이룰 수 있다. 현대 의학만을 맹목적으로 의지하는 것도 잘못이고, 현대 의학을 무시하고 보완 대체 의학에만 집착하는 것도 잘못이다. 상호 연관성에 입각한 각 치료 방법의 균형과 보완이 필요하고, 상황에 따른 적절한 선택이 특히 중요하다. 암 진단과 제거에 탁월한 현대 의학과 암 환자의 면역 체계를 최상의 상태로 회복시키는 보완 대체 의학이 결합되어야만 암을 100% 정복할 수 있다.

암 치료 효과를 극대화하기 위해서 현대 의학의 장점과 보완 대체 의학의 장점을 결합해야 한다는 것은 이제 너무 자명해졌다. 이른바 총동원 전략이다. 왜 모든 방법을 총동원해서 치료 효율을 극대화시켜야 할까?

암을 치료하는 데 있어서 불변의 원리 3가지는 '원인 제거+결과 처리+면역 증강'이다. 우선 '임상 예방 의학'은 환자의 생활 환경과 생활 습관 속에 깊이 뿌리내린 '암의 원인'을 밝혀내는 데 전문성을 가지고 있다. 그리고 '현대 치료 의학'은 생긴 암을 제거하는 '결과 처리'에 전문성을 가지고 있는데, 암의 결과를 처리하는 대표적인 3가지 방법으로 수술, 방사선 요법, 화학 요법이 있다. '통합 면역 의학'은 결과 처리 전후에 필요한 '면역력을 증강'시키고 삶의 질을 향상시키는 데 전문성을 가지고 있다. 따라서 이 세 가지가 결합되어야 완벽한 치료 시스템을 구축할 수 있고, 엄청난 상승 작용을 기대할 수 있다.

암 치료의 3대 불변의 원리

1. 원인 제거
2. 결과 처리
3. 면역력 증강

암 치료의 3대 불변의 원리를 적용한 통합 의학적 암 치료 모델

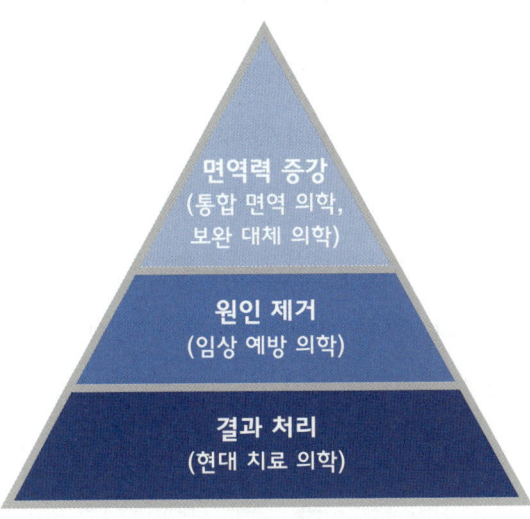

'통합 칵테일 치료법'은 기존의 암 치료법인 수술, 방사선 요법, 화학 요법에 면역 요법을 추가하고, 다시 재발했을 때 계속 새로운 통합 치료법을 추가하면서 모든 치료를 총동원하는 이른바 다단계 치료법으로서 통합 의학적 암 치료의 새로운 모델이다.

다단계 통합 칵테일 치료법

수술+항암제 A+면역 요법 1단계→

재발 시, 항암제 B+면역 요법 2단계→

다시 재발 시, 면역 요법 3단계+면역 요법 4단계+면역 요법 5단계…로 계속 치료하면서 완치에 도전하는 모델

'통합 칵테일 치료법'이란?

칵테일 요법은 전문 용어로 '다제 병행 요법(多劑竝行療法)'이라고도 한다. 여러 약제를 병행하여 처리한다는 의미이다. 여러 가지 원료들을 혼합하여 완전히 새로운 맛의 칵테일 음료를 만들어 내는 것처럼, 최고의 치료 효과를 내기 위해 다양한 치료법들을 혼합하는 통합적 치료 방식을 '통합 칵테일 치료법'이라고 한다.

다양한 치료법과 약제를 병행하여 사용하는 칵테일 치료법이야말로 통합 의학적 접근 방식을 취한 전형적 치료 모델이다. 칵테일 치료법 역시 치료에 도움이 될 수 있는 모든 방법을 동원하여 최고의 치료 효율을 끌어내고 있기 때문이다. 통합 칵테일 치료법이 생소하게 느껴질 수 있는데, 사실 이것은 우리 주변에서도 많이 볼 수 있는 치료법이다. 열이 날 때 해열제를 먹기도 하지만 찬 수건을 머리에 올리고 환기를 해 주는 것도 쉬운 예가 된다. 우리가 일반적으로 생각하는 의학적 치료에 경험적 치료가 쌓인 것들은 통합 칵테일 치료법 범주 안에 있다.

그렇다면 '통합 의학'과 '통합 칵테일 치료법'의 차이는 무엇일까? 통합 의학은 환자의 치료를 위해서 도움이 되면서도 안전한 방법을 선별하는 의학적 선택이고, 통합 칵테일 치료법은 통합 의학의 치료법들을 선별하여 최적의 조합으로 만드는 치료법이라고 말할 수 있다. 칵테일이 다양한 재료를 조합해 만들어 낸 최적의 음료이듯이, 통합 칵테일 치료법도 다양한 치료법을 조합하여 찾아낸 가장 높은 효율의 치료법인 셈이다.

암 치료를 받다 보면 빠르게 분열하는 암세포를 표적으로 하는 약물인 '화학 항암제(Chemotherapeutic Agents)' 사용의 부작용으로 인해 정상적인 식사가 어려워져서 영양 부족 상태가 되는 경우가 많다. 영양 부족을 극복하기 위해서 환자에게 충분한 영양을 공급할 수 있는 '영양 죽'이나 '생식'과 같은 식품을 섭취하는 것도 통합 칵테일 치료법이라고 볼 수 있다. 더 나아가 자연 휴양림에서 환자를 쉬게 하는 것도 심리적으로 안정감을 줌으로써 치료 효율을 향상시킬 수 있고, 좋은 공기가 신체의 회복력을 강화시켜 줄 수 있어 통합 칵테일 치료법을 훌륭하게 적용하는 사례라고 할 수 있다.

우리는 정보의 홍수 시대에 살고 있다. 그 안에서 진짜 정보를 얻는 것은 쉬운 일이 아니다. 암 치료를 위해서는 주관을 가지고 자신에게 맞는 치료법을 선택하는 것이 매우 중요하다. 그게 어렵다면 통합 칵테일 치료법 전문가의 도움을 받는 것도 좋다. 즉, 자신에게 맞는 암 치료의 큰 그림을 그리기 위해 전문가에게 자문을 구해 최상의 치료 조합을 찾아내고, 창의적으로 치료 전략을 설계하는 과정이 필요하다는 뜻이다. 이런 과정 역시 통합 의학적인 접근 방식이라고 할 수 있다.

통합 칵테일 치료법의 놀라운 효과

나는 지난 30여 년 동안 통합 의학적 암 치료 모델인 통합 칵테일 치료법을 시행하면서 예상하지 못할 정도로 놀라운 효과가 있는 것을 확인했다. 통합 칵테일 치료법은 현대 의학의 모든 치료법을 포괄적으로 사용하여 면역 체계를 극대화시키는 것에 주안점을 둔 치료 모델이다. 이 치료법의 탁월한 효과는 암 치료와 관련된 모든 상황을 암과 몸 안의 면역 체계와의 싸움으로 해석하여 암보다 몸에 초점을 맞추는 데에서 나타난다.

통합 칵테일 치료법은 수술, 항암 방사선 요법, 항암 화학 요법 등 현대 의학의 모든 수단을 활용한다. 수술이나 적절하게 시행된 방사선 치료와 항암 화학 요법도 일시적으로는 면역을 떨어뜨리지만 암 자체를 제거하거나 줄이는 것이므로 장기적으로는 면역 체계에 부담을 덜어 주어 남은 암세포에 전투력을 집중할 수 있게 한다.

지금까지 개발된 모든 현대 의학의 치료법에 강력한 면역 요법을 추가하는 것이 무엇보다 중요하다. 면역 요법의 핵심은 부작용이 없고 장기적으로 시행할 수 있는 영양 면역 요법이다. 이 외에도 면역 기능을 증진하고 삶의 질을 높일 수 있는 모든 방법을 총동원하는데, 운동 면역 요법, 정신 면역 요법(내적 치유, 영성 회복, 웃음 요법 등)과 같은 것을 들 수 있다. 또한 환자의 상황에 따라 미슬토 면역 요법을 시행한다. 암 재발 시, 통합 면역 요법으로 계속 치료하면서 완치에 도전한다. 이 치료법은 모든 암, 모든 상황에 적용할 수 있다.

통합 칵테일 치료법을 디자인하며 현대 의학적 치료에 더하여 탁월한 항암 효과가 있는 자연 면역 요법, 천연식인 생식, 항암 비타민 및 미네랄, 미강 다당체, PSP(운지버섯 추출물), 아가리쿠스버섯, 발효 홍삼, 효모 등 영양 면역 요법을 환자에 맞게 적절하게 처방하는 '협의의 통합 칵테일 치료법'을 시행해 보았다. 더 나아가 운동 면역 요법, 정신 면역 요법(스트레스 관리, 내적 치유, 영성 회복 등)을 포괄적으로 시행하는 '광의의 통합 칵테일 치료법'을 병행하여 놀라운 치료 효과를 거둔 경험도 있다. 암 환자가 절대 긍정의 정신 자세를 가지고 협조만 해 준다면 더욱 탁월한 치료 효과를 기대할 수 있다.

통합 칵테일 치료법의 치료 목표는 암의 진행 정도에 따라 다르다. 0기나 초기에는 재발 방지가 주목적이지만, 중기에는 기존 치료의 부작용을 줄이면서 치료의 상승 작용을 도모해야 하고, 말기에는 삶의 질을 높이는 방향으로 목표를 설정해야 한다. 그러나 면역 체계를 개선하기 위한 치료법은 모든 병기에 공통적으로 적용되어야 한다. 특히 말기 암 환자일수록 목표를 낮게 잡고 유연하게 대응해야 더 좋은 치료 효과를 얻을 수 있다.

병기에 따른 통합 칵테일 치료법의 접근 방식

병기 분류	병기 정의	치료 방법	치료 목표
0기	암세포가 조직의 표면층에만 존재	보존적 수술 + 면역 요법	재발 예방 및 방지 목표
1기	암이 국소적이며, 다른 부위로 전이되지 않음		
2기	암이 커지거나 인접 조직이나 림프절로 퍼짐	수술+면역 요법 필요시 항암제	재발 방지 목표
3기	암이 더 광범위하게 퍼져 림프절 등으로 확산됨	수술+면역 요법 필요시 항암제와 방사선	부작용 감소 및 치료의 상승효과, 완치 목표
4기	원격 장기로 전이된 상태(말기)	면역 요법 위주 필요시 항암제와 방사선	삶의 질을 높이고 고통을 덜어 주며 수명을 연장하는 것이 1차 목표 1차 목표 달성 후 완치하는 것이 최종 목표

통합 칵테일 치료법의 미래는 전혀 다른 메커니즘을 가진 다양한 방법을 어떻게 조화시켜 효과를 극대화하느냐에 달려 있다. 즉, 치료 효과를 극대화할 수 있는 최상의 조합을 찾아내는 것이 무엇보다도 중요하다. 통합 칵테일 치료법이야말로 암을 비롯한 여러 가지 난치병을 치료하는 치료법으로 21세기를 이끌어 갈 새로운 의학 치료 패러다임이자 창조적인 대안이다.

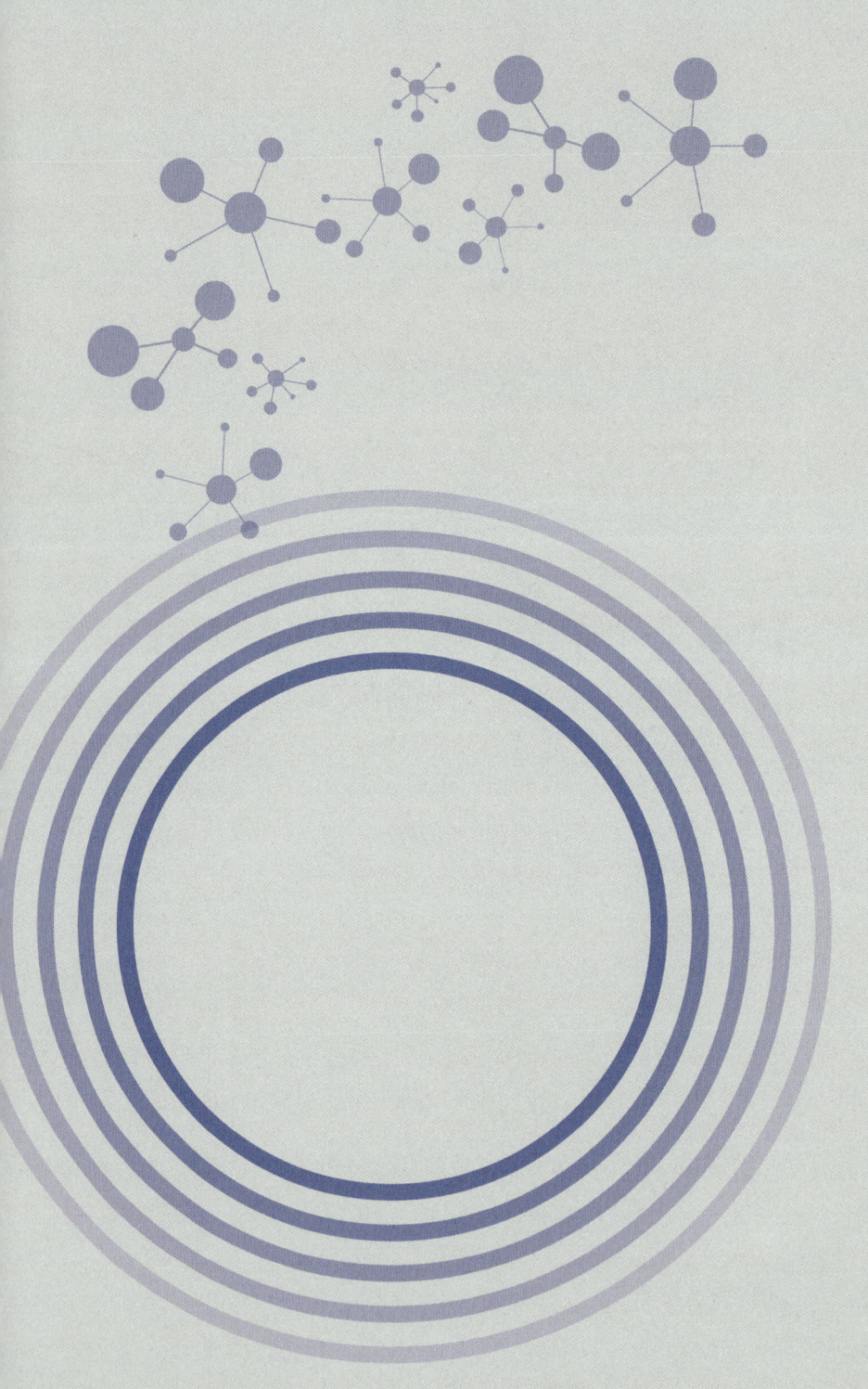

3장

암 환자는 암으로 죽지 않는다

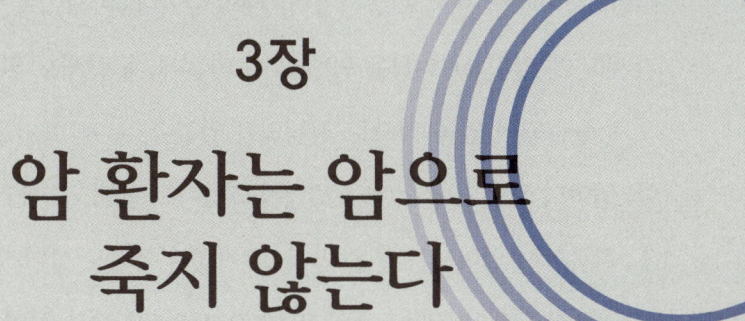
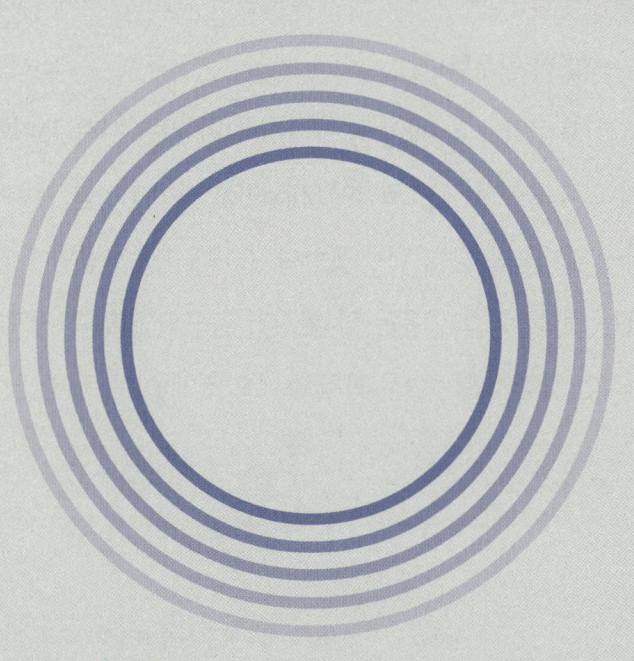

암과의 전쟁에서 패배하는 7가지 원인

수년 전, 케냐에서 의료 봉사를 할 때의 일이다. 마사이족을 진료하다가 위암에 걸린 한 여성을 만난 적이 있는데, 놀랍게도 위암이 몸 밖으로 돌출되어 있을 정도로 진행되어 있었다. 누가 보아도 위암이었다. 얼마나 됐는지 물었더니 20년이 되었다고 했다. 그러고 나서 얼마 후, 그쪽에서 일하시는 분을 만나 그 여성이 아직도 살아 있다는 이야기를 듣게 되었다. 20년 동안 암을 갖고 있으면서도 살아 있다는 사실이 믿기지 않았다.

나는 이 경험을 통해 중요한 교훈을 얻었다. 그 여성은 그것이 암이라는 사실을 몰랐기 때문에 살아 있을 수 있었던 것이다. 여기에 우리가 주목할 만한 아주 중요한 시사점이 있다. 그 여성에게 암은 별 의미가 없다. 설명을 해 주어도 암이 무엇인지 모르니, 암에 대해 공포 따위를 느낄 리 만무하다.

암세포가 1kg(약 1조 개)이 될 때까지 살아 있는 사람은 거의 없다. 인체의 조직 중에서 정상 조직이 60kg이고 암이 1kg인 경우에도, 정상 조직이 암세포를 당해 내지 못한다. 60 대 1의 싸움인데 왜 이기지 못하는 것일까? 그 이유는 암 환자가 공포와 절망과 자포자기 등의 부정적인 감정에 휩싸여서 싸워 보기도 전에 이미 죽어 있기 때문이다.

암 환자는 왜 인생을 포기하고 암에게 몸을 내어 줄까? 7가지 원인이 있다. 첫 번째 원인은 자포자기와 절망감이다. 두 번째는 무지이다. 암에 대해 잘 몰라서 죽는 것이다. 그러나 알면 살 수 있다. 세 번째는 면역력 저하이다. 그래서 암 환자들은 암으로 죽는 것이 아니라 감염으로 많이 죽는다. 면역력이 떨어지면 폐렴과 패혈증과 같은 감염성 염증 질환에 취약해지기 때문이다. 암이 직접적인 사인이 아니라 바이러스나 세균 등에 감염되어 사망에 이를 수 있는 것이다. 네 번째는 상실감이다. 다섯 번째는 영양실조이다. 여섯 번째는 스트레스와 압박감이다. 극심한 스트레스와 마음속에 남아 있는 상한 감정의 응어리는 해결되지 않고 방치되면 암 발생의 원인이 될 뿐만 아니라 치유를 방해하는 주된 요인이 되기도 한다. 일곱 번째는 삶에 대해 아무 의미를 느끼지 못하는 허무함이다. 사람은 자신이 당하는 고통에서 의미를 찾을 수 있다면 이겨 낼 수 있는 힘을 얻는다. 이 일곱 가지가 암 환자들이 암과의 전쟁에서 패배하는 주된 원인이다.

　우리는 암에 걸렸다는 말을 듣는 순간 암 자체의 세력보다 스스로 먼저 죽었다고 생각하는 좌절감에 사로잡힌다. 이것이 문제이다. 그래서 최일봉 박사가 쓴 《암 환자는 암으로 죽지 않는다》에 공감한다. 내가 만난 많은 암 환자들 중에서도 암이 직접적인 사망 원인이 되기보다 암으로부터 파생된 다른 복합적인 요인들이 원인이 되어 사망에 이르는 경우를 많이 보았다.

암 환자는 자포자기와 자기 비하 때문에 죽는다

한 후배가 장인이 암과 투병했던 이야기를 들려준 적이 있다. 대장암 말기 환자였던 장인이 대장암 수술을 받았는데, 가족과 의료진의 철통 보안으로 환자는 자신의 상태가 초기 대장암이라고 철석같이 믿었고, 수술도 성공할 것이라고 확신했다고 한다. 이후 환자는 급속도로 회복되었고, 정상적으로 출근도 하면서 자신의 건재함을 과시하는 수준까지 이르게 되었다. 누가 봐도 정상인이었다고 한다.

그러나 어느 날 우연한 기회에 자신이 말기 암 환자였다는 사실을 알게 되었는데, 그날로 쓰러져서 병원에 입원했고, 입원한 지 사흘 만에 세상을 떠났다고 한다. 인간의 신념과 태도가 얼마나 중요한지 깨닫게 해 주는 사건이다. 나는 이 이야기를 듣고 암에 대한 태도가 암 자체보다 중요할 수 있다는 새로운 시각에 눈을 떴다.

> 암은 사람을 끊임없이 불안하게 만들어 암세포가 공격하기 전에 스스로 자신의 면역 체계를 무너뜨리게 한다. 갈등이 깊고 길수록 우리 몸의 면역 체계는 힘을 잃고, 암이라는 강력한 적 앞에 허점을 그대로 노출하고 만다. 이는 암과의 기 싸움에서 완패해 적과 싸워 보기도 전에 자폭하는 격이다. 암과의 기 싸움은 우울하고 위축된 마음에서 얼마나 빨리 벗어나 긍정적인 태도를 되찾을 수 있느냐에 따라 상당 부분 판가름이 난다.
>
> 고창순, 《암에게 절대 기죽지 마라》

사람들은 일단 암에 걸리면 죽는다고 알고 있지만, 실제로 암에 걸렸다고 해도 살아남을 확률은 50%가 넘는다. 우리나라의 경우, 중앙암등록본부의 가장 최근 통계 자료인 2017-2021년 기준으로 5년 생존율이 72.1%이다. 5년 생존율이 중요한 이유는 암 환자가 5년 동안 암에 걸리지 않으면 치료된 것으로 보기로 정했기 때문이다. 물론 5년이 지나도 암이 재발하거나 새로운 암이 생길 수도 있다.

위와 동일한 자료에서 갑상선암의 5년 생존율은 무려 100.1%이다. 그래서 갑상선암에 걸린 것으로 진단되면 나는 "축하합니다."라고 말한다. 그 많은 암 가운데 가장 약한 암에 걸렸기 때문이다. 유방암도 생존율이 93.8%나 된다. 물론 10년 생존율로 계산하면 생존 가능성이 조금 떨어지긴 한다. 두 가지 암의 생존율이 높은 이유는 진단하기가 수월하기 때문이다. 쉽게 보이고 만져져서 초기에 발견되는 경우가 많기 때문이다. 결론적으로 말하면 암에 걸렸다고 해도 죽을 가능성보다는 완치될 가능성이 높다.

국내 암 환자 5년 생존율

- 최근 5년간(2017-2021년) 발생한 암 환자의 5년 상대 생존율(이하 생존율)은 72.1%로, 10명 중 7명 이상은 5년 이상 생존하는 것으로 추정되었다.(2001-2005년 대비 17.9%, 2006-2010년 대비 6.6% 증가함.)

- 남녀별 5년 생존율은 여자(78.2%)가 남자(66.1%)보다 높았는데, 이는 생존율이 높은 갑상선암, 유방암이 남성보다 여성에게 발병률이 높기 때문인 것으로 추정된다.

- 암종별 최근 생존율을 살펴보면, 남녀 전체에서 갑상선암(100.1%), 전립선암(96.0%), 유방암(93.8%)이 높은 생존율을 보였고, 간암(39.3%), 폐암(38.5%), 담낭 및 기타 담도암(28.9%), 췌장암(15.9%)은 상대적으로 낮은 생존율을 보였다.

- '제1기 암 정복 10개년 계획' 시행 이전인 1993-1995년과 비교했을 때 대부분 암종에서 5년 생존율이 증가했으며, 특히 전립선암(36.9%p), 위암(34.0%p), 간암(27.5%p)의 5년 생존율이 크게 향상되었다.

- 약 10년 전(2006-2010년) 대비 생존율이 10%p가량 상승한 암종은 폐암(38.5%, 18.2%p 증가), 간암(39.3%, 11.0%p 증가), 위암(77.9%, 9.5%p 증가)이었다.

출처: 중앙암등록본부, 〈2021년 국가암등록통계 참고자료〉, 2023년 12월 28일 발간

암 환자는 면역력 저하로 죽는다

모든 사람은 잠재적인 암 환자이다. 다만, 인체의 면역력 때문에 암이 자라지 않는 것이다. 면역력이 암보다 강하면 암은 잠재되어 있고, 암이 면역력보다 강하면 암은 성장한다. 나는 무기력한 상태에 있는 환자들에게 스스로를 깨우라고 권한다. 몸을 활성화시켜 잠자고 있는 면역 기능의 스위치를 켜라고 강력하게 권한다. 치유의 최종 목표는 환자 스스로 자기 몸을 자극해서 면역력을 높여 자신이 우위에 설 수 있도록 하는 것이기 때문이다.

> 우리 몸에서는 갑작스럽게 유전자가 손상되어 이상 세포가 출현함으로써 세포 주기가 정상적으로 조절되지 않는 일이 발생한다. 세포의 분열과 성장이 적정선에서 멈추지 않고 변형 단백질로 인해 무제한으로 계속 제멋대로 증식하게 되는 것이다. 이것이 바로 암의 정체이다.
>
> 건강한 사람에게도 이런 이상 세포는 하루에 300-400개씩은 생긴다고 한다. 게다가 나이가 들면 하루에 3,000개씩 유전자 돌연변이가 일어나기도 한다. 다시 말해 특정한 사람뿐 아니라 누구에게나 60여 조 개에 이르는 몸 세포 가운데 어느 곳에선가 이상 세포가 발생할 가능성이 있고, 이로부터 자유로울 수 없는 것이다.
>
> 고창순, 《암에게 절대 기죽지 마라》

이와 같이 우리 몸 안에서는 수많은 자극에 의해 매일 수많은 정상 세포가 암세포로 변형되고 있다. 문제는 우리 몸의 면역 기능이다. 면역 기능이 정상적으로 작동하면 신체 내에서 생성되는 암세포를 1천만 개까지 파괴할 수 있지만, 우리 몸의 저항력이 무너지면 암세포를 파괴하지 못하게 되어 암이 발생한다.

암 환자는 영양실조로 죽는다

암 예방식과 암 치료식은 엄밀히 말해 같은 개념이라 할 수 있다. 원인 요법의 차원에서 재발 방지를 위해서라도 모든 암 환자들은 '몸에 좋은 음식'을 먹어야 한다. 다만 암 환자의 특수한 상황, 즉 과도한 체력 저하나 영양실조 상태를 고려할 때는 전혀 다른 접근을 할 필요가 있다. 수술이나 항암 치료 후 의사들이 '아무거나 잘 먹으면 된다'는 식으로 말하는 것도 문제고, 식욕이 없는 장기 투병자나 말기 암 환자에게 무조건 '자연식을 하라'고 말하는 것도 문제이다. 그래서 환자들은 '좋아하는 음식'과 '몸에 좋은 음식' 사이에서 갈등을 겪게 된다.

> 나는 '잘 먹어야 이긴다'는 쪽에 손을 들고 있다. 암이 더 커질 가능성이 있다고 하더라도 잘 먹어 두어야 힘이 나고 암을 이길 수 있다고 본다. 그런 의미에서 나는 특정한 음식이 몸에 좋다는 것이 아니라 다양한 음식을 골고루 먹는 '밸런스 식이'를 권유한다.

약이든 음식이든 우리 몸속으로 들어간 것은 몸에 생화학적인 반응을 일으킨다. 보통 암 발생의 30-40% 정도는 우리가 매일 무엇을 먹느냐와 관계가 있다고 한다. 식습관이 암 발생에 기여하는 정도를 60%까지 보는 학자도 있다.

우리 몸속에서 매일 새로 생겨나는 암이라는 이상 세포는 수백 개인데, 균형 잡힌 식습관은 이 이상 세포를 제거하는 면역 세포의 활성화를 왕성하게 한다. 그러므로 '바른 식습관'은 매일 '부작용 없는 항암제'를 먹는 것과 마찬가지이다. 바른 식습관과 함께 좋은 공기, 좋은 물을 충분히 섭취한 것이 내가 암을 이겨 낸 비결이다.

고창순,《암에게 절대 기죽지 마라》

고 박사님의 암 투병 고백을 통해 알 수 있듯이 암 환자는 잘 먹는 것이 중요하다. 고 박사님은 '잘 먹는다'는 것을 '골고루 먹는다'는 것으로 정의하고 있다. 암을 치료하는 의사들 가운데 일부는 종종 홍삼을 먹지 말라고 강하게 주장한다. 홍삼이 암을 키운다는 것이다. 모든 음식은 암세포와 정상 세포에게 영양을 공급한다. 그러나 홍삼의 사포닌은 강력한 항암 효과, 암 성장 억제 효과, 암 전이 억제 효과를 가지고 있다. 이미 관련된 논문만 해도 수백 편이 나와 있다. 홍삼을 많이 먹을수록 몸의 면역 기능을 향상시켜 암을 제압할 수 있는 가능성을 높인다는 사실을 고려하면 암 환자에게 홍삼을 금하는 것은 무지의 소치라고 할 수밖에 없다.

암 환자는 무의미한 삶에 대한 고통으로 죽는다

'경이의 감정'이 갖는 치유 효과

의과 대학 3학년 때의 일이다. 서울대병원에서 실습을 하던 중 알게 된 한 여성 환자가 있었다. 그녀는 유방암이 재발되어 입원했는데, 뼈에 암이 전이되어 매우 힘든 상황에서 투병하고 있었다. 그런데 특이하게도 '아무리 아파도 찬송가만 들으면 통증이 사라진다'고 하는 것이다. 그 환자를 보면서 나는 초월적인 존재를 향해 인간이 갖는 '경이의 감정(a sense of awe)'에는 통증을 사라지게 하는 효과가 있다는 새로운 사실을 깨달았다.

더 놀라운 사실이 있다. 결국 뼈와 폐 등 전신에 암이 전이되어 죽음을 앞두고 있을 만큼 도저히 희망이 없던 상황에서 그녀는 초월적인 존재를 깊이 체험하게 되었고, 순식간에 모든 암세포가 사라지는 기적이 일어난 것이다. 현대 의학의 메카라고 하는 서울대병원에서 일어난 전설적인 사건이다. 그 이후 그녀는 암 병동을 찾아다니며 환자들을 위해 기도하고 상담을 하는 등 봉사 활동을 했다.

초월적인 존재와의 영적인 교감은 경이의 감정을 느끼는 영적 세계로 이끌고, 스트레스나 불안이 없는 평강, 환희, 깨달음을 체험하게 한다. 내면의 목소리에 귀 기울이면서 직관을 통해 새로운 세계를 경험하도록 이끈다. 암 환자에게는 이런 경이로움을 느끼는 감정이 반드시 필요하다. 경이의 감정을 경험할수록 인생의 새로운 의미를 깨닫게 되고 암에 대한 집착에서 빨리 벗어날 수 있다. 고통 가운데 있으면서도 가치 있는 삶을 꿈꾸며, 여유를 잃지 않게 된다.

현대 의학에서는 포기했지만 기적적으로 완치에 이른 환자들을 종종 볼 수 있다. 물론, 현대 의학의 고통스러운 치료 과정만을 통과하고도 완치에 이른 사람들도 있다. 하지만, 완치를 경험한 대부분의 암 환자들은 자연식 위주의 식이 요법을 하고, 현대 의학과 더불어 보완 대체 의학의 다양한 방법을 활용하는 총체적 치료를 시도한 사람들이었다. 그리고 이들에게서 발견할 수 있는 가장 큰 공통점은 자기보다 더 큰 초월적 존재를 경험할 때 얻는 경이의 감정을 경험했다는 것이다.

암 환자는 암이라는 무서운 질병이 주는 고통과 맞서 싸우면서 절망감에 사로잡혀 무기력과 우울의 늪으로 쉽게 빠져든다. 암이 주는 신체적 고통에서 파생되는 정신적 고통, 즉 삶이 무의미하고 허무하게 느껴지는 고통에서 헤어날 수 있다면, 암 환자는 힘겨운 암 치료 과정을 포기하지 않고 견딜 수 있는 힘을 얻을 수 있을 것이다. 암이 주는 고통을 통해 인생의 더 큰 의미를 발견한다면, 암은 별것 아닌 것이 된다. 암이 주는 고통을 없앨 수는 없어도 뛰어넘을 수 있게 된다. 나는 암 환우들을 돌보면서, 절망의 깊은 골짜기를 헤매던 분들이 자기 존재를 초월하는 '경이의 감정'의 정상을 체험하고 나서 '무의미한 인생에 대한 절망감'으로부터 벗어나는 것을 수없이 보았다.

나는 50세에 미국 콜로라도에서 안식년을 보내면서 광활한 대자연의 신비 속에서 '경이의 감정'을 느끼며 나의 몸과 마음이 치유되고 회복된 것을 경험한 적이 있다. 대자연의 신비를 간직한 곳, 콜로라도에서는 빛과 구름, 대자연의 다채로운 빛깔이 한데 어우러지며 하루 종일 시시각각 아름다운 풍경을 빚어낸다. 그 아름다운 자연 풍경을 바라보고 있노라면 하루 종일 감탄사를 연발하지 않을 수 없게 된다. 이때 느끼는 창조주의 오묘한 섭리는 우리로 하여금 '경이의 감정'을 느끼도록 이끈다. 많은 손님이 왔다 갔는데, 그들은 이구동성으로 심신의 회복을 경험했다고 고백했다. '경이의 감정'은 자아에 대한 집착에서 벗어나 끊임없이 새로운 것을 꿈꾸며, 삶에 대한 기대감을 잃어버리지 않게 만드는 묘약이다.

브레이크아웃과 내려놓음의 위력

하버드 의과 대학의 심장 전문의이자 심신 의학의 선구자로 알려져 있는 허버트 벤슨(Herbert Benson) 박사는 질병 치료에 영성의 과학적 원리를 접목한 초기 연구자 중 한 사람이다. 그는 1960년대 후반부터 '이완 반응(Relaxation Response)'이라는 개념을 제시하여 명상의 생리적 효과를 과학적으로 입증한 인물이다. 이완 반응이란 스트레스에 대한 신체의 '투쟁-도피 반응'과 반대되는 생리적 상태로, 심박수, 대사율, 호흡률을 감소시켜 신체를 이완시키는 효과를 나타낸다.

그는 하버드 의과 대학에서 교수로 재직하며, 심신 의학 연구소를 설립하여 스트레스와 관련된 질환의 치료와 예방에 힘썼다. 그는 심신 의학 분야에서 총 12권의 저서를 집필하여 총 500만 부 이상의 판매 기록을 세웠다. 그의 연구는 현대 의학에서 정신과 신체의 상호작용을 이해하고 치료하는 데 큰 기여를 했다.

허버트 벤슨(Herbert Benson) 박사는 그의 저서 《브레이크아웃 원리(The Breakout Principle)》에서 '내면의 스위치(Inner Switch)'를 통해 스트레스 반응을 이완 반응으로 전환하여 창의성과 문제 해결 능력을 향상시킬 수 있음을 설명한다. 곧 경이로움을 느끼는 감정(정상 체험)은 마음의 평화를 경험하게 하고, 마음의 평화는 스트레스가 초래한 해로운 반응(교감 신경계 반응)을 차단한다는 것이다.

특히, 이때 뇌에서는 의식과 무의식의 경계에서 창의적 생각이 막 튀어나오고, 어떤 어려운 문제라도 갑자기 해결책을 찾아내는 '브레이크아웃'이 이루어진다고 한다. 벤슨 박사에 의하면, 바로 이 순간 뇌 속에서 기체 물질인 '일산화 질소(Nitric Oxide)'가 방출되는데, 이것이 과거부터 지속되어 오던 타성을 깨뜨리는 방아쇠 역할을 한다고 한다. 이때 방출되는 일산화 질소는 명상, 기도, 경이로움과 같은 긍정적 감정 상태에서 생성될 수 있으며, 다른 생체 신호 전달 물질과는 달리 기체 상태로 생체 신호 전달에 관여한다. 이 물질은 혈액 순환을 촉진하고, 스트레스를 해소하며, 면역력을 높이며 놀라운 치유 효과를 가져온다고 한다.

벤슨 박사는 암 환자들에게 '브레이크아웃'이라고 불리는 '정상 체험(경이의 감정)'을 하기를 권한다. 정상 체험을 하기 위해서는 과거의 생각과 감정의 고리를 끊어야 한다. 이때 가장 중요한 과정이 바로 '내려놓음'이다. 즉, 영혼의 방아쇠를 당기는 것이다. 모든 것을 내려놓고, 모든 집착에서 벗어나는 것이다.

성경의 언어로 말하면, 내려놓음은 '죽음' 체험이고 브레이크아웃은 '부활' 체험이다. 이 체험은 삶에 전면적 향상을 가져다주는 '혁명적 변화'를 일으킨다. 이전보다 놀라운 지적, 정서적, 창조적 향상이 이루어지고, 체력 증진 효과가 나타난다. 과거의 모든 속박과 억압으로부터 자유로워지고 더 깊은 경이의 감정을 체험하게 된다.

브레이크아웃에 이르는 과정은 4단계로 이루어진다. 1단계는 스트레스에 노출되고, 그로 인한 고통과 혼란으로 몸부림치는 단계이다. 혼자서 문제를 해결하겠다고 집착하는 단계라고 할 수 있다. 2단계는 그러한 스트레스 상황 속에서 방아쇠를 잡아당기듯 스트레스를 떠나보내는 단계이다. 모든 짐을 내려놓고 집착에서 벗어나는 단계이다. 스트레스를 초래한 과거의 사고방식까지 벗어 버리는 것이다. 이때 마음의 평화가 찾아오고 새로운 희망이 솟아오른다. 3단계는 가장 중요한 '브레이크아웃'을 경험하는 단계이다. 이 단계에서는 강력하고 초월적인 존재와의 조우를 통해 경이의 감정을 느끼고 몸과 마음의 깊은 치유가 일어난다. 일반적으로 3단계에서는 자기 정체성의 재인식, 창조성 향상, 생산성 향상, 운동 능력 향상, 생동감, 초월성 등을 경험하게 된다. 4단계는 삶의 질이 모든 면에서 향상되고, 완전히 새로워지는 혁명적 변화가 일어나는 단계이다. 이 단계에서는 일상생활 속에서 스트레스는 여전히 존재하지만 암 환자가 이를 이기고 능히 극복할 수 있는 새로운 자아가 형성되어 스트레스를 아주 사소한 문제로 취급하게 된다.

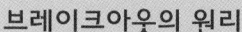

브레이크아웃의 원리

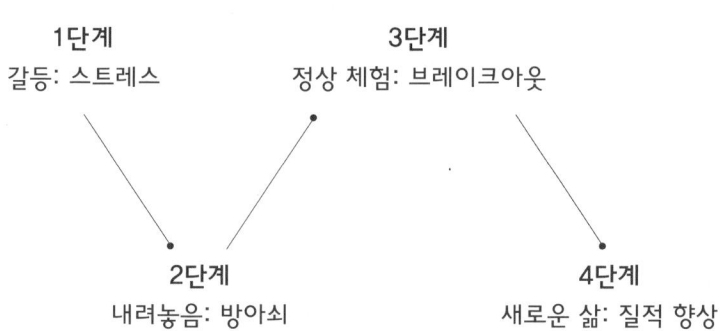

죽음을 수용하고
집착을 내려놓는 것이 치유의 전환점

암을 극복하는 사람들은 공통적으로 사는 것에 대한 애착을 내려놓고, 한 발짝 물러나는 여유 있는 마음의 태도를 갖고 있다. 죽음까지도 수용할 만큼 마음이 넉넉해지면, 죽음이 아무것도 아닌 반전이 일어난다. 죽음을 수용하지 못하고 사는 것에 집착할수록 마음이 초조해져서 불안감이 증폭되고 점점 더 나약해져서 암과의 사투에서 패배하게 된다.

30대의 젊은 나이에 쌍용그룹의 최연소 이사가 되어 성공 가도를 달리던 사람을 암 환자로 만난 적이 있다. 그는 간암에 걸려 나를 찾아왔는데, 첫인상이 아주 강했다. 그는 자신이 암에 걸렸다는 사실을 인정하지 않았다. 그동안 많은 것을 성취하고, 사람들에게 인정받으며 사는 것에 익숙했기 때문에, 암이라는 질병으로 연약해진 자신의 모습을 수용하는 것을 힘들어했다. 이런 상황에서는 암세포가 더 잘 자라게 된다. 진단해 보니, 치료를 받으면서 관리를 하면 충분히 3-5년은 더 살 수 있는 몸 상태였는데, 단 1개월 만에 세상을 뜨고 말았다.

암 환자는 자신이 처한 상황을 인정하고 죽음을 수용하여 마음을 느긋하게 가지는 것이 아주 중요하다. 다른 무엇보다도 초월적 존재와의 만남을 통해 '나는 왜 이 땅에 왔는가?'라는 원초적인 질문에 답을 얻고 자기 정체성을 재확인하고 사명감을 회복하는 과정이 필요하다. 암이라는 질병은 죽음에 대한 공포에서 벗어나는 역전을 경험할 수 있는 기회이기도 하다. 죽음에 대한 공포를 회피하려고 하기보다 오히려 직면하고 수용하는 태도를 가질 때, 삶에 대한 집착을 내려놓고 죽음이 주는 공포로부터 해방되는 자유를 경험할 수 있기 때문이다.

THE KEY
TO CANCER
TREATMENT 암 치료의 급소

2부

암 치료의 급소를 찾아내라

들어가는 글

> 암 완치의 정상에 오르려거든
> 건강한 몸의 기초를 처음부터 다시 쌓으며
> 한 번에 한 계단씩 차근차근 오르라

치료보다 중요한 것은 재발을 막는 것이다

암을 성공적으로 치료한 이후에는 '재발'과 '완치'라는 두 가지 갈림길이 있다. 재발이 안 되면 완치되는 것이고, 완치되면 재발이 안 되는 것이다. 치료에만 초점을 맞추면 치료를 하면 할수록 몸의 기초가 무너진다. 그러면 재발하는 것이고, 재발하면 완치가 안 되는 것이다.

그런데 의료계는 너무 치료에만 매달리고 있다. 치료가 다가 아니다. 환자에게는 치료보다도 재발을 막는 것이 중요하다. 암 치료의 성패는 '수술을 얼마나 잘했느냐' 혹은 '항암 치료와 방사선 치

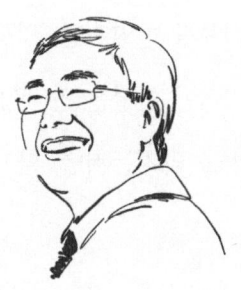

료를 얼마나 잘 견뎌 냈느냐'에 달린 것이 아니라 '재발 여부'에 달렸다. 따라서 암 치료의 목표는 암의 재발을 막는 것이다. 암 치료 자체보다 암의 재발을 방지하기 위한 시스템을 더 중요하게 생각해야 한다. 이제는 재발을 막는 데 초점을 맞추어서 몸의 모든 기초를 회복시켜야 한다. 자연 치유력을 극대화시켜야 한다.

나도 현대 의학을 전공했지만, 안타깝게도 현대 의학은 재발에 대해 별다른 대책을 제시하지 않는다. 치료 방법이나 진단 기술에 대해서는 많은 논의가 이루어지지만, 환자에게 가장 절실한 '재발 방지'에 대해서는 여전히 미흡하다.

한국의 의료 시스템에서는 의사가 환자 한 명 한 명에게 충분한 관심을 가지고 진료하기 어렵다. 치료가 끝난 후, 환자는 별다른 상담 없이 병원을 떠난다. 의사와 환자가 충분히 대화할 시간이 없기 때문이다. 의사는 쉴 새 없이 바쁘고, 진료해야 할 환자는 너무 많다. 이로 인해 의사는 개별 환자보다 한정된 시간 내에 많은 환자를 진료하는 데 더 집중하게 된다. 암 환자가 6개월을 기다린 끝에 겨우

진료를 받았지만, 의사와 얼굴을 마주하는 시간은 잠깐에 불과하다. 이러한 현실은 안타깝기 그지없다. 이런 상황에서는 의사가 암의 재발을 막기는커녕, 환자에게 깊은 관심을 기울일 여유조차 없다.

의사는 치료의 주체가 아닌 조력자일 뿐이다

의학은 기술이 아닌 종합 예술이다. 모든 치료법은 환자의 특성에 맞게 최적의 목표를 정해 합리적으로 시행하는 것이지 기계적으로 적용하는 것이 아니다. 특히 암 환자의 경우, 환자의 인종, 성별, 나이, 암의 종류, 진행 정도, 암세포의 특성, 면역 기능, 성격, 투병 의지 등을 고려하여 치료 방법을 개인에 맞게 처방해야 한다. 나는 환자를 진료할 때마다 '하나의 기능인으로 전락하지 않을까' 하는 두려운 마음을 가지고, 진심을 다해 인격적인 진료를 하는 의사로 남겠다는 다짐을 하곤 한다.

　의사는 환자의 조력자라는 사실을 항상 명심할 필요가 있다. 의사는 돕는 사람이지, 치료의 주체가 아니다. 치료의 주체는 바로 몸의 자연 치유력이다. 인체의 정교한 시스템이 질병을 치료할 수 있는 구조로 작동되면서 치료가 되는 것인데, 이때 이 치료 시스템이 잘 돌아가도록 돕는 사람이 바로 의사이다. 의사가 병을 고쳐 주는 것이 아니라, 의사의 도움을 받고 우리 몸의 자연 치유력이 극대화되어서 암이 치료가 되는 것이다. 엄밀히 말하면 치유는 인간의 영역이 아니라 신의 영역이라고 할 수 있다.

모든 의료인은 우리 인체가 고도로 예민한 자체 조절 기능을 가진 생명체임을 전제로 하고 몸의 자연 치유력, 즉 체내 면역력이라는 엄청난 잠재력을 활성화시키는 방향으로 모든 치료 원칙을 전개할 필요가 있다. 특히 암 환자의 경우 암을 이기는 비결은 약이 아닌 면역력에 있다는 것을 명심해야 한다. 암의 치료야말로 의학 기술 외에 '인간에 대한 깊은 이해'와 '치료의 다양성'에 입각한 전인격적 접근이 무엇보다 필요하다고 확신한다.

기본에 충실한 환우들이 암과의 전쟁에서 승리한다

나는 오랜 치료 경험을 통해서 기본에 충실한 환우들이 암과의 전쟁에서 승리한다는 것을 깨달았다. 의학 교과서는 암을 치료하는 방법에 대해서는 많은 설명을 제시하고 있지만 암 재발을 막는 방법에 대해서는 분명한 대안을 제시하지 못하고 있다. 나는 지난 30여 년 동안 통합 의학을 시행한 결과, 암 재발을 막는 의학, 암을 치료하는 것에 그치는 것이 아니라 사람을 살리고 생명을 회복시키는 의학을 정립하는데 총력을 기울였다.

막연한 기대감만으로는 암과의 전쟁에서 승리할 수 없다. 전략이 필요하다. 과학적이면서 전략적인 사고가 필요하다. 암 재발 메커니즘을 바로 알아야 자신이 처한 상황에 맞게 정확한 방법으로 대처할 수 있다. 그 전략의 핵심은 건강의 기본 원리를 충실히 따르는 것이다. 신체 건강의 기초를 다시금 확실하게 쌓는 것이다. 건강한 몸으로 돌아가면 암은 소리 없이 사라진다. 건강한 생활 습관, 건강한 환경으로 돌아가면 암은 맥을 못 춘다.

건강에는 비약이 있을 수 없다. 정말 건강을 원한다면 쓸데없는 욕심과 조급한 성격을 버려야 한다. 아무리 급해도 건강의 열매를 단기간에 수확할 수는 없다. 건강은 하루아침에 만들어지지 않는다. 건강은 총체적인 생활 습관의 결과이다. 일상생활의 현장에서 건강의 씨앗을 부지런히 심고 가꾸는 것만이 건강의 열매를 거둘 수 있는 가장 확실한 방법이다.

우리는 한 번에 너무 많은 것을 얻으려 한다. 짧은 시간 안에 큰 성과를 내고 싶어 한다. 하지만 한 계단씩 올라가는 과정이 비록 느리게 느껴질지라도, 그 속에 인생의 참된 의미와 암을 극복하는 묘미가 숨어 있다. 쫓기는 마음이 아니라 느긋한 마음으로 암 치료에 임하는 것이 무엇보다 중요하다. 건강한 몸의 기초를 처음부터 다시 쌓겠다는 각오로 암 완치의 꿈에 한 걸음씩 다가가야 한다. 완치에 이르는 것은 평생에 걸친 자기와의 싸움이기도 하기 때문이다.

계단을 설계할 때는 보폭에 맞춰 간격을 정한다. 계단을 오를 때도 보통 한 번에 한 계단씩 오른다. 암의 재발을 막고 완치의 꿈을 이루기 위해서도 계단을 오르듯 차근차근 나아가는 태도가 필요하다. 처음부터 큰 목표를 이루려 하기보다 실현 가능한 작은 목표부터 설정하는 것이 현명하다. 빠르게 올라가려고 몇 계단씩 건너뛰기보다 한 계단씩 꾸준히 밟아 나가는 것이 완치로 가는 길이다.

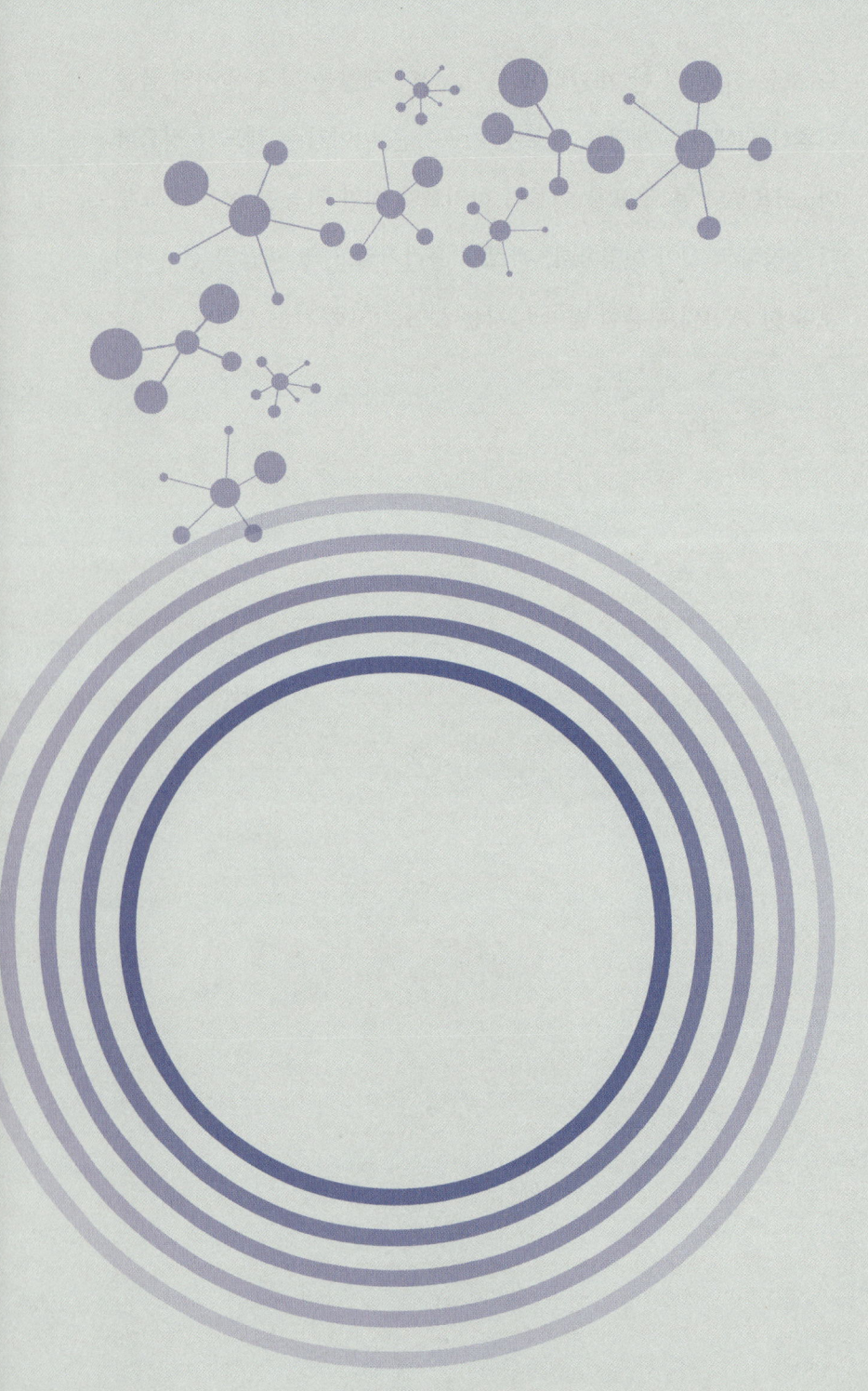

4장
암 치료의 급소

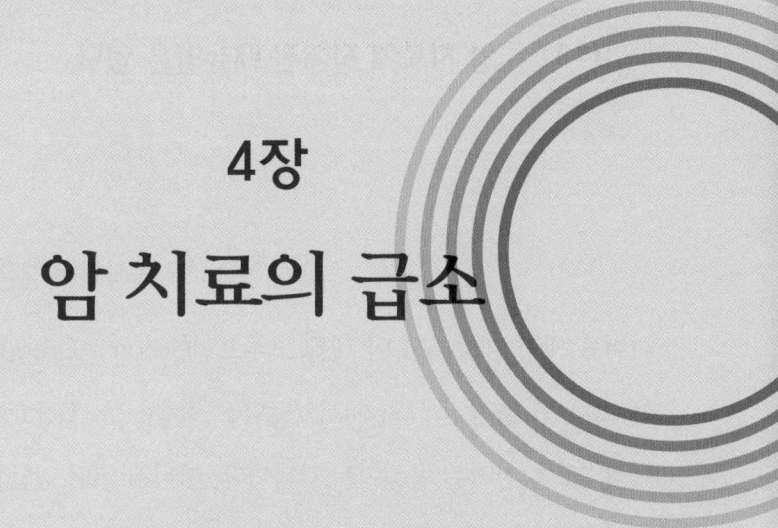
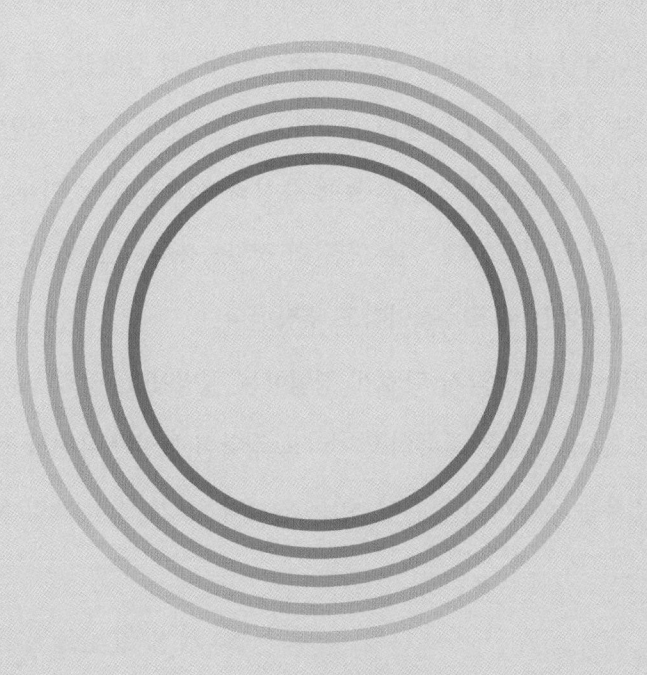

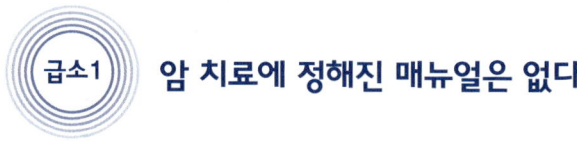
급소 1 암 치료에 정해진 매뉴얼은 없다

이 세상에 똑같은 암은 없다

하버드 의과 대학 교수인 제롬 그루프먼(Jerome Groopman) 박사는 2007년 출간된 그의 저서 《닥터스 씽킹(How Doctors Think)》에서 "모든 환자는 움직이는 과녁이다. 따라서 어떤 진단도 완벽하지 않다."라고 언급하며, 1차 진료의 현실에 대해 "지나가는 기차의 차창에서 누군가의 얼굴을 찾는 것과 비슷하다."라고 말했다.

이러한 표현은 진단의 복잡성과 불확실성을 강조하며, 어떤 진단도 질병 자체의 본질을 완전하게 파악하기는 어렵다는 점을 시사한다. 즉, 피상적인 영상 의학적 검사나 임상 병리학적 검사만으로 질병명을 붙이는 것은 한계가 있음을 지적하고 있는 셈이다. 그루프먼 박사는 의사들이 환자와의 소통을 통해 증상과 맥락을 깊이 이해하는 것이 중요하다고 강조한다. 이는 진단의 정확성을 높이고 환자 중심의 의료를 실현하는 데 필수적이라고 주장한다.

암은 모든 사람이 각기 다르게 경험하는 질병이다. 암의 종류는 100가지가 넘으며, 같은 종류의 암이라도 정확히 동일한 유전자 조합을 가진 경우는 존재하지 않는다. 이는 인체의 약 2만 3천 개의 유전자 중에서 최소 350개가 암과 관련되어 있으며, 이들의 조합이 무한히 다양하기 때문이다. 예를 들어 전 세계에 10억 명의 암 환자가 있다고 하더라도, 350개 유전자의 경우의 수를 계산하면 10억의 수조 배가 넘는 유전자 조합이 나온다. 그러므로 모든 암의 유전자 조합은 서로 완전히 다르다는 결론에 이르게 된다.

암은 다양한 발암원에 의해 발생할 수 있으며, 발암원의 종류는 크게 화학적 발암원, 물리적 발암원, 생물학적 발암원, 대사적 발암원, 유전적 발암원 등으로 나눌 수 있다. 모든 암 환자는 서로 다른 발암원에 노출되고, 발암원에 따라 암을 유발할 수 있는 농도와 같은 농도에서 암을 일으킬 수 있는 효율도 달라진다. 심지어 동일한 발암원이라도 유전자에 일으키는 돌연변이의 종류와 결과는 각각 다르다. 여러 발암원이 동시에 작용하는 경우, 그 비율과 상호 작용 역시 환자마다 다르기 때문에, 모든 암은 유전적, 환경적, 그리고 생물학적으로 유일무이한 특성을 갖는다. 따라서 암을 여러 가지 기준에 따라 분류할 수 있지만 이는 의학적 편의를 위한 것이지 실제로 동일한 암은 존재하지 않는다.

예를 들어 두 사람이 폐암 2기이면서, 조직학적으로 '선암(腺癌, Adenocarcinoma)'으로 진단을 받았다 하더라도, 이는 의학적 편의를 위해 같은 분류로 묶은 것일 뿐 실제로는 서로 다른 암이다. 따라서 치료에 대한 반응, 재발 여부, 전이 가능성, 생존 기간 등도 환자마다 완전히 다를 수밖에 없다. 결국, 모든 암은 환자마다 고유하며 일반적인 통계 수치는 참고 사항일 뿐, 개인의 예후를 정확히 나타내지는 않는다.

유방암은 특히 세분화된 분석이 가능하여, 유전자 분석이 치료 방향 설정에 효과적으로 활용된다. 유방암 환자의 예후는 다양한 요인에 따라 달라질 수 있으며, 이러한 요인에는 종양의 크기, 림프절 전이 여부, 발병 당시 연령과 인종, 호르몬 수용체와 HER2 유전자의 유무, 병리학적 등급, 종양 성장 인자의 존재 여부, 종양 억제 유전자(p53, nm23)의 돌연변이 유무, BRCA 유전자의 변이 유무 등이 포함된다.

이처럼 수많은 변수에 의해 유방암의 예후가 달라지기 때문에 같은 병기라도 모든 유방암이 동일하다고 할 수 없다. 암은 모든 환자에게서 고유하게 나타나는 질병이다. 따라서 치료 계획을 세울 때 일반적인 통계에만 의존해서는 안 되며, 개개인의 유전적, 생물학적 특성을 면밀히 분석해야 최적의 결과를 기대할 수 있다.

암 치료율이 왜 사람마다 다를까?

미국 뉴욕에 있는 유명한 시립 암 센터를 방문했을 때의 일이다. 당시 내가 시행하고 있던 면역 요법에 동의하는 사람들도 있었고 그렇지 않은 사람들도 있었다. 그러나 암 치료 전문가들이 전적으로 동의

했던 한 가지는 '똑같은 암은 하나도 없으며, 모든 암은 각각 다른 질병'이라는 사실이었다. 이는 '질병은 잘못된 생활 양식의 결과이며, 치료법은 환자마다 달라야 한다'는 만고의 진리를 다시금 확인시켜 준 날이었다.

왜 어떤 사람은 완치되고 어떤 사람은 재발하는 것일까? 똑같은 암은 없기 때문이다. 조직학적으로 암을 일으키는 구성 유전자가 다르고 인체의 면역력이 다르기 때문이다. 그리고 암을 유발하는 개인별 환경적 요인도 모두 다르다. 세분화된 암의 종류는 의사들끼리 편의상 구분한 것일 뿐이다.

암의 상태를 보면 악성인지 양성인지조차 구분하기 어려운 경우가 많다. 겉모양만 봐서는 구분할 수 없다. '혹'인지 '암'인지, '편평세포암(扁平細胞癌, Squamous Cell Carcinoma)'인지 '선암'인지, 논란이 많은 것도 이 때문이다. 이는 똑같은 암은 없다는 사실을 보여 준다. 조직학적으로 같은 암이라도 그것은 현미경적 소견에 불과하다. 사람마다 암이 발생하는 요인이 다르고, 다양한 요인들의 조합 역시 다를 수밖에 없다. 환자의 얼굴이 모두 다르듯, 질병도 각기 다르다. 이 사람의 위암과 저 사람의 위암은 완전히 다르고, 구별조차 어렵다. 현실적으로 의사는 같은 암으로 취급할 수 있으나, 암 환자는 자신이 걸린 암의 원인과 상태를 정확하게 이해해야 정확하게 대응할 수 있다.

암 환자들을 치료하면서 나는 어떠한 암 치료 이론도 개별 환자에게 정확하게 들어맞지 않는다는 사실을 깨닫게 되었다. 같은 병명의 암 환자에게 동일한 항암 치료를 하더라도 어떤 환자는 암이 사라지거나 줄어드는 반면, 어떤 환자는 똑같은 치료를 했는데도 오히려 암이 커지고 악화된다. 의학적으로는 이해하기 어려운 상황이다. 치료 효과가 반드시 나타나야 하는데, 그렇지 않은 경우가 많기 때문이다. 똑같은 폐암이고 선암 종류인데도 치료 결과는 환자마다 다르다. 개인별로 치료 효과가 다르게 나타난다는 것은 무엇을 의미할까? 결론적으로, 똑같은 암도, 똑같은 암의 재발도 없다는 것이다.

식이 요법만으로 암이 완치되었다는 이야기를 들으면 많은 사람이 놀란다. 현대 의학을 공부한 의사들조차 당황스러워한다. 나는 이것이 가능하다고 생각한다. 그러나 문제는 그다음에 발생한다. 소문이 퍼지면서 특정 암 환자들이 그 소문을 듣고 특정 식이 요법에 열광하지만, 그들에게는 같은 효과가 나타나지 않는다. 이 경우 환자들은 큰 실망에 빠질 수밖에 없다. 나중에는 '그 방법이 사이비가 아닐까?' 하는 의심까지 품게 된다. 그러나 이는 사이비는 아니다. 어떤 환자에게는 식이 요법이 매우 효과적이었지만 다른 환자에게는 효과가 없었던 것뿐이다. 암 발병의 주된 원인이 식습관인 환자에게는 식이 요법이 탁월한 치료법이 될 수 있다.

결국, 암의 원인과 환자의 상태에 따라 치료 방법이 달라야 한다.

모든 환자에게 획일적으로 동일한 치료를 적용하는 대신, 환자별로 '맞춤 치료'를 해야 한다.

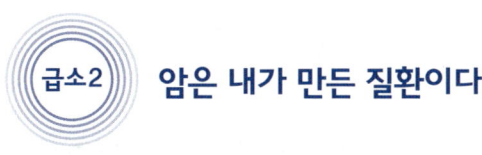# 급소2 암은 내가 만든 질환이다

암은 유전자 돌연변이로 생기는 유전자 질환이다

암은 신체를 구성하는 세포가 유전자 변이로 인해 성장과 분열이 통제되지 않으면서 발생하는 질병이다. 암이 발병하면 세포가 정상적인 성장과 분열 과정을 벗어나 비정상적으로 증식하거나 자연스럽게 소멸해야 할 시점에도 죽지 않고 종양(덩어리)을 형성한다. 암세포는 정상 세포와 달리 주변 조직을 침범하거나, 혈액이나 림프계를 통해 신체의 다른 부위로 전이(Metastasis)되는 특성을 가지고 있다.

암은 유전자의 변이로 발병하는 유전자 질환이다. 암이 발생하는 과정은 신체를 구성하고 있는 기본 단위인 세포의 핵 속에 존재하는 유전자에 돌연변이가 생기면서 시작된다. 정상 세포는 생성, 성장, 소멸의 과정을 반복하지만, 암세포는 이러한 조절에 관여하는 유전자에 문제가 생겨 소멸하지 않고 무한정 증식하게 된다. 이렇게 비정상적으로 증식한 세포 덩어리가 '종양'으로 성장하고, 주위의 정상 조직을 파괴하면서 암으로 발전한다. 암은 발생 부위와 세포 유형에 따라 여러 종류로 나뉘며, 진행 속도와 치료 방법도 다양하다.

암의 발생 과정

자극 요인	발암 개시	암 발생 촉진	암세포 변이	암의 전이
흡연 화학 물질 자외선 방사선 노화 바이러스	유전자 변이 ↓ 정상 세포	돌연변이 세포 증식 ↓ 돌연변이 세포	암세포 증식 ↓ 전암 병변	암세포 증식 ↓ 악성 종양 / 암 발병

피부

대부분의 암은 후천적 유전자 변이로 인해 발생한다

암유전자는 물려받는 것일까, 환경에 의해 만들어지는 것일까? 둘 다 정답이다. 그러나 암 환자의 유전적 요인은 약 6% 정도로 추정되며, 대부분의 암세포는 외부의 나쁜 자극에 의해 만들어진다는 사실을 알 수 있다. 인간의 유전자는 나쁜 자극에 의해 심한 스트레스를 받으면

DNA를 구성하는 염기 서열이 뒤틀리거나 손상될 수 있다. 이러한 유전자가 원상태로 회복되지 못하고 지속적으로 스트레스를 받으면 변이되는데, 이것이 바로 '암'이라고 할 수 있다.

현대의 암은 대부분 후천적 유전자 변이에 의해 발생하며, 이러한 변이를 유발하는 요인으로는 환경, 생활 습관, 스트레스 등이 있다. 암은 하나의 요인으로 발생하기보다는 다양한 요인이 복합적으로 작용해 생긴다. 주요 요인으로는 신체적 요인(유전과 개인의 면역 상태), 생활 습관 요인(나쁜 식습관, 음주, 흡연, 운동 부족, 약물 오남용 등), 환경적 요인(식품 첨가물, 발암 물질, 자외선, 방사선, 환경 오염, 바이러스 등)이 있다.

최근에는 특히 식생활 습관과 관련된 요인이 암 발생에 미치는 영향이 주목받고 있다. 일부 연구에서는 암 발생의 30%에서 많게는 70%까지 섭취한 음식과 연관이 있다는 주장이 제기되고 있다.

2013년 미국의 유명 여배우 앤젤리나 졸리(Angelina Jolie)는 유전자 검사를 통해 자신이 유방암 발병률을 높이는 BRCA1 유전자 돌연변이를 보유하고 있다는 사실을 알게 되었다. 그녀는 유방암 예방을 위해 '예방적 유방 절제술(Prophylactic Mastectomy)'을 선택하고 양쪽 유방을 절제했으며, 이 소식은 전 세계적으로 큰 화제가 되었다. 그러나 앤젤리나 졸리처럼 선천적으로 유전적 요인을 가진 경우는 전체 암 환자의 6%에 불과하다.

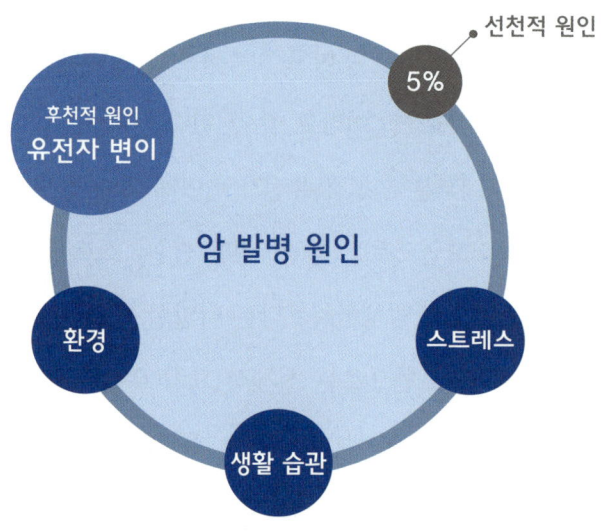

대부분의 암은 후천적 유전자 변이로 인해 발생한다. 즉, 암은 환자가 자신의 삶 속에서 오랜 세월에 걸쳐 누적된 조건들로 인해 스스로 만든 질환이라는 것이다. 그렇기에 기존의 의학적 치료와 처치만으로는 암의 재발을 막고 완치하기 힘들다. 암은 단순히 치료만으로 쉽게 정복되는 병이 아니다. 암을 극복하는 길은 암 환자 스스로 삶에 혁명적인 변화를 일으킬 때 비로소 열릴 수 있다.

대부분의 질병이 완치되지 않는 이유는 환자가 자신의 삶을 바꾸지 않기 때문이다. 예를 들어, 당뇨병은 식이 요법과 운동만으로 완치가 가능한 질환이다. 그러나 많은 당뇨병 환자들은 혈당 강하제나 인슐린을 사용하면서도 생활 습관을 바꾸지 않는다.

그런데 '암유전자 검사'인 '셀스캔(Cell Scan)' 검사의 경우는 다르다. '셀스캔' 검사는 이롬 그룹 산하의 휴젠바이오연구소에서 개발 및 보급하는 암과 치매 예방을 위한 유전자 검사 프로그램이다. 나는 이 검사 프로그램을 도입하면서 이 검사가 삶에 혁명적 변화를 일으키는 도구라는 확신을 갖게 되었다. 암유전자 검사에서 '특정 암에 대한 경계 단계'라는 결과만 나와도 사람들은 큰 충격을 받는다. 이후 유전자 복구를 위해 총력을 기울이며, 식생활을 바꾸고, 운동을 시작하고, 스트레스 환경을 개선하는 데 힘쓴다.

암의 다단계 변환 과정

암은 기본적인 '세포의 법칙'이 깨지면서 발생하는 질환이다. 정상 세포는 정교한 세포 조절 기능의 통제를 받으며 성장하지만, 암세포는 이 조절 기능이 제대로 작동하지 않는 상태에서 무분별하게 증식한다. 삶의 규칙이 사라지고 정상적인 균형이 무너지면 암이 발생할 수밖에 없다. 정상 시스템이 이미 붕괴된 상태에서는 암세포가 지속적으로 성장하게 된다.

암으로의 점진적 전환을 주도하는 것이 암유전자와 암 억제 유전자이다. 종양의 다단계 변환 과정은 각 단계마다 암유전자 돌연변이 또는 암 억제 유전자의 기능 상실에 의해 영향을 받는다. 암은 일생

동안 축적된 돌연변이와 다단계 전환 과정을 거쳐 발생한다고 설명할 수 있다.

암의 다단계 변환 과정은 3단계로 나눌 수 있는데, 1단계는 개시 단계, 2단계는 유발 촉진 단계, 3단계는 진행 단계이다. 나는 이 발암 과정에서 1, 2단계는 주로 물리 화학적, 생물학적 요소에 의해 유발된다고 본다. 즉, 개시 단계와 촉진 단계에서는 식생활, 흡연, 염증, 호르몬, 방사선 등이 중요한 역할을 한다. 그러나 3단계인 진행 단계에서는 스트레스가 결정적인 역할을 한다.

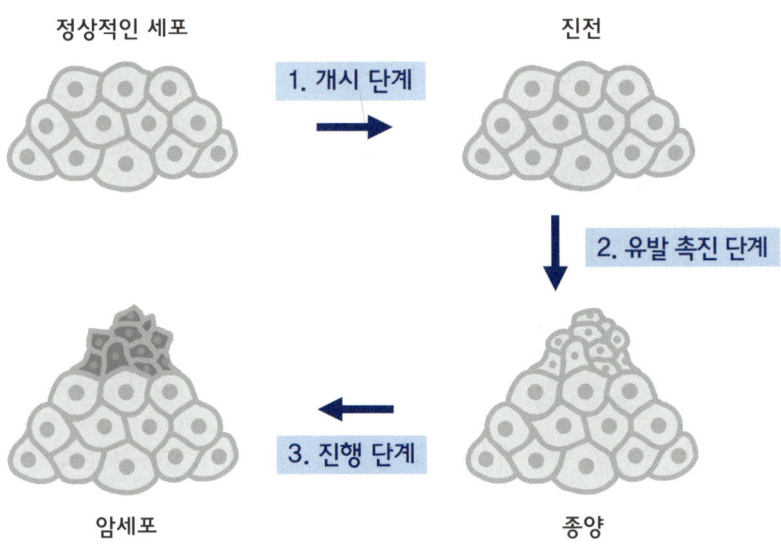

암의 다단계 변환 과정

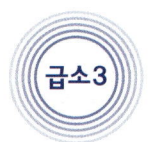 ## 스트레스는 암 발생의 결정적인 요인이다

암 발생의 심리적 요인

독일의 심리학자 로날트 그로사르트(Ronald Grossarth)와 헤르만 마티섹(Hermann Maticek)은 중부 유럽 주민을 대상으로 성격 특성과 암 발생의 상관관계를 연구했다. 1985년, 그들은 학술지 《정신신체의학(Psychosomatic Medicine)》에 연구 결과를 발표했으며, 감정 억압 성향이 암 발생의 심리적 요인으로 작용할 수 있다고 밝혔다. 또한, 이 연구는 '암에 잘 걸리는 성격 체크 리스트'를 통해 특정 성격 특성과 암 발생 위험 간의 연관성을 제시했다.

나는 1994년에 암 면역 치료 전문 병원인 '사랑의클리닉'을 개원한 이래로 암 환자들에게 지속적으로 내적 치유 프로그램을 제공해 왔다. 흥미롭게 환자의 마음속에 응어리가 있으면 치료가 잘되지 않는다. 환자가 내면에 잠재되어 있는 상한 감정을 드러낼 때 치료 효과가 높아진다. 신체적 질병과 정신적 문제는 서로 밀접하게 연결되어 있기 때문이다. 사람마다 마음속에는 상처, 고통, 분노와 같은 '내면의 응어리'가 존재한다. 이 응어리를 처리하는 방식에 따라 질병의 진행 양상이 크게 달라진다.

감정 억압과 만성 스트레스가 면역 기능에 부정적인 영향을 미쳐 암 발생 위험을 높일 수 있다는 연구 결과들이 지속적으로 보고되고 있다. 따라서 감정을 표현하고 스트레스를 관리하는 것은 건강 유지와 암 예방에 직간접적으로 영향을 미치는 중요한 요인으로 간주된다.

전인 치유 세미나에서 나는 수강생들이 아래의 '성인아이 체크 리스트'를 통해 스스로를 점검하는 시간을 갖도록 지도하곤 한다. 자신을 깊이 이해하는 것이 암 치료와 암 예방에 있어 매우 중요하기 때문이다.

성인아이 체크 리스트

1. 사소한 상황에도 습관적으로 소리를 지르거나 신경질을 낸다. 감정적인 반응이 격해질 필요가 없는데도 과도하게 반응한다.

2. 남에게 인정받으려고 지나치게 애쓰거나, 자신을 입증하기 위해 끊임없이 자신을 몰아붙인다.

3. 누군가에게 앙심이나 원망, 분노를 품고 있다. 말로는 용서한다고 하지만, 마음 깊은 곳에서는 용서하지 못하는 사람이 있다.

4. 자신의 잘못을 인정하지 않고, 다른 사람에게 책임을 떠넘긴다.

5. 쉽게 상처받고, 타인의 평가에 극도로 민감하게 반응한다.

6. 후회하면서도 반복하게 되는 습관적인 죄악이나 중독 증세가 있다.

7. 눈치를 많이 보고, 문제 있는 사람에게 지나치게 집중하며, 정서적으로 미성숙해 어린 나이에 어른이 되어 버렸다.

8. 감정을 자유롭게 표현하지 못한다.

9. 명백한 문제임에도 불구하고 솔직하게 말하지 못한다.

10. 받아들여지지 않는 감정은 억누른다.

스트레스는 면역력을 떨어뜨려 암 발생의 방아쇠를 당긴다

놀라운 사실이 있다. 지적 장애아와 정신 질환자에게는 어떤 종류의 암도 거의 발생하지 않는다는 점이다. 지적 장애아는 거의 스트레스를 받지 않고, 정신 질환자는 일반인과는 아예 다른 정신적 시스템을 가지고 살아가기 때문에 암에 걸리는 경우가 드물다. 결국, 그들처럼 긍정적이고 낙관적으로 살아간다면 암에 걸릴 가능성도 낮아질 수 있다.

여성 폐암 환자의 비중이 급증하고 있는데, 그들을 진료하면서 깨달은 중요한 사실은, 폐암 환자의 상당수가 흡연 경험이 전혀 없는 여성이라는 점이다. 간접흡연의 영향이라는 명확한 증거도 없다. 그러나 스트레스를 경험했는지 물어보면, 대부분의 환자가 "네."라고 답한다. 이는 남성 환자에게도 동일하게 나타나는 현상이다. 실제로 흡연만으로 설명할 수 없는 폐암 사례가 매우 많다.

폐암의 원인 중 하나로 스트레스를 지목하는 '스트레스 이론'이 점점 확고하게 자리를 잡아 가고 있는 듯하다.

여러 연구에서 많은 암 환자들이 암 발생 이전에 극심한 정신적 혼란과 스트레스를 경험한 사실이 드러났다. 몸이 무너지기 전에 정신적인 시스템이 먼저 무너진 것이다. 이러한 정신적 시스템의 붕괴는 면역 기능을 현저하게 떨어뜨려 암 발생의 방아쇠 역할을 한다.

스트레스가 유방암 위험을 2배 증가시킨다는 연구 결과가 나왔다. 스웨덴 예테보리에 있는 살그렌스카대학의 외스텐 헬게손 박사는 24일 덴마크 코펜하겐에서 열리고 있는 유럽암학술회의에서 이 같은 연구 보고서를 발표했다고 미국의 의학 뉴스 전문 통신 〈헬스데이 뉴스〉가 보도했다.

헬게손 박사는 1968년 38-60세의 스웨덴 여성 1,462명을 대상으로 건강 진단과 함께 지난 5년 사이에 한 달 이상 지속적으로 스트레스를 받은 일이 있는지를 설문 조사를 통해 묻고 5년, 12년, 24년 후 3차례에 걸쳐 후속 건강 진단을 실시한 결과 과거 스트레스를 받은 일이 있었던 여성이 그렇지 않은 여성에 비해 유방암 발생률이 2배 높은 것으로 나타났다고 밝혔다. 유방암 발생률은 스트레스 그룹이 평균 5.3%, 비교 그룹이 2.5%로 나타났다.

스트레스 설문 조사에서는 가정불화 또는 직장 일로 긴장, 두려움, 불안, 불면증을 겪은 일이 얼마나 있는지 물었다. 이 결과는 음주, 흡연, 체중, 교육 수준, 유방암 가족력 등 다른 유방암 위험 요인들을 감안한 것이라고 헬게손 박사는 밝혔다.

〈연합뉴스〉, 2003년 9월 26일

세계적으로 유명한 면역학자인 일본의 아보 도오루 박사 역시 암 발생의 원인으로 '교감 신경 긴장 이론'을 제시하면서 스트레스가 암 발병에 미치는 영향력을 강조했다. 그는 암을 '다양한 요인이 복합적으로 얽혀 발생하는 병'이라고 모호하게 해석하는 대신, '암은 과로나 정신적 고민 등 스트레스로 인해 발생하는 병'이라고 그 원인을 명확하게 지적했다.

스트레스와 암의 상관관계는 암 치료 분야에서 지금까지 충분히 주목받지 못한 주제다. 흔히 '스트레스도 암의 발생 원인 중 하나'라는 식으로 간단히 언급될 뿐이다. 암 예방이나 치료 과정에서도 "스트레스를 줄이세요."라는 조언에 그치며, 구체적인 대책이 마련되지 않는 경우가 많다. 어쩌면 이러한 소극적인 대응 방식이 암을 효과적으로 치료하지 못하는 이유일지도 모른다.

결국, 암 환자는 스트레스가 암을 유발하는 주요 원인임을 인식하고, 자신의 삶에서 스트레스 요인을 적극적으로 개선하려는 의지를 가져야 한다. 아보 도오루 박사는 저서 《암을 이기는 면역요법》에서 스트레스가 유전자를 손상시키는 위험성을 다시 한번 강조하고 있다.

유전자를 손상시키는 원인으로 자외선, 배기가스, 담배 속 벤조피렌(Benzopyrene), 구운 생선, 탄 고기, 고사리 속 독, 특정 곰팡이 등을 들 수 있다. 그러나 나는 이러한 '외인성 요인'은 전체 암의 30% 정도이며, 나머지 발암을 촉진하는 것은 '내인성 요인'이 차지한다고 생각한다. 즉, 과로, 마음의 고민, 약의 과용 등 그 사람의 삶의 방식 자체에 원인이 있다고 본다. 이 3가지 내인성 요인은 어느 것이나 다 심신에 스트레스가 되어 강력하게 교감 신경의 긴장 상태를 초래하고, 그 결과 '과립구의 증가(혈액 순환 장애) → 활성 산소의 대량 발생 → 조직 파괴', '림프구의 감소 → 면역력 저하 → 분비 능력 저하'라는 암을 받아들이는 몸 상태를 만들어 간다.

아보 도오루, 《암을 이기는 면역요법》

또한 프랑스 출신의 정신과 의사이자 신경 과학 연구자인 다비드 세르방 슈레베르(David Servan-Schreiber) 박사도 수많은 연구와 저서를 통해 정신 건강과 신체 건강의 연관성을 강조하며, 통합적인 치료 접근법의 중요성을 역설했다. 그는 31세의 젊은 나이에 뇌종양 진단을 받았으나, 꾸준한 노력과 치료를 통해 20여 년간 암과 함께 생활하며 결국 완치에 이르렀다.

이러한 개인적 경험을 바탕으로, 그는 암 예방과 치유에 관한 책인 《항암(Anticancer)》을 집필했다. 이 책에서 그는 암 유발 요인으로 지목되는 염증과 스트레스의 관계에 대해 다음과 같이 설명한다.

염증 물질 생산을 '급증'시키는 원인 중에 사람들이 암을 논할 때 그 역할에 대해서 잘 언급하지 않는 것이 있다. 그것은 바로 정신적 스트레스이다. 감정이 격해질 때마다, 화가 치밀어 오를 때마다, 공포를 느낄 때마다 우리 몸에서는 노르아드레날린과 스트레스 호르몬으로 가장 잘 알려진 코르티솔이 다량 분비된다. 이 호르몬들은 몸이 상처 입을 것에 대비하게 하여 조직 회복에 필요한 염증 요인들을 즉각적으로 자극한다. 이 염증 요인들은 암이 확진이 되었든 잠복기에 있든 상관없이 종양에는 비료와 같은 역할을 한다.

다비드 세르방 슈레베르, 《항암》

날이 갈수록 암 발생률이 급격히 증가하고 있다. 특히 젊은 나이에 암이 발생하거나 암의 성장 속도가 지극히 빠른 암 환자 케이스를 관찰해 보면, 대부분의 환자들이 암이 발병하기 전에 극심한 스트레스와 정신적 혼란을 경험한 이력이 있다. 이는 정상적인 신체 시스템의 붕괴가 암 발생의 결정적인 요인임을 시사한다.

내면의 고통을 털어놓으면 면역력이 강해진다

폴 투르니에 박사는 스위스의 저명한 내과 의사이자, 심리 상담을 통해 많은 질환을 치료한 정신 신체 의학의 대가이다. 어느 날, 오랫동안 연락이 끊겼던 의대 동창으로부터 연락이 왔다. 안타깝게도 그는 '재생 불량성 빈혈'이라는 난치병을 앓고 있었다. 정상인의 헤모글로

빈 수치는 보통 12-15 정도인데, 그의 수치는 5 이하로 떨어져 심한 고통을 겪고 있었다.

그 후 그는 폴 투르니에 박사를 만나, 마음속에 쌓여 있던 증오와 분노를 고백하고 죄책감에서 자유로워졌다. 놀랍게도 그 즉시 헤모글로빈 수치가 정상으로 회복되는 기적을 체험했다. 그동안 미움이라는 독소가 그의 몸을 병들게 했던 것이다. 폴 투르니에 박사는 이러한 사례를 통해 인간 내면의 문제가 신체적 질병으로 이어질 수 있음을 깨달았고, 이를 여러 저서를 통해 세상에 알렸다.

유방암에 걸린 한 환자가 나를 찾아온 적이 있다. 나는 환자에게 "스트레스를 받은 적이 있나요?"라고 물었지만, 그녀는 "전혀 없어요."라고 자신 있게 답했다. 잠시 생각해 보라며 시간을 주자, 그녀는 '2년 전에 있었던 일'이라며 이야기를 꺼냈다. 시아버지가 많은 재산을 남기고 돌아가셨는데, 장남이었던 남편이 재산을 상속받을 줄 알았지만, 시동생과 시어머니가 모든 재산을 차지했다는 것이었다. 시동생이 죽이고 싶을 정도로 미웠으며, 지금도 그 감정이 남아 있다고 했다. 하지만 암에 걸린 이후 그 일을 잊기로 했다고 덧붙였다.

그러나 '상한 감정'은 잊는다고 해서 해결되지 않는다. 감정을 억누르고 묻어 둘수록 문제는 더욱 커진다. 울어야 할 때 실컷 우는 것이 상한 감정을 해소하고 정신 건강을 유지하는 데 도움이 된다. 눈물을 억제함으로써 생기는 '화병'은 몸 안에서 암을 키우는 주요 원인이 될 수 있다. 특히 우리나라 사람들은 '화'를 잘 내고, 이를 속으로 삭히는 경우가 많다.

같은 암 환자라도 감정을 잘 표현하는 사람은 암세포의 성장 속도가 느리다. 교도소보다 수도원에서 암 발생률이 높은 이유도 이 때문이다. 힘들 때는 주변 사람들에게 마음을 터놓고 이야기하고, 때로는 실컷 우는 것이 좋다. 그것이 인간다운 모습이며, 건강에도 유익하다. 감정은 억누르기 위해 존재하는 것이 아니다.

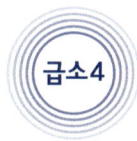 ## 암 치료의 주체는 바로 '나 자신'임을 알라

치료의 중심에 서서 주도권을 쥐라

암 환자는 자신에게 선택권이 없다고 느낄 때 가장 큰 고통을 경험한다. 물론 의사의 지시에 따라 완치될 수도 있지만, 재발하는 경우도 적지 않다. 만약 치료 과정에 대한 자신감이 있고, 실제로 완치 가능성이 높다면 문제가 되지 않는다. 그러나 의사의 지시를 따르는 것만으로는 회복될 수 없다고 느껴질 때, 환자는 깊은 절망감에 빠지게 된다.

 의사를 신뢰하되, 치료의 주도권은 환자가 가져야 한다. 모든 결정은 내가 내린다는 입장을 갖는 것이 중요하다. "내가 암에 걸린 것도 불행이지만, 암이 나에게 걸린 것도 불행이다. 너 나에게 잘 걸렸다."라는 마음가짐이 필요하다. 암이라는 두려운 질병 앞에서 흔들리지 않을 사람은 없다. 그렇기에 많은 환자들이 외부의 권위와 도움에 의지하려 한다. 하지만 어떤 상황에서도 암과 싸우는 주체는 바로 '나 자신'이라는 사실은 변하지 않는다.

 따라서 환자 스스로 치료의 중심에 서겠다는 결단이 필요하다. 결단하는 순간, 희망이 보인다. 암 치료의 어려운 과정을 이겨 낸 고창순 박사와 한만청 박사 또한 이 점을 강조하고 있다.

> 암은 나를 끊임없이 선택의 기로에 놓아둔다. 때로는 그 선택이 삶과 죽음의 갈림길이 되기도 한다. 확실한 소신과 인생관, 자신감을 갖추지 않으면 하기 어려운 선택이다. 어느 의사에게 갈지, 어떤 치료 방법으로 할지, 화학 항암 치료제를 쓸지 말지 선택을 해 놓고도 '내가 과연 올바른 선택을 한 것일까?' 끊임없이 번민하게 만든다.
> 나의 경우 우리나라에서 어떤 치료를 받을 수 있는지, 또 그 분야에서는 어떤 의사가 가장 믿을 만한지 사전 정보가 많았기 때문에 그만큼 선택하는 시간이 짧았다. 2-3일 이상 고민한 적도, 일단 선택해 놓고 뒤돌아본 적도 없었다. 그러나 짧은 시간

에도 따져 볼 것은 다 따져 보았다. 결정을 하기까지 나는 꼼꼼하게 모든 사항을 고려했다.

그러나 일단 결정을 하고 나면 바보가 된 것처럼 다른 가능성에 대해서는 잊어버렸다. 다른 환자들에게도 나는 "바늘 들어갈 구멍도 없을 정도로 철저하게 따지고, 일단 결정한 다음에는 하늘처럼 넓어져라."라고 권한다. 일단 선택한 일을 두고 끊임없이 회의하고 고민하는 것은 늪 속으로 빨려 들어가 허우적대는 것과 같다.

고창순, 《암에게 절대 기죽지 마라》

1기, 2기, 3기, 4기라는 명확한 구분과 그에 따라 두부 자르듯 나눠지는 완치율. 암 환자들은 이 기수와 완치율에 따라 자신의 남은 생명을 저울질한다. 이는 의사도 마찬가지이다. 너무도 쉽게 '길어야 3개월'이라는 말 따위를 한다. 비단 기수나 완치율에 국한된 것이 아니다. 일단 암에 걸리고 나면 무수한 수치들로부터 헤어나질 못한다. 검사는 뭐가 그렇게 많고, 결과를 나타내는 수치들은 또 뭐가 그렇게 복잡한지. 의사나 간호사 입에서 숫자만 나오면 암 환자의 긴장은 극에 달한다. 하지만 전문적인 지식이 없으니 그저 수치상의 변화에 따라 하루에도 열두 번씩 천국과 지옥을 오르내린다.

그러나 마음을 가라앉히고 한번 생각해 보자. 1기 환자는 열에 아홉이 살고, 4기 환자는 그저 죽을 날만 기다릴 수밖에 없다고 한다면 의학적으로 '예외'라고 말하는 나 같은 사람들은 어떻게 설명할 것인가. 실력으로 따지자면 어디에 내놔도 빠지지 않는 내 동료, 선후배들조차 4기 암에 걸린 나를 보고 죽음을 예견했었다. 아마도 내가 지금처럼 멀쩡히 살아서 건강한 삶을 영위하게 되리라고는 아무도 예상치 못했을 것이다. 나는 스스로 환자 입장이 되어 보고 나서야 그러한 예측과 눈에 보이는 수치들이 얼마나 무의미한 것인지 깨닫게 되었다.

그러나 완치율이 5%라는 것은 수백 명 혹은 수천 명의 환자를 겪어 본 의사의 입장에서 내린 결론일 뿐이다. 암에 걸린 당사자 입장에서 볼 때 내가 그 퍼센트 안에 들어가 완치될 수 있는 확률은 반반이다. 결국 아무도 모르는 일이니 말이다. 암에 대한 여러 가지 자료와 검사 수치들은 지금까지의 결과론적인 통계에 지나지 않는다. 즉, 그 통계가 어떤 개인의 경우를 저울질하는 잣대가 될 수는 없다는 말이다.

심지어 어떤 암은 기수 자체를 명명할 수 없는 경우도 있다. 또한 어떤 암이라도 생존율이 전혀 없는 경우는 없다. 생존율이 떨어지고 검사 수치가 나쁘다고 절망해서는 안 된다. 그럴수록 '내가 이 통계의 긍정적인 수치에 포함되기 위해서는 무엇을 해야 할까'를 고민해야 한다. 차라리 통계 자료를 희망의 증거로 받아들이라는 말이다.

한만청,《암과 싸우지 말고 친구가 되라》

암은 내가 스스로 만든 질병이다. 사실 암뿐만 아니라 모든 질병은 복합적인 요인에 의해 발생하며, 그 요인은 사람마다 다르다. 수십 가지의 고유한 요인들이 복합적으로 작용해 질병이 만들어지는 것이다. 내가 독일에서 '면역 요법'과 '전인 치료 의학'을 연구했을 때도 핵심은 '개인별 맞춤 치료'였다.

따라서 선택이 중요하다. 암도, 스트레스도, 삶도 모두 선택이다. 우리는 매 순간 가치 있는 것을 창조적으로 선택해야 한다. 그리고 가능한 한 최상의 삶을 선택해야 한다. 건강은 최고의 가치이자 삶의 기반이다. 암 환자에게는 스스로 삶을 바꿀 수 있는 엄청난 기회가 주어져 있다. 순간순간 무엇을 선택하느냐는 전적으로 환자 자신에게 달려 있다. 환자는 자신이 가진 모든 자원을 활용해 최상의 건강을 누릴 수 있는 방향으로 나아가야 한다. 모든 것을 창조적으로 엮어 가야 한다.

마이너스를 걱정하지 말고, 플러스의 방향으로 나아가야 한다. 건강한 식생활, 운동, 스트레스 관리를 통해 최상의 삶을 누리고, 암이 사멸되는 시스템으로 전환되면 재발에 대한 염려도 사라진다. 오히려 암에 걸리기 전보다 더 건강한 삶을 살게 된다. 이것이 바로 암의 재발을 막는 총력전이다. 암이 도저히 발생할 수 없는 삶의 구조로 바뀌면 더 이상 두려워할 필요가 없다. 그러나 그렇게 하지 않기 때문에 불안과 두려움이 생기는 것이다.

확실하게 따지고 묻고 또 물으라

암 환자는 크게 A, B, C의 세 가지 유형이 있다. A 그룹에 속하는 암 환자들은 무의식적으로 죽음을 소망한다. 자신이 원하는 대로 도피처인 암에 걸린 것이다. 이처럼 '자포자기형'은 전체 암 환자의 약 20%를 차지한다.

B 그룹에 속하는 암 환자들은 순응적이다. 의사가 지시하는 대로 행동하는 꼭두각시 환자 그룹이다. 정기적으로 진료실을 방문하여 의사의 마음에 들고 싶어 한다. 전체 암 환자의 약 60%를 차지하는 이 유형은 '고분고분형'이다.

C 그룹에 속하는 암 환자들은 스스로 자신의 치료를 주도하는 창조적 유형이다. 의사의 지시에 따라 의사가 시키는 대로 움직이는 소극적인 태도로 치료에 임하지 않는다. 전체 암 환자의 약 20%가 이처럼 '꼬치꼬치형'에 속한다. 이런 환자는 자신의 치료 과정에 적극적으로 개입하고, 의사의 처방과 약물 치료를 능동적으로 활용한다. 자신의 과거를 되돌아보며, 암을 삶의 전환점으로 삼아 새로운 변화를 만들어 간다. 이를 계기로 이전과는 다른 새로운 삶을 시작한다.

결과를 보면 놀랍게도 A 그룹에 속한 환자가 제일 많이 사망하고, B 그룹은 반반이고, C 그룹에 속한 환자가 제일 많이 살아남는다. C 그룹은 치료의 주도권을 가지고 확실하게 따지고 묻고 또 묻는다. 이런 환자는 살아남을 확률이 높다. 자기가 자발적으로 주도권을 가지고 치료에 임하기 때문이다.

인간 존엄성의 기초는 자신의 삶을 스스로 책임지는 데 있다. 따라서 암 환자 역시 치료 과정에서 선택의 주체가 되어야 한다. 주도권을 가질 때 비로소 책임감 있게 반응할 수 있다. 때로는 불친절한 의사에게 질책을 받더라도 환자가 스스로 결정하며 치료를 받으면 면역력 향상에도 도움이 된다.

예를 들어 위암, 대장암, 간암, 담도암, 췌장암은 항암제에 잘 반응하지 않는다. 이런 암들은 항암제 사용 여부에 신중해야 하고 반드시 환자의 동의를 구해야 한다. 즉, 선택권을 환자에게 돌려주어야 한다. 항암제를 쓰나 안 쓰나 별 차이가 없는 경우가 많기 때문이다. 항암제는 꼭 필요한 경우에만 사용해야 한다. 유전자 검사나 떼어 낸 암 조직에 대한 항암제 감수성 검사를 해서 효과가 확실한 경우에만 항암제를 써야 한다.

교과서에서조차 항암제의 효과가 없다고 명시되어 있음에도 불구하고, 일부 의사들은 항암제 사용을 강행하는 경우가 많다. 이는 무모한 행동이며, 좋은 결과가 나오기를 기대하지만 실제로는 부정적인 결과로 이어지는 경우가 적지 않다. 이후에는 의사에게도 책임 문제가 제기될 수 있다.

내가 이렇게 말하는 이유는 의사를 신뢰하되 자기가 스스로 확인하고 결정해야 한다는 점을 강조하기 위해서이다. 그러려면 환자는 확실하게 알아야 하고, 확실한 알고 난 다음에는 결단해야 한다. '나는 담도암이라 수술만 하고 항암제는 맞지 않겠다. 나의 경우 항암제를 맞으면 면역력이 떨어지고 몸만 망가질 것이다. 항암제가 아무 효과도 없으니, 나는 식이 요법과 운동만으로 면역력을 높이겠다.' 이런 식으로 자기 스스로 확인할 것은 확인하고 따질 건 따지고 결정할 것은 결정하는 주체가 되어야 한다.

의사가 진심으로 돕고 싶어 하는 환자가 되라

의사는 치료를 함께 해 나가는 동반자이지 치료의 주체가 아니라는 사실을 잊지 말아야 한다. 그러므로 의사는 환자에게 선택할 수 있는 시간을 충분히 주고 심사숙고한 후 치료 방법을 결정해야 한다. 일단 치료 방법이 결정되면 환자는 의사를 철저히 신뢰해야 한다. 신뢰는 신뢰를 낳는다. 내가 의사를 신뢰하면 의사도 나를 신뢰한다. 의사와 신뢰 관계를 구축하는 것은 매우 중요하다. 환자는 의사와의 든든한 신뢰 관계 속에서 자신의 치료를 위해 의사와 그의 전문 지식을 100% 활용해야 한다.

환자에게 신뢰가 가는 의사가 있듯이 의사에게도 어쩐지 돕고 싶은 환자가 있다. 환자를 보다 보면 유독 신뢰가 가는 환자가 있다. 의사와 신뢰 관계를 쉽게 형성하는 환자의 특성은 다음과 같다. 의사는 자기 소신이 확실한 환자를 좋아한다. 자신의 감정을 진솔하게 표현하고 원하는 바를 정확히 이야기할 줄 아는 환자들을 좋아한다. 그리고 의사 결정을 하기까지는 신중하되 한 번 결정하면 초지일관 밀고 나가는 환자들이 의사의 호감을 얻는다. 이런 환자들의 공통된 특성은 바로 '자기 자신을 사랑하고 소중히 여긴다'는 점이다.

암 생존율 통계 수치를 믿지 말라

환자들은 자신이 걸린 암의 5년 생존율이 5%라고 하면 좌절하고 95%라고 하면 안심한다. 하지만 사실 이러한 수치는 개인에게는 아무 의미가 없다. 어느 쪽이든 개인에게 적용할 때의 확률은 50%이다. 따라서 5년 생존율이 5%라고 해도 5%에 내가 해당될 수도 있다고 생각해야 한다.

앞서 언급했듯이, 똑같은 암은 존재하지 않는다. 따라서 암의 생존율을 보여 주는 통계 수치는 참고 자료일 뿐, 이를 개인에게 그대로 적용하는 것은 무의미하다. 통계에 의존하기보다, 암의 재발을 막기 위해 스스로 최선을 다해야 한다. 암의 재발 가능성은 언제나 반반이다. 면역력이 암보다 강하면 암을 이길 수 있고, 반대로 면역력이 약하면 암은 다시 성장하게 된다.

의사는 암 재발 방지를 보장하지 않는다. 의사의 지시에 따르더라도 재발 가능성이 조금이라도 남아 있다면, 결국 자신의 몸을 관리하는 것은 환자 자신이다. 암과의 싸움은 환자 본인이 해야 한다. 의사나 항암제가 대신 싸워 주는 것은 아니다.

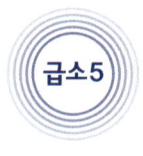

급소 5 '암'보다 '몸'에 초점을 맞추라
암 치료의 핵심은 '암'이 아니라
암이 생존할 수 없는 '인체 시스템'이다

암 치료의 핵심은 내 몸이 스스로
암을 이겨 낼 수 있는 환경을 만드는 것이다

암은 나쁜 생활 습관과 외부 환경에 의해 발생한다. 암에 걸렸다는 것은 체내 환경이 암을 지지하는 시스템으로 고착화되었음을 의미한다. 그뿐만 아니라, 암 진단을 받으면 많은 사람들은 이미 자신이 죽었다고 생각한다. 암에 걸린 당사자조차 암은 절대로 이길 수 없는 것이라고 믿어 버린다. 치료 과정에서도 완치에 대한 확신이 없다. 가족도, 주변 사람들도 그가 결국 죽을 것이라고 생각한다. 이렇게 모두가 죽음을 예상하는데, 누가 살아남을 수 있을까?

이처럼 암이 생길 수밖에 없는 체내 환경의 물리적 시스템과 스스로 암을 이길 수 없다고 믿는 정신적 신념의 시스템 안에 갇혀 있는데, 아무리 강한 항암제를 쓴다고 해도 그것이 무슨 소용이 있을까? 이런 환경에서는 치료가 무의미하다. 암세포는 생각만큼 강하지 않다. 암세포가 우리 몸을 무너뜨릴 수 있는 이유는 병든 내부 환경과 잘못된 믿음 때문이다.

누가 봐도 암에 걸릴 수밖에 없는 내적, 외적 환경에 놓여 있으면서도, 시스템을 바꾸기보다 지엽적인 문제에 집착하는 환자들이 많다. 많은 환자들이 항암제의 효과가 불분명하다는 이유로 수술 후 항암 치료를 받을지 말지 고민하고, 항암 치료를 한 번 더 받을지 말지 결정하지 못해 갈등한다. 그러나 항암 치료는 치료 과정의 일부일 뿐이다. 암 치료의 성패가 단 하나의 선택에 달린 것처럼 집착하다 보면 오히려 스트레스가 쌓여 면역력이 떨어지고, 몸의 저항력이 무너지는 경우가 많다. 이렇게 싸워 보지도 못하고 지게 되는 것이다.

암이 이미 생명 유지 메커니즘의 일부로 자리 잡은 상태에서는 단순히 암을 제거하려는 접근법이 효과를 거두기 어렵다. 암을 치료하려면 시스템 전체를 근본적으로 바꿔야 한다. 암을 바라보는 관점에서부터 인식의 대전환이 필요하다. 시스템이 그대로 유지되면 암은 더욱 성장하지만, 시스템을 바꾸면 암세포는 더 이상 자랄 수 없다. 따라서 암 치료의 핵심은 시스템을 바꾸는 데 있다. 시스템이 바뀌면 암은 결국 견디지 못하고 사라질 것이다.

예일대 의대 종양외과 교수인 버니 시겔 박사는 "암이 좋아하는 환경을 만들면 암이 둥지를 튼다. 그러나 암이 싫어하는 환경을 만들면 암이 '너와 도저히 못 살겠다!'라며 떠나간다."라고 말했다. 암이 자랄 수밖에 없는 시스템을 암이 생존할 수 없는 시스템으로 바꿔야 한다. 그렇게 해야 암이 더 이상 존재할 수 없게 된다.

암이 생존할 수 없는 인체 시스템의 핵심은 면역력 강화이다

암을 치료하는 데는 세 가지 불변의 원리가 있다. 첫째, 암이 발생한 원인을 제거하는 것, 둘째, 발생한 암을 제거하는 것, 셋째, 암이 재발하지 않도록 면역력을 강화하는 것이다. 이 중에서도 암 치료의 숨겨진 열쇠는 면역력 증강에 있다. 그렇다면 왜 면역력이 핵심일까?

암이 발생했다는 것 자체가 면역력이 정상 이하로 떨어졌음을 나타내는 지표이기 때문이다. 문제는 수술, 방사선 요법, 화학 요법 등으로 암을 치료한 후 면역력이 더욱 저하되거나 고갈된다는 점이다. 역설적으로, 암 치료 후 오히려 암이 더 잘 자라거나 재발하기 쉬운 환경이 조성될 수 있다는 것이다. 따라서 암을 치료하는 동안이나 치료 후에는 반드시 면역력을 높여 '암이 생길 수 없는 강력한 인체 시스템'을 구축해야 한다.

암이 생존할 수 없는 인체 시스템이란 최상의 면역 상태를 유지하는 것이다. 이를 위해서는 생활 습관의 혁신이 필요하다. 식생활, 운동, 스트레스 관리 등 모든 요소를 바꿔야 한다. 중요한 것은 몸이 스스로 암을 이겨 낼 수 있도록 내적, 외적 환경을 조성하는 일이다. 가능한 모든 방법을 동원해 최상의 면역 체계를 유지해야 한다. 암을 제거하면서도 면역 기능이 저하되지 않도록 하고, 암과 싸우면서도 건강한 세포와 기능이 손상되지 않도록 하는 방법이 절실하다.

무엇보다 암에 대한 잘못된 인식을 바로잡는 것이 중요하다. 실제로 암은 우리가 상상하는 것처럼 무조건 두려워해야 하는 존재가 아니다. 암은 속수무책으로 당해야만 하는 무서운 질병이 아니다.

면역력이 암 치료의 성패를 좌우한다

암은 정상 세포가 어떤 이유로 돌연변이를 일으켜, 신체의 통제를 받지 않고 무분별하게 증식하는 현상이다. 세포 돌연변이가 발생하는 경로는 매우 다양하고 복합적이며, 건강한 사람이라도 하루에 수백 개의 돌연변이 세포가 생길 수 있다. 그러나 모든 사람이 암에 걸리는 것은 아니다. 인체에는 돌연변이 세포를 즉시 제거하는 강력한 방어 체계, 즉 면역 시스템이 내장되어 있기 때문이다.

면역력이란 외부의 공격에 맞서 싸우며 몸을 보호하는 내부의 저항력이다. 단순히 피하는 것이 아니라 적극적으로 방어하고 제거하는 역할을 한다. 더 나아가, '나'와 '나 아닌 것'을 구별해 '나 아닌 것'을 제거함으로써 스스로를 보호하는 힘이다. 면역 세포는 돌연변이 세포를 '나 아닌 것'으로 인식해 제거한다. 면역 세포 활성화를 통해 면역력을 강화하는 것이 중요한 이유가 여기에 있다.

암 치료 과정에서 면역력은 두 가지 중요한 역할을 한다. 첫째, 암세포를 직접 공격해 사멸시킨다. 둘째, 신체의 방어력을 강화한다. 그러나 방사선 요법(Radiation Therapy)이나 화학 요법(Chemotherapy)은 신체의 방어력을 크게 저하시켜 암 치료를 지속하는 데 어려움을 겪게 되는 경우가 많다. 이때 면역력을 강화하면 신체 방어력이 증진되어 암 치료를 꾸준히 받을 수 있다. 필자가 고안하여 시행하고 있는 '통합 칵테일 치료법'은 면역력을 강화하는 치료법으로, 이를 '면역 요법'이라 부르기도 한다.

대표적인 암 치료법인 화학 요법은 강력한 효과를 발휘하지만, 정상 세포에도 치명적인 영향을 미친다는 단점이 있다. 이러한 부작용은 항암제 사용 시 흔히 나타난다. 반면, 면역 요법은 암세포만을 표적으로 삼아 공격하며, 정상 세포에는 거의 영향을 미치지 않는다. 화학 요법이 다수의 적군을 상대하기 위해 아군의 피해도 불사하는 무차별 폭격 방식이라면, 면역 요법은 적군을 하나하나 정밀하게 조준해 제거하는 저격 방식이라고 할 수 있다.

암세포가 빠르게 성장하는 단계에서는 화학 요법이 효과적이다. 하지만 폭격에서 살아남은 암세포를 하나씩 제거할 때는 면역 요법이 유용하다. 화학 요법이 효과가 없거나 화학 요법을 사용할 수 없는 환자에게도 면역 요법은 중요한 치료법이다. 따라서 암 환자의 상태와 필요에 따라 화학 요법과 면역 요법을 적절한 시기에 병행해야 한다.

삶의 혁명적 변화를 꿈꾸라

'항암 치료를 받느냐, 받지 않느냐'보다 더 중요한 것은 삶을 바꾸는 것이다. 즉, 생활 속에서 면역 관리를 실천하기로 결단하는 것이다. 다시는 암을 유발했던 과거의 생활 환경으로 돌아가지 않는 것이 핵심이다. 식생활을 과감히 바꾸고, 금연과 금주를 반드시 실천하라. 하루에 1시간씩 꾸준히 운동하고, 모든 스트레스를 내려놓으며 작은 행복을 누리라. 남에게 상처를 주는 삶에서 벗어나 섬기는 삶을 살라. 삶의 변화를 주저하면 결국 후회하게 된다.

G라는 환자는 내가 대학 시절 꿈과 열정을 쏟았던 선교 단체의 후배였다. 시간이 흘러, 그녀는 서른을 갓 넘긴 나이에 위암 환자의 모습으로 내 앞에 나타났다. 그녀는 앳된 주부이자 두 아이의 어머니였다. 남편은 현직 판사였으며, 훌륭한 부모님과 화목한 가정 속에서 남부러울 것 없는 삶을 살고 있었다.

그러나 둘째 아이를 출산하기 위해 분만대에 누워 있는 도중, 그녀는 피를 토했다. 내시경 검사 결과 위암이 판명되었고, 위 절제 수술을 받은 뒤 투병 생활을 이어 가던 중 나를 찾아왔다. 아이러니하게도, 그녀는 위암 진단을 받고 "아, 이제는 살았구나!"라며 안도의 한숨을 내쉬었다.

사실 그녀는 모교에서 박사 과정을 밟으며 학위 논문을 준비 중이었는데, 극심한 스트레스에 시달리고 있었다. 그녀에게 위암은 이 스트레스로부터 벗어날 수 있는 탈출구였던 셈이다. 위암 진단은 "아, 이제 학위 논문을 쓰지 않아도 되는구나!"라는 해방감을 안겨 주었다. 스트레스에 눌려 있던 그녀의 삶에서 암은 아이러니하게도 탈출구 역할을 한 것이다.

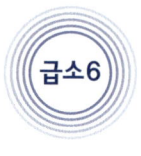

치료에 앞서 제일 먼저 고민해야 할 문제: 항암제 할 것인가, 말 것인가? 항암제로 얻을 수 있는 것은?

특히 항암제가 효과적인 암이거나, 항암제가 꼭 필요한 경우에는 항암 치료를 받아야 한다. 그러나 대부분의 항암 치료는 생존율을 높이는 효과가 10% 내외에 불과하다는 점이 확인되었다. 여기서부터 환자의 고민이 시작된다. 생존율이 약간 상승하더라도, 신체가 받는 타격은 상당하기 때문이다. 그렇다고 치료를 무시하자니, 의사의 "항암제 치료를 하세요."라는 말이 천둥처럼 무겁게 다가온다.

항암 치료를 선택하면 극심한 고통과 면역력 저하를 감수해야 하고, 선택하지 않으면 불안과 스트레스를 견뎌야 한다. 당신이라면 어떤 선택을 하겠는가?

조기 유방암 치료에 대한 연구 데이터를 수집하고 메타 분석을 수행하는 국제 협력 단체인 EBCTCG(Early Breast Cancer Trialists' Collaborative Group)에 따르면, 다제 병용 항암 화학 요법은 단일 약제를 사용하는 것보다 유방암 치료에 더 효과적이며, 특히 50세 이상의 여성에게서 재발률과 사망률을 낮추는 것으로 나타났다. 연구에 따르면, 수술 후 항암제를 투여한 그룹은 수술만 받은 그룹에 비해 재발률은 4-10%, 사망률은 3-10% 감소했다.

하지만 이 데이터를 통해서도 항암제 효과가 뛰어난 유방암의 경우조차 실제 생존율 차이가 크지 않다는 점에 주목할 필요가 있다. 나는 이러한 통계를 접할 때마다 대조군 선정의 공정성과 통계 처리의 객관성에 의문을 갖게 된다. 연구 결과를 100% 신뢰한다고 하더라도, 5년 생존율이 아닌 10년 생존율까지 비교해 보기를 권하고 싶다. 실제로 5년 생존자의 약 23%는 이후 5년 내에 재발이나 전이를 경험하기 때문이다.

또한, 대조군과 실험군의 면역 상태에 대한 정보도 명시되어야 한다. 그래야 항암제의 효과가 면역력의 차이에 의한 것인지, 항암제 자체의 효과인지 명확하게 구분할 수 있을 것이다.

5년 생존율 증가가 항암제보다 환자의 생활 습관 변화, 즉 생활 면역 관리에 더 크게 기인한다는 주장은 한국과 미국의 위암 2기 환자 5년 생존율 비교에서 잘 드러난다. 한국의 위암 2기 환자 5년 생존율은 80%에 달하는 반면, 미국은 34%에 불과하다. 똑같이 수술 후 항암 치료를 받았음에도 이렇게 큰 차이를 보이는 이유는 생활 습관과 환경의 차이에 있다. 이는 암 치료와 재발 방지에서 생활 습관의 변화가 '항암제보다 훨씬 중요한 변수'임을 시사하며, 앞으로의 연구에서도 이를 염두에 두어야 한다.

나는 암 환자들에게 두 가지 대안을 제시한다. 첫 번째는 기존의 치료 스케줄에 따라 수술 후 항암 치료를 진행하되, 항암제의 부작용을 최소화하고 효과를 극대화하는 면역 화학 요법을 병행하는 것이다. 면역 화학 요법은 면역 요법과 화학 요법을 융합한 치료 방식으로, 통합 면역 치료의 한 방법이다. 두 번째는 항암제를 포기하고, 수술 후 집중 면역 요법으로 대체하는 것이다. 이 방법은 수술 후 남아 있을 수 있는 미세한 '잔존 암'을 면역 요법으로 제거하고, 강력한 면역 체계를 구축해 재발을 방지하는 데 중점을 둔다. 이 역시 융합 면역 암 치료법의 하나다.

이런 이야기를 들으면, 암 환자들은 종종 선택의 어려움을 호소한다. '공장형 치료 시스템'에 의존해야 하는 대부분의 암 환자들은 항암제를 피하고 싶어도 쉽게 결정을 내리지 못하는 경우가 많기 때문이다. 이런 환자들에게 나는 이렇게 말한다.

"인간은 영적인 존재입니다. 항암제를 맞아야 할지 말아야 할지 본인이 가장 잘 압니다. 정말 맞아야 할 것 같은 마음이 들면 맞으세요. 하지만 정말 싫다는 생각이 든다면 절대 맞지 마세요. 억지로 맞으면 반드시 결과가 좋지 않습니다."

항암제를 맞기로 결정했다면, 긍정적인 마음으로 임하는 것이 중요하다. 이왕 항암제를 맞을 것이라면, 항암제를 통해 암이 모두 사라지고 회복될 것이라는 믿음을 가지고 치료에 임해야 한다.

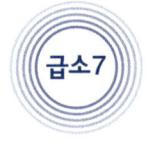 ## 수술 전 면역 요법이 먼저다
수술을 기다리는 동안 면역 요법을 진행하라

나는 수술 전에 반드시 면역 요법을 진행하라고 권한다. 면역 요법을 통해 암세포를 약화시키고 체력을 회복한 후 수술하면, 회복이 더 빠를 뿐 아니라 수술 전에 일어날 수 있는 암의 성장에 대한 우려와 공포도 어느 정도 불식시킬 수 있다.

독일에서 오랫동안 면역 요법을 먼저 진행하고 수술을 진행해 온 한 의사는 "수술 전 면역 요법이 암을 줄이거나 위축시키고, 암세포를 한쪽으로 캡슐화해 제거가 쉬운 상태로 만드는 경우가 많다."라고 말했다. 초조한 상태로 수술을 기다리는 것보다는 면역 요법을 진행하는 게 훨씬 도움이 된다.

인도 의학계의 보고에 따르면, 2cm 이상의 유방암 환자 12명을 대상으로 다른 치료 없이 6개월 동안 '미슬토'만 주사한 결과, 종양의 평균 크기가 3cm에서 1.5cm로 유의미하게 감소했다고 한다($p<0.001$). 또한, 림프절 전이 양성 환자의 비율도 66.6%에서 41.6%로 줄었다. 이처럼 면역 요법만으로도 암의 크기를 줄일 수 있다면, 굳이 서둘러 수술할 필요는 없다. 충분한 면역 요법을 통해 암을 위축시킨 후 수술하는 것이 훨씬 바람직하다.

우리나라에서는 '수술을 서둘러야 한다'는 강박 관념으로 인해 면역력이 현저히 떨어진 상태에서 수술을 진행하는 경우가 많아 안타깝다. 면역력이 저하된 상태에서 수술을 하면, 수술 후 증식 작용과 신생 혈관 생성이 활발해져 미세 잔존 암이 빠르게 자랄 수 있는 환경이 조성된다. 수술 전후로 집중적인 면역 관리가 필요함에도 불구하고, 제대로 실행되지 않는 경우가 대부분이다. 이러한 점들을 고려할 때,

암 치료에서 면역 요법의 필요성을 더욱 강하게 주장해야 한다.

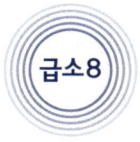 **급소8 암을 제거하기 위해 수술, 방사선 요법, 화학 요법을 적절히 사용하라**

적진에 직접 침투하는 특수 부대 작전인 암 절제 수술

수술은 암이 존재하는 부위에 직접 접근해 암 덩어리를 물리적으로 제거하는 외과적 시술이다. 이는 마치 특수 부대가 적진에 잠입해 적의 핵심 인물을 제거하여 적군을 무력화하는 작전과 유사하다. 외과 의사는 정상 조직을 최대한 보존하면서 암세포를 제거하는 방식으로 수술을 진행한다.

수술은 암 치료의 기본이며, 암으로 인해 발생한 결과물을 가장 확실하게 처리하는 방법이다. 수술로 보이는 암을 모두 제거했다면 완치 가능성이 높아진다. 암이 재발하더라도 수술로 제거할 수 있는 경우라면 반드시 제거해야 한다. 그러나 수술의 위험성은 반드시 고려해야 한다. 특히 고령자이거나 전신 건강 상태가 좋지 않은 경우 수술이 어려울 수 있다. 췌장암과 같이 몸속 깊은 부위에 발생한 암은 수술자의 경험이 치료 결과에 중요한 영향을 미친다.

수술이 필요하다면 반드시 받아야 한다. 일반적으로 1-2기 암은 수술이 필수적이며, 3기 암은 종류와 해부학적 위치에 따라 수술 가능 여부를 신중히 판단해야 한다. 4기 암이라도 환자의 삶의 질을 개선하기 위해 수술을 고려하는 경우가 있다. 전투 용어로 표현하자면, 수술은 적군의 주력 부대를 섬멸하는 것이다.

나는 환자들에게 가능한 한 수술을 권장하며, 수술 전후로 다양한 면역 요법을 병행해 치료 효과를 극대화하고 있다. 수술 전에 시행하는 면역 요법은 수술 부위를 깨끗하게 유지할 뿐만 아니라 회복 속도도 크게 높인다. 또한, 수술 후 지속적인 면역 요법은 암의 재발을 예방하는 데 효과적이다.

정밀 유도 미사일로 암을 요격하는 항암 방사선 요법

'항암 방사선 요법(Radiation Cancer Therapy)'은 수술과 마찬가지로 암을 제거하지만, 신체를 절개해야 하는 수술과 달리 신체의 기능과 형태를 보존할 수 있다는 장점이 있다. 또한, '항암 화학 요법'에 비해 부작용이 적어 필요에 따라 적절히 활용하면 큰 도움이 된다.

방사선 요법은 초기 두경부암(구강, 인두, 후두 등 머리와 목 부위에 발생하는 암을 포괄적으로 지칭함), 초기 유방암, 자궁암, 난소암,

고환암 등의 완치를 목적으로 사용된다. 유방암이나 후두암처럼 수술이 필요한 경우에도, 신체 기능 유지나 미용을 고려해 암이 발생한 부위를 절제하기 어려운 경우 방사선 요법이 적절한 치료 방법이 된다. 또한, 수술로 암을 완전히 제거하지 못해 부분적으로만 절제했을 경우, 방사선 치료를 병행해 치료 효과를 높이는 경우도 있다. 암이 뼈나 뇌로 전이된 경우에도 방사선 치료를 5-10회 정도 시행하면 암을 완전히 제거할 수 있는 경우가 많다.

악성 림프종(Lymphoma), 호지킨 림프종(Hodgkin Lymphoma), 일부 피부암, 초기 고형암 등은 외과 수술뿐만 아니라 방사선 치료로도 암을 제거할 수 있어, 치료 방법 선택에 고민이 따르기도 한다. 방사선 치료는 아군(정상 세포)과 적군(암세포)이 뒤엉켜 있는 상황에서, 적군의 수가 월등히 많은 지역에 공군력을 투입해 아군 피해를 최소화하는 전략에 비유할 수 있다.

방사선 요법은 암세포 밀도가 높은 부위를 표적으로 삼지만, 불가피하게 정상 조직에도 영향을 미치는 단점이 있다. 그러나 현대의 방사선 치료 기술은 암세포를 정밀하게 조준해 치료하는 데 있어 상당한 발전을 이루었으며, 이러한 한계를 상당 부분 극복했다. 즉, 정상 세포와 암세포가 혼재된 상황에서도 암세포를 명확하게 타깃으로 삼아 주변의 정상 조직 및 세포에 대한 피해를 최소화하는 방식으로 방사선 치료가 이루어지고 있다.

암과 치열한 전면전을 벌이는 항암 화학 요법

'항암 화학 요법(Cancer Chemotherapy)'은 화학 약물을 사용해 암세포를 공격하고 파괴하는 치료법이다. 백혈병, 림프종, 고환암, 유방암 등 일부 암에서는 항암 화학 요법만으로 암 완치에 접근하기도 한다. 수술 전에 암의 크기를 줄여 수술이 용이하도록 하거나, 수술로 제거 가능한 상태로 만드는 데도 사용된다.

'항암 화학 요법'은 전투 용어로 비유하자면, 대포와 탱크를 동원해 전신을 폭격하는 전면전과 같다. 항암 화학 요법은 세포 단위에서 이루어지는 전투로, 약물이 혈류를 통해 전신에 퍼져 암세포를 공격하는 방식이다.

이 요법은 양군의 전력이 비슷할 때 승부를 걸기 위해 어쩔 수 없이 선택하는 전략이며, 아군과 적군 모두 심각한 피해를 입을 수 있다. 따라서 암과의 전면전을 치를 때는 정확한 상황 판단과 승리에 대한 확신을 가지고 임하는 것이 중요하다. 항암 화학 요법을 받기로 결정했다면, 마음을 굳게 먹고 결전에 나서는 자세로 치료에 임해야 한다.

항암 화학 요법 중에서도, 수술 후 남아 있을지 모를 암세포를 제거해 암의 재발이나 전이를 예방하기 위해 화학 약물을 투여하는 치료법을 '예방 화학 요법(Prophylactic Chemotherapy)'이라고 한다. 그러나 그 효과에 대해서는 논란의 여지가 있다. 나는 이러한 경우 화학 항암제 대신 '면역 요법'을 사용하는 것을 추천하는 편이다. 다만 암 주변 림프선에 전이가 있거나, 화학 항암제에 대한 반응성이 좋은 경우에는 면역 요법과 화학 요법을 병행하는 것도 권장한다. 이는 마치 패잔병을 소탕하는 작전에 비유할 수 있다.

항암 화학 요법은 '화학 항암제'를 사용하는 암 치료법이므로, 화학 항암제에 대해 정확하게 이해하는 것이 중요하다. 항암제에 대한 정확한 이해가 없으면, 환자는 의사의 지시에 따라 수동적으로 따를 수밖에 없다. 항암제의 객관적인 효과와 반응을 고려하지 않은 채 '일단 시도해 보자'는 식으로 예방 화학 요법을 진행하면, 오히려 면역 체계를 무너뜨려 재발 가능성을 높일 수 있으므로 신중하게 선택해야 한다.

화학 항암제는 암세포가 정상 세포보다 빠르게 분열하는 성질을 이용해, 빠르게 분열하는 세포를 타깃으로 집중적으로 공격하고 파괴하는 약물이다. 그러나 이 과정에서 암세포뿐만 아니라, 빠르게 분열하는 정상 세포(모낭 세포, 골수 세포, 소화기 점막 세포 등)도 손상될 수 있다. 이러한 부작용은 화학 항암제의 대표적인 특징이다.

따라서 화학 항암제는 암의 성장 속도가 빠른 경우에 효과가 크며, 특히 암 성장 초기에는 확실한 치료 효과를 기대할 수 있다. 반면, 성장 속도가 느린 말기 암에서는 효과가 없는 경우가 대부분이다.

항암 화학 요법은 치료 결과가 불확실하고 부작용이 심하기 때문에, 신중하게 선택해야 한다. 그러나 백혈병, 악성 림프종(림프계의 암성 종양), 윌름스 종양(소아 신장암), 고환암, 유방암처럼 완치에 가까운 결과를 기대할 수 있는 경우에는 선택의 여지가 없다. 또한, 폐암(특히 소세포 암), 난소암, 두경부암과 같이 항암제의 효과가 비교적 좋은 암의 경우에도 항암 화학 요법을 적극적으로 고려해야 한다. 그러나 그 외의 암에서는 항암 화학 요법의 효과가 크지 않기 때문에, 예상되는 부작용과 암의 종류 및 진행 상태, 성장 속도 등 여러 요소를 면밀히 검토해야 한다. 환자의 건강 상태와 심리 상태를 종합적으로 판단해 꼭 필요한 경우에만 시행하는 것이 바람직하다.

화학 항암제는 종류와 용법이 다양하며, 환자에 따라 효과가 크게 다르다. 따라서 현재 사용 중인 항암제가 효과적인지 주기적으로 평가하고, 효과가 없을 경우 다른 약제로 전환하거나 치료를 중단해야 한다.

나는 항암 화학 요법으로 인한 면역 기능 저하를 회복시키고, 부작용을 최소화하기 위해 반드시 면역 요법과 병행할 것을 권장한다. 이러한 '화학 요법(Chemotherapy)'과 '면역 요법(Immunotherapy)'을 병행하는 암 치료법을 '면역 화학 요법(Immunochemotherapy)'이라고 한다.

면역 화학 요법은 화학 항암제가 암세포를 직접 공격하는 동시에, 면역 항암제가 환자의 면역 체계를 활성화하여 암세포를 제거하도록 돕는 방식이다. 이는 화학 항암제가 면역 세포의 일부 기능을 저해하는 부작용을 면역 항암제로 보완하는 복합 암 치료 요법이다. 면역 화학 요법은 여러 암종에서 단독 화학 요법보다 월등한 치료 효과를 보인다.

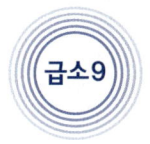 **미세 전이암은 면역 요법으로 처리하라**

암세포 수가 10억(10^9) 개 이하일 때는 암 진단이 불가능하며, 암을 진단하려면 암세포 수가 최소 10억(10^9) 개 이상이어야 한다. 암세포 수가 1000억(10^{11}) 개 이상이면 암으로 인한 통증이나 증상이 나타나고, 1조(10^{12}, 무게로 약 1kg) 개가 되면 생명을 잃게 된다.

다음의 표는 암을 치료하는 핵심 원리를 단계별로 한눈에 파악할 수 있도록 정리한 것이다. 암 치료는 암세포 수에 따라 단계적으로 접근하는 것이 중요하다.

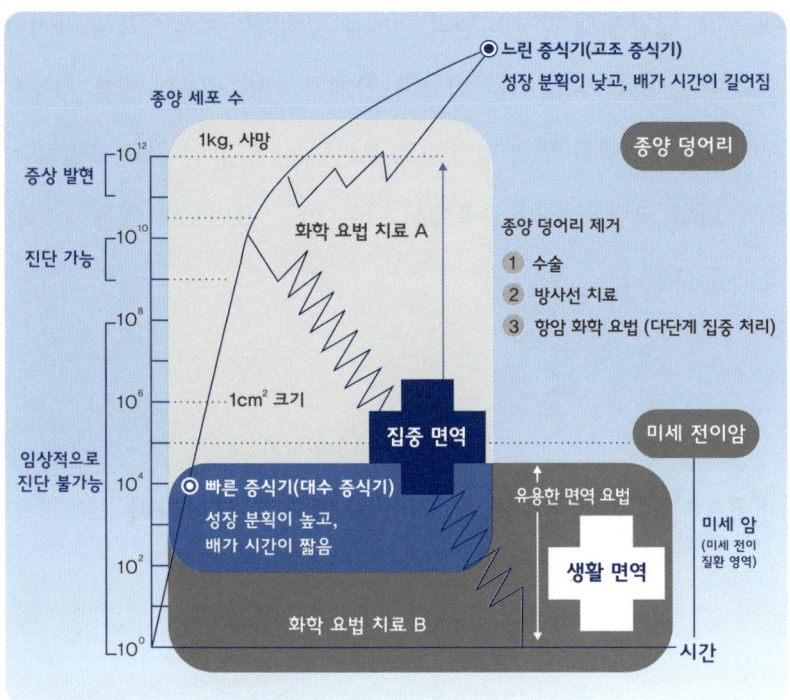

*참고 도서:
《Current Diagnosis & Treatment: Obstetrics & Gynecology》,
Alan H. DeCherney, Lauren Nathan, et al.

　암세포 분열이 빠르게 일어나는 '빠른 증식기' 단계에서는 화학 요법(Chemotherapy)을 사용하면, 항암제가 암세포를 감소시키는 속도가 암세포 분열 속도보다 빨라 암세포 수가 줄어든다. 그러나 항암제 투여를 중단하면 암세포 수가 일시적으로 증가하고, 다시 항암제를 투여하면 암세포 수가 다시 감소한다.

　반면, 암세포 분열이 느리게 일어나는 '느린 증식기' 단계에서는 암세포 분열 자체가 느리고, 암이 조직 형태로 굳어 있어 화학 요법을 사용해도 암세포가 거의 감소하지 않는다. 이 단계에서는 항암제가 암세포를 감소시키는 속도가 암세포 분열 속도보다 느려, 암세포 수는 줄어들지 않고 체력 저하만 나타난다. 이러한 경우, 단일 화학 항암제를 사용하는 방식이 아닌 다단계 집중 방식의 화학 요법이 주로 사용된다.

암이 진단되고 증상이 발현된 후, 커진 암을 획기적으로 줄이는 가장 극적인 방법은 수술이지만, 방사선 요법이나 화학 요법도 큰 효과를 볼 수 있다. 그러나 이러한 치료가 성공적으로 이루어졌다고 해도, 암이 완전히 사라진 것은 아니다.

수술이나 항암 치료 후에도 몸 안에 남아 있는 미세한 암세포들이 림프관이나 혈액을 통해 퍼질 수 있는데, 이를 '미세 전이암(Micrometastasis)'이라고 한다. 미세 전이암은 암이 원발 부위를 떠나 다른 장기나 조직으로 전이되는 과정에서, 작은 크기의 암세포 집단이 혈액이나 림프계를 통해 이동한 상태를 말한다.

미세 전이암은 직경 0.2mm에서 2mm 이하로 크기가 매우 작아서 육안이나 MRI 혹은 CT와 같은 일반적인 영상 검사로는 잘 발견되지 않는다. 미세 전이암을 발견하기 위해서는 조직 검사에서 '면역 조직 화학(IHC, Immunohistochemistry)' 검사나 PCR 검사와 같은 민감한 분자 생물학적 기법을 사용해야 한다.

미세 전이암은 초기에는 아무런 증상을 유발하지 않지만, 시간이 지나면서 점점 자라나서, '거대 전이암(Macrometastasis)'으로 발전해 암 치료 후 재발과 전이의 원인이 되기도 한다. 그래서 이를 예방하기 위해 수술 후 보조 항암 치료로 화학 요법과 방사선 요법을 시행하기도 한다. 그런데 항암제로 미세 전이암을 없애려고 하면 오히려 면역 기능이 무너져 재발을 앞당기는 결과를 불러올 수 있다. 마치 '빈대를 잡으려다 초가삼간 태우는' 격이다.

수술과 항암 치료 이후에도 남아 있는 미세 전이암을 제거하는 가장 좋은 방법은 바로 우리 몸 안에 있는 면역 시스템을 이용하는 것이다. 우리 몸의 면역 기능을 정상화시켜 보이지 않는 미세 전이암을 처리하는 것이 가장 안전하고 효과적인 방법이다.

한 달 후인 11월, 다시 작은 병변들을 찾아냈다. 4차 재발. 다행히 간문맥이 있는 부분은 무사했다. 경과를 두고 보기로 했다. 3개월 후인 2001년 2월 초, 병변들의 크기가 조금씩 줄어든 것이 관찰됐다. "내 몸이 드디어 암세포를 누르기 시작했구나." 간암 수술을 한 지 3년 5개월 만이었다. 항암 화학 치료제를 쓰라는 주변의 조언도 있었지만, '내 몸의 힘으로 이겨 내겠다'고 고집했던 신념대로 자연 면역력이 암을 누르고 있다는 증거가 나타난 것 같아 기뻤다.

2001년 3월, 이번에는 새로 들어온 최신식 CT를 이용해 더 정밀하게 검사를 받아 보았다. 그런데 1.5cm짜리를 위시해 경계가 불분명한 세 개의 결절이 보였다. '양성이라면 경계가 분명해야 하는데….' 다행히 혈관 발달은 없어 더 지켜보기로 했다. 다시 두 달이 지난 후인 5월에 검사를 했더니 아무런 변화가 없었다. 암은 이때를 고비로 서서히 기세가 꺾이기 시작했다. 암과의 지루한 싸움에서 승전보가 예고되고 있었다.

고창순, 《암에게 절대 기죽지 마라》

다시 한번 말하지만, 항암제를 사용한다고 해서 암이 완전히 사라지는 것은 아니다. 암세포가 항암제에 잘 반응하는 경우에만 암이 줄어든다. 수술 후 남아 있는 미세 암세포를 제거하기 위해 항암제 치료를 할지, 면역 요법을 선택할지 고민된다면 신중하게 검토하고 결정해야 한다. 나는 3기 암 정도에서 항암제를 고려하지만, 1-2기 암에서는 면역 요법을 사용하는 것을 원칙으로 한다. 물론 항암제를 사용해야 하는 경우라면, 사전에 효능 테스트를 거친 후 시행할 것을 강력히 권장한다.

수술, 방사선, 화학 항암제로 제거할 수 없는 미세 전이암은 강력한 면역 요법으로 처리하는 것이 정석이다. 현대 의학에서 전통적으로 사용해 온 이 세 가지 암 치료 방식(수술, 방사선, 화학 요법)으로 암을 제거한 후, 면역 요법을 통해 암을 이겨 낼 수 있는 강력한 시스템을 구축하는 것이 암 치료의 상식이라고 할 수 있다.

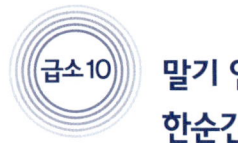 **말기 암 환자에게도 전략이 필요하다
한순간도 포기는 없다**

'말기 암 환자'가 아닌 '암과의 동반자'

나는 '말기 암 환자'라는 명칭보다 '암과의 동반자'라는 말을 선호한다. 수술이나 항암제로 암을 박멸할 수 없으면 암과 더불어 평화롭게 사는 전략으로 나아가야 한다. 암이라는 질병을 어떻게 대해야 하는지에 대해서는 암을 극복한 세 의사들의 태도를 참고하면 도움이 될 것이다. 암을 가족으로 생각하고 암과 동거하는 한만청 교수님의 '동반자 이론', 같이 살다가 언젠가 떠나갈 세입자로 생각하는 고창순 교수님의 '전셋집 이론', 불현듯 왔다가 불현듯 사라지는 나그네로 여기는 이희대 교수님의 '나그네 이론'이 그것이다.

왜 말기 암 환자에게 항암제를 제한해야 하는가? 암 전문의 류영석 박사(휘경 우리들내과 원장)는 자신의 블로그에서 다음과 같은 의견을 피력하고 있다. 류영석 박사는 혈액 종양내과에서 오랫동안 암 환자를 치료했던 분이다.

> 암세포가 정상 세포보다 약해야 한다는 조건입니다. 다시 말해서 암세포와 정상 세포의 강한 정도가 차이가 날 때, 항암제로

두드리면 암세포가 정상 세포보다 약하기 때문에 훨씬 손상을 많이 받고 회복 속도도 늦습니다. 그런데 항암 치료를 반복하면 암세포는 금방 맷집이 강해집니다. 그래서 치료를 반복할수록 암세포가 점점 더 강해져서, 종래에 가서는 정상 세포보다도 암세포가 항암제에 더 강해집니다. 또, 정상 세포는 항암제를 반복하여 사용할수록 점점 더 약해집니다. 만약 이런 상황에서 항암제를 계속 쓴다면 암세포보다 정상 세포가 손상받는 정도가 훨씬 더 심해집니다. 이때가 항암제를 중단해야 하는 시기인데 끝까지 밀고 나간다면 결국 몸만 상하게 됩니다.

환자분들이 대학 병원 치료를 열심히 받습니다. 그런데 개인적으로 대학 병원 치료가 암 치료의 모범이 아니라는 생각을 자주 합니다. 결론부터 말씀드리면, 대학 병원 치료는 반쪽짜리 치료입니다. 실제로 현대 의학의 암 치료가 굉장한 발전을 한 것은 부인할 수 없습니다. 그러나 나와 있는 통계 자료는 대부분 초기 암 환자들의 자료로 말기 암, 상당히 진행된 암, 재발한 암 환자의 치료 성적은 그다지 좋지 않습니다. 생존 기간 연장에는 도움이 됐지만, 4기 암 환자들의 완치율은 제로에 가깝습니다. 결국, 대학 병원 암 치료는 초기 환자용인 반쪽짜리 치료입니다.

암 전문의 류영석 박사 블로그(http://blog.naver.com/woori0282)에서 인용함.

'암과의 동반자(말기 암 환자)'나 그 가족들은 우왕좌왕하지 말고 면역 요법, 고주파 온열 치료, 영양 요법을 중심으로 부작용 없이 암을 다스리는 융합 면역 암 치료를 통해 수명을 연장하고 삶의 질을 높이는 차선책을 반드시 고려할 필요가 있다. 물론 집중 면역 관리와 생활 면역 관리를 통해 드라마틱하게 암이 없어지거나 줄어드는 경우도 가끔 있다. 이런 사례를 접할 때마다 연구에 대한 열정이 불타오르는 것을 억제하기 어렵다. 그러나 그런 극적인 경험을 기대하기보다는 암과 더불어 같이 살아간다는 동반자 의식으로 나아간다면 내면의 성숙과 정서적 안정을 이루는 데 많은 유익이 있을 것이다.

암세포가 좋아하는 생태계는 저산소, 산성 환경

암세포 주변의 생태계는 저산소증에 빠져 있다. 암세포는 주로 산소가 아닌 젖산에 의해 자란다고 할 수 있다. 젖산은 강한 산성이다. 암세포는 주로 산소가 아닌 포도당 대사로만 에너지를 생성하고 신생 혈관이 충분히 공급되지 못하기 때문에 주로 산성 환경에서 활동한다고 볼 수 있다.

내가 말기 암 환자들에게 소개하고 싶은 이론 중의 하나는 '생태 시스템 이론'이다. 이 이론에 의하면, 암세포는 항암제에 노출되면 노출될수록 강해지지만, 특별한 환경에서만 자라기 때문에 생태 시스템을 바꾸어 주면 암세포가 매우 약해져 환경 변화에 의해 쉽게 도태될 수 있다고 한다.

저산소 종양 세포와 호기성 종양 세포의 대사적 공생 관계: 혐기성 대사와 호기성 대사

종양 조직은 혈관 형성이 불규칙하고 산소 공급이 제한되는 경우가 많아 산소 농도가 균일하지 않게 분포한다. 이로 인해 종양 조직은 아래 다이어그램에서 보여 주는 바와 같이 이질적인 구조를 가지고 있다. 곧 산소가 부족한 영역(저산소 환경)에 있는 세포와 산소가 풍부한 영역(호기성 환경)에 있는 세포가 서로 다른 대사 과정을 통해 에너지를 생산하고 공생 관계를 형성한다.

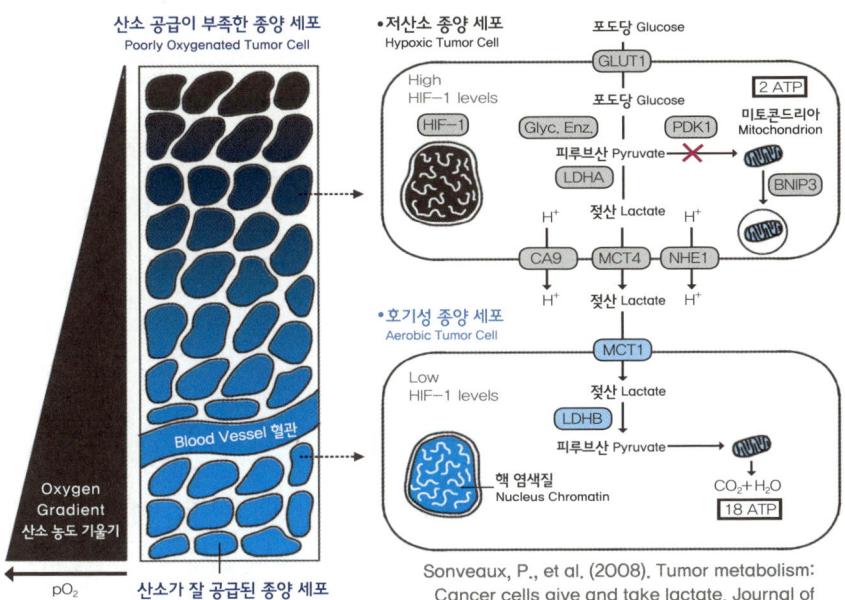

Sonveaux, P., et al. (2008). Tumor metabolism: Cancer cells give and take lactate. Journal of Clinical Investigation, 118(12), 3930-3942.

종양 조직 세포는 저산소 환경에 있는 '저산소 종양 세포(Hypoxic Tumor Cell)'와 호기성 환경에 있는 '호기성 종양 세포(Aerobic Tumor Cell)'로 나뉘며, 산소를 사용하는 대사와 산소를 사용하지 않는 대사를 혼합적으로 활용한다.

저산소 종양 세포는 산소가 부족한 환경에서 생존하기 위해 '혐기성 대사(Anaerobic Metabolism)'를 활용하여 에너지를 생산한다. 이 과정에서 젖산(Lactate)과 같은 대사 부산물이 생성되며, 이는 호기성 종양 세포가 에너지원으로 사용할 수 있다.

반면, 호기성 종양 세포는 산소가 풍부한 환경에서 '호기성 대사(Aerobic Metabolism)'를 통해 에너지를 생산하며, 종양 성장에 필요한 영양소와 에너지를 보다 효율적으로 제공한다. 또한, 호기성 세포는 저산소 세포가 생성한 부산물을 대사하며 종양 미세 환경에서 대사적 공생 관계를 유지한다. 이러한 대사적 공생 관계는 종양의 생존과 성장을 돕는 동시에 항암 치료에 대한 저항성을 증가시키는 요인이 된다.

종양의 성장, 전이, 면역 회피의 핵심 요인: 종양 세포 조직의 산성화로 유발된 산증(Acidosis)

정상 세포의 포도당 대사는 산소를 이용한 대사이다. 해당 과정(Glycolysis)을 통해 피루브산(Pyruvate)으로 분해된 포도당은 미토콘드리아에서 산소를 이용해 완전히 산화되어 에너지를 생성한다. 이 과정은 '산화적 인산화(Oxidative Phosphorylation)'라고 하며, ATP(에너지)를 효율적으로 생성한다.

반면에 종양 세포는 산소 공급이 부족한 저산소증(Hypoxia) 환경에서도 생존하기 위해 주로 해당 작용(Glycolysis)을 통해 에너지를 생산한다. 해당 작용은 산소를 필요로 하지 않는 대신, 젖산(Lactate)을 부산물로 생성한다. 젖산의 축적은 종양 미세 환경을 산성화하여 '산증(Acidosis)'을 유발한다. 또한, 종양 내 비효율적인 혈관 형성으로 인해 혈액 관류(Blood Perfusion)가 제한되고, 이로 인해 산소와 영양분 공급이 부족해지면서 산증이 더욱 심화된다.

산증은 종양 세포가 적응하고 생존할 수 있는 환경을 제공한다. 정상 세포는 산성 환경에서 손상을 입지만, 종양 세포는 이러한 환경에서 더 잘 적응하여 증식 속도를 높인다. 산증은 종양의 성장과 전이에 있어 중요한 역할을 하며, 여러 생물학적 과정을 조절한다. 첫째, 산증은 염증 반응과 면역 세포의 기능을 조절하여 종양이 면역 시스템을 회피할 수 있도록 돕는다. 이는 염증과 종양 면역 시스템의 불균형을 초래하고, 종양의 성장을 더욱 촉진한다. 둘째, 산증은 세포 자멸사(Apoptosis), 증식, 돌연변이와 같은 세포 수준에서의 과정을 조절한다. 이를 통해 종양 세포는 보다 생존에 유리한 클론으로 진화하고 선택되며, 이러한 과정은 종양의 적응성을 높이고 치료에 대한 저항성을 키운다. 셋째, 산증은 세포 외 기질(Extracellular Matrix)을 분해하는 효소의 활성을 증가시킨다. 이 과정은 종양 세포가 주변 조직을 침투하고, 혈류나 림프계를 통해 다른 부위로 전이(Metastasis)하는 데 기여한다.

다음 다이어그램은 종양 미세 환경이 종양의 성장과 전이에 어떻게 영향을 미치는지를 시각적으로 보여 주며, 종양 치료에 있어 새로운 접근법을 탐색하는 데 중요한 단서를 제공한다. 특히, 산증과 같은 종양 미세 환경의 특성을 표적으로 하는 치료법은 종양의 진행을 억제하고 치료 효율을 높이는 데 중요한 전략으로 주목받고 있다.

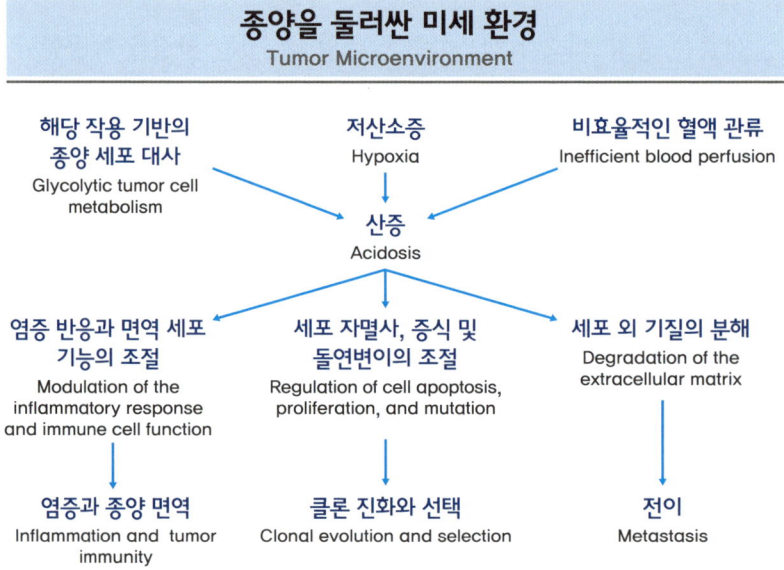

Justus, C. R., Dong, L., & Yang, L. V. (2013). Acidic tumor microenvironment and pH-sensing G protein-coupled receptors. Frontiers in Physiology, 4, Article 354.

암세포에게 타격을 주는 생태계는 산소, 알칼리 환경

다음 다이어그램에서 보는 바와 같이, 종양 조직에 축적된 젖산은 면역 체계를 방해하고 혼란시키는 기능이 있고, 암 발생, 암 전이, 신생 혈관 형성에 결정적으로 관여하므로 어떻게든 알칼리 환경을 만들어 주는 것이 암세포에게 타격을 주는 방법이다.

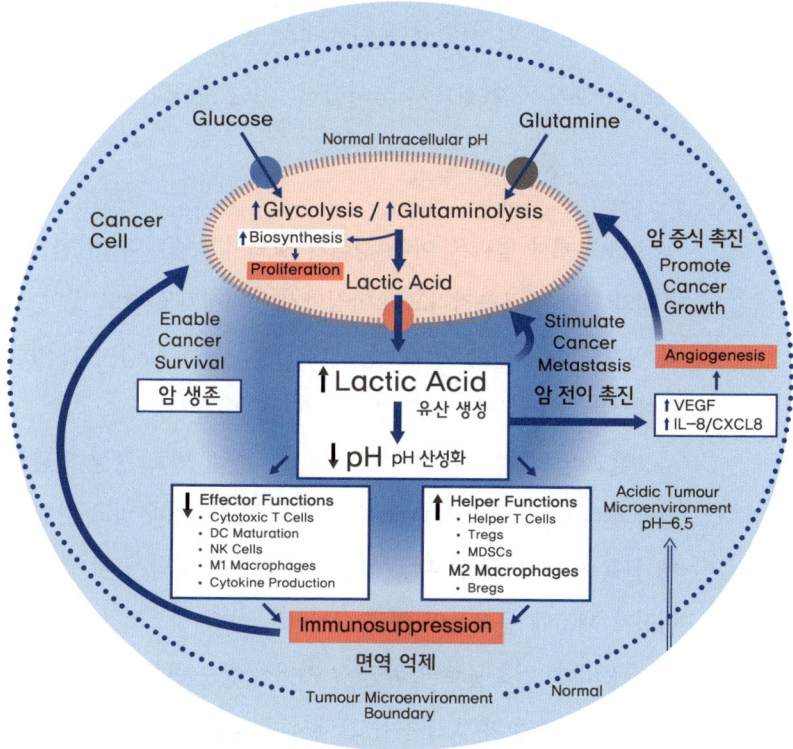

영양 면역 증강을 통해 알칼리 생태 환경 조성

항암제 치료를 계속하면 암세포의 내성이 강해지고 독성이 강화되지만, 좋은 자연환경에서 산소를 집중적으로 공급하고 자연 식이 요법과 알칼리 이온수를 통해 알칼리 생태 환경을 만들어 준다면 암이 성장할 수 없는 환경이 된다.

그래서 암과의 동반자(말기 암 환자)들은 말기 암 환자의 생존율에는 도움을 주지 못하는 '희망 없는' 항암제에 얽매이지 말고 생활 혁명과 집중 면역 관리를 통해 암이 성장할 수 없는 시스템을 만들어 가야 할 것이다.

암 전문의인 류영석 박사(휘경 우리들내과 원장)는 '암은 임시 가건물에 불과하기 때문에 언제든지 무너질 수 있다'고 주장한다. 다음은 그의 블로그에서 옮긴 글이다.

> 정상 조직에서 혈관은 아주 정리가 잘되어 있습니다. 반면, 암 조직의 혈관은 구불거리고 좁아졌다가 넓어지기도 하고 끝이 막혀 있기도 하고 전혀 혈관이 들어가지 않는 곳도 있습니다. 이런 곳에서는 산소나 영양이 결핍 상태가 됩니다.
>
>   그리고 암의 혈관은 분포도 그렇지만 혈관 벽도 정상 혈관의 벽과 전혀 다릅니다. 정상 조직의 혈관은 암 내피가 있고 바깥쪽에 근육을 싸고 있습니다. 하지만 암 혈관은 워낙 급하게 만들어졌기 때문에 근육들이 없고 심지어는 상피 세포조차 없는 곳도 있습니다. 건축물로 말하면 잘 지어진 철근 콘크리트 집과 급하게 만든 부양 주택입니다. 그래서 조금만 변화가 오면 정상

혈관은 크게 영향을 받지 않지만, 암 혈관은 극심한 영향을 받고 파괴가 됩니다.

따라서 암이 있는 혈관의 모양 때문에 암세포는 저산소증에 시달립니다. 즉, 산소가 별로 들어오지 않으므로 암세포는 주로 당 대사에 의존을 많이 합니다.

암 전문의 류영석 박사 블로그(http://blog.naver.com/woori0282)**에서 인용함.**

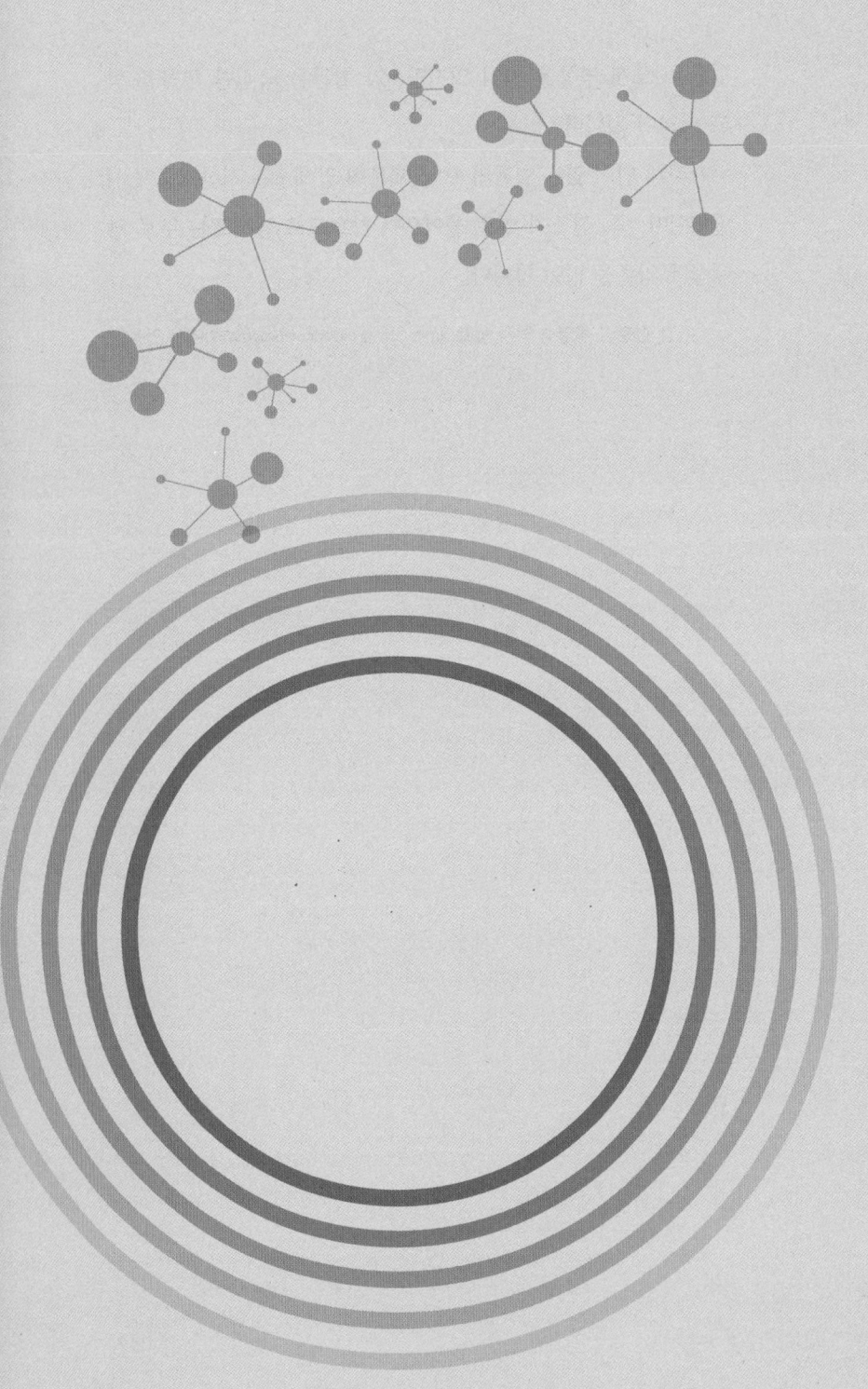

5장
암 재발 방지의 급소

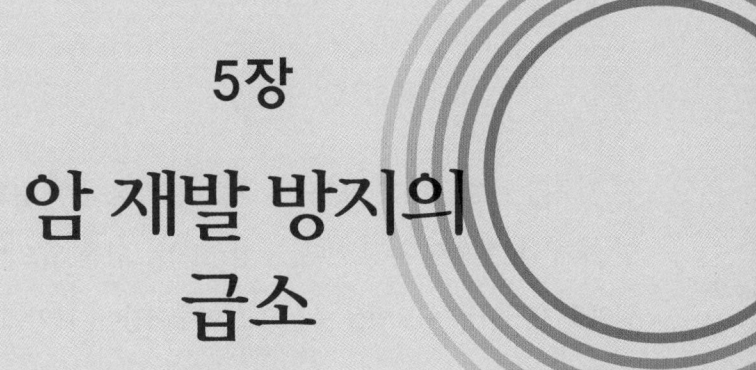
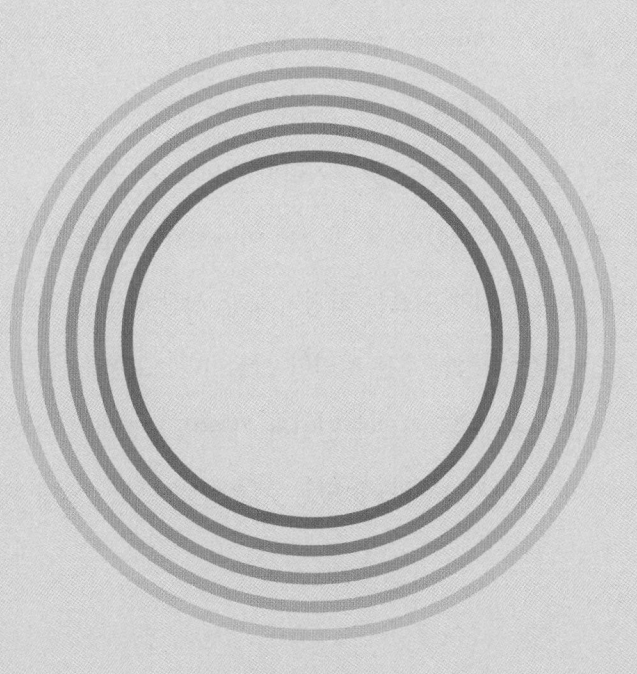

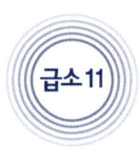 ## 암 치료의 완성은 재발 방지이다

암 치료의 완성은 재발 방지이다. 재발 방지를 위해 필요한 것은 '원인 제거'와 '면역력 증강'이다. 원인 제거는 암을 일으키는 직접적인 원인을 제거하는 치료법을 중심으로 이루어진다. 폐암에 걸린 사람이 담배를 피우면 암 치료는 불가능하다. 대장암, 유방암, 전립선암 환자는 잘못된 식생활을 바꾸지 않고 암이 완치되기를 바라서는 안 된다. 암 치료에 있어서 가장 중요한 것은 암 환자의 생활 환경과 생활 습관 속에 깊이 뿌리내린 암 발생의 주된 원인을 제거하는 것이다.

면역력 증강도 무작정 하는 것은 아니다. 환자의 면역 상태를 고려해서 진행해야 한다. 면역력이 부족할 때는 면역력을 보충해 주고 과잉일 때는 면역력을 정상 수준으로 조절해 주어야 한다. '과유불급'이라는 말처럼, 면역 과잉도 환자를 무기력하게 만들 수 있다.

이렇게 복잡하고 지난한 치료 과정을 이야기하면 지레 겁먹는 사람들도 있다. 물론 완치에 이르는 과정이 오랜 시간에 걸친 꾸준한 인내를 요하는 지루한 과정인 것은 자명한 사실이다. 그런데 한 가지 염두에 두어야 할 것은 모든 치료에 있어서 기적이나 요행을 바라서는 안 된다는 것이다. 단지 본인에게 맞는 치료법을 찾고, '원인 제거',

'결과 처리', '면역력 증강' 순서로 성실함과 꾸준함으로 치료에 매진하는 수밖에 없다.

'암 경험자(Cancer Survivor)'와 '암 환자(Cancer Patient)'는 분리해서 생각해야 한다. '암 경험자'는 암 진단을 받은 후 치료를 마쳤거나 현재 암이 없는 상태로 살아가는 사람을 의미한다. '암 환자'는 암 진단 후 현재 치료 중이거나 진행성 암 상태에 있는 사람을 가리킨다. 암 환자의 생존율이 높아지고 있다고 하지만, 면밀히 따져 보면 암 환자의 생존율은 여전히 그렇게 높지 않다. 종합 검진을 받는 사람이 많아지면서 암 조기 진단율이 증가하고 발병 초기에 치료하는 환자가 늘어나서 그렇지, 암 환자의 생존율 자체가 대단히 높아진 것은 아니다. 암 중기나 말기의 경우에는 생존율이 높지 않을 뿐만 아니라 재발할 확률도 매우 높기 때문에 완치 판정을 받은 이후에도 철저하게 면역 관리 및 영양 관리를 해 주어야 한다.

암 치료는 큰 틀에서 바라보아야 한다. 항암제를 한 번 더 맞을지 말지 선택하는 것은 중요하지 않다. 암과의 싸움이라는 큰 틀에서 보면 어떤 부분을 강화시켜야 하는지가 보인다. 무조건 항암제에만 의존하는 것은 좋지 않다. 통합적인 암 치료를 위해서는 전략적 로드맵이 필요하다. 체크 리스트(영양 면역, 정신 면역, 운동 면역)를 만들어 관리하다 보면 저절로 면역력 증진이 열매로 나타난다.

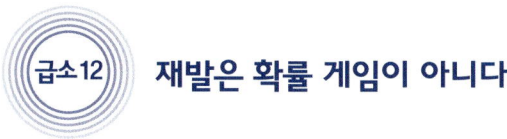# 재발은 확률 게임이 아니다

'5년 생존율'과 '완치율'은 다르다

"제 경우 암이 재발할 확률이 얼마나 됩니까?" 환우들이 가장 많이 하는 질문이다. 그러나 재발은 확률 게임이 아니다. 1기의 완치율이 90%라고 해도, 나머지 10%에 해당되어 재발할 수도 있다. 반대로, 4기의 완치율이 7%라고 해도 내가 7%에 해당되어 완치될 수도 있다. 내가 어디에 속할 것인지는 면역 관리의 성패 여부에 달린 것이지 우연이나 요행에 의해 좌지우지되는 것이 아니다.

의사들은 항암제나 방사선 치료가 끝난 후, 3개월 또는 6개월에 한 번씩 정기 검진을 받으라고 권한다. 이는 재발 여부를 확인하기 위한 조치다. 그러나 문제는 재발을 막기 위한 구체적인 조치가 이루어지지 않는다는 점이다. 환자는 '재발은 끝장'이라는 절박한 심정에 놓여 있지만, 의료 현장에서는 '재발하면 다시 치료하면 된다'는 식의 기계적인 접근이 만연하다. 그러나 재발은 단순한 확률의 문제가 아니라, 면역 관리의 성공 여부에 달려 있다.

유방암 3기로 수술을 받은 후, 항암 치료와 방사선 치료를 받고 무너진 몸으로 '사랑의병원'을 찾은 50대 후반 여성 환자를 진료한

적이 있다. 이 환자는 암 진단과 치료를 받은 뒤 5년 동안 사랑의병원에 외래 환자로 다니며 미슬토 요법, 영양 요법 등으로 면역 관리를 받아 건강한 삶을 유지해 왔다. 그러나 항암 치료를 받은 병원에서 '완치 판정'을 받은 후, 면역 관리를 중단한 것이 화근이었다. 면역 관리를 중단하고 5년이 지난 후, 암 진단 10년 만에 암세포가 뼈로 전이된 것이 확인되었다. 이후 방사선 치료를 받았으나 2년 후 폐로 다시 전이된 것이 확인되었다. 그 후 2년 동안 표적 항암제를 사용하던 중 면역력이 현저히 저하되어, 지푸라기라도 잡는 심정으로 나를 찾아왔다. 이 환자는 '5년 생존율'을 '완치율'과 동일시하는 통계의 희생양이라 할 수 있다.

 5년 생존율은 완치율이 아니다. 5년 생존율이 높아졌다고 해서 완치율이 높아졌다고 이해해서는 안 된다. 5년 무병 생존율은 관해율일 뿐 완치율이 아니다. '관해'란 의학적 검사에서 5년 동안 암이 발견되지 않았다는 의미이지, 완치를 뜻하지는 않는다.

5년 생존율에 속지 말라

우리나라 중앙암등록본부는 매년 전 국민을 대상으로 '암 발생률', '암 생존율', '암 유병률'을 산출해 통계 자료를 발표한다. 2023년 12월 28일 발표된 최신 자료인 〈2021년 국가암등록통계〉에 따르면, 2017-2021년 기준 우리나라 전체 남녀의 '5년 암 상대 생존율'은 72.1%다. 이는 처음 통계가 집계된 1993-1995년과 비교해 29.2%p 상승한 수치다.

> **5년, 10년 상대 생존율**
>
> 해당 기간 중 발생한 암 환자가 5년, 10년 이상 생존할 확률을 추정한 것으로 암 이외의 원인으로 사망했을 경우의 효과를 보정하기 위하여 관찰 생존율을 일반 인구의 기대 생존율로 나누어 구한 값이다. 암 환자와 동일한 연도, 성별, 연령의 일반인의 5년, 10년 기대 생존율과 비교하여 암 환자가 5년, 10년 생존할 확률을 구한 것이다. 상대 생존율이 100%라면 일반인의 생존율과 동일한 것을 의미한다.

그런데 2017-2021년 기준 5년 상대 생존율이 100.1%인 갑상선암을 제외하면 5년 상대 생존율 평균 수치는 67.8%로 떨어진다. 5년 상대 생존율이 96.0%로 갑상선암 다음으로 높은 전립선암까지 제외하면 생존율은 65.7%로 더 떨어진다. 이와 같은 차이점이 의미하는 것이 무엇인지 주목해 볼 만하다.

모든 암 5년 상대 생존율: 1993-2021

(단위: %, %p)

성별	발생 기간							증감*
	'93-'95	'96-'00	'01-'05	'06-'10	'11-'15	'16-'20	'17-'21	
남녀 전체	42.9	45.2	54.2	65.5	70.8	71.6	72.1	29.2
남자	33.2	36.4	45.6	56.9	63.1	65.6	66.1	32.9
여자	55.2	56.4	64.3	74.5	78.3	77.9	78.2	23.0

갑상선암 제외한 모든 암 5년 상대 생존율: 1993-2021

(단위: %, %p)

성별	발생 기간							증감*
	'93-'95	'96-'00	'01-'05	'06-'10	'11-'15	'16-'20	'17-'21	
남녀 전체	41.2	43.4	50.9	59.1	64.3	67.4	67.8	26.6
남자	32.7	35.9	44.7	54.6	60.4	63.5	63.9	31.2
여자	52.6	53.5	59.1	65.0	69.4	72.3	72.7	20.1

갑상선암, 전립선암 제외한 모든 암 5년 상대 생존율: 1993-2021

(단위: %, %p)

성별	발생 기간							증감*
	'93-'95	'96-'00	'01-'05	'06-'10	'11-'15	'16-'20	'17-'21	
남녀 전체	41.0	43.0	50.2	57.7	62.7	65.4	65.7	24.7
남자	32.3	35.1	43.3	51.8	57.0	59.1	59.3	27.0
여자	52.6	53.5	59.1	65.0	69.4	72.3	72.7	20.1

*증감: '93-'95년 대비 '17-'21년 암 발생자의 생존율 차이

'모든 암 5년 상대 생존율' 도표에서 또 한 가지 주목해 볼 만한 것은 여성의 생존율이 남성의 생존율에 비해 매우 높게 나타난다는 점이다. 이것은 조기 진단과 조기 치료가 용이하고 생존율이 높은 갑상선암, 유방암이 남성보다 여성에서 더 많이 발생하기 때문으로 추정된다.

2017-2021년 기준 5년 암 상대 생존율이 72.1%라고 되어 있어도 여기에는 조기 발견을 통해 조기암(0기, 1기)으로 진단받고 치료받은 사람들의 숫자가 포함되어 있다. 조기 발견을 통해 조기에 암 치료를 받은 사람들은 엄밀한 의미에서 '암 경험자'이지 '암 환자'는 아니다. 이들이 계속 생존하여 통계 수치에 누적되기 때문에 전체 암 생존율을 높이는 데 영향을 끼치는 것이다. 그러므로 사실상 완치율이나 생존율을 논할 때 조기암 치료자인 '암 경험자'는 제외시켜야 한다.

초음파나 내시경 검사 등을 통해 조기 진단이 용이하여 상대적으로 높은 생존율을 나타내는 암종이 있다. 병기별 암 발생 분율에서 초기 단기인 '국한' 단계에 발견되는 이른바 조기 발견율이 높은 암종은 신장암(73.5%), 위암(64.6%), 유방암(59.5%), 전립선암(52.6%), 간암(45.5%), 갑상선암(44.3%) 순이다. 다음의 도표와 그래프에서 보이는 바와 같이 조기 발견을 통해 조기 진단과 치료가 용이한 이들 암종은 또한 상대적으로 높은 5년 상대 생존율을 나타낸다. 갑상선암(100.1%), 전립선암(96.0%), 유방암(93.8%), 신장암(86.4%), 위암(77.9%) 순이다. 반면에, 조기 진단을 통한 암 경험자가 상대적으로 적은 암종의 5년 상대 생존율의 경우, 폐암은 38.5%, 췌장암은 15.9%로 각각 낮게 나타나고 있다.

주요 암종 5년 상대 생존율 추이: 남녀 전체

(단위: %, %p)

발생 순위	암종	발생 기간							증감*
		'93-'95	'96-'00	'01-'05	'06-'10	'11-'15	'16-'20	'17-'21	
	모든 암	42.9	45.2	54.2	65.5	70.8	71.6	72.1	29.2
1	갑상선	94.5	95.0	98.4	100.0	100.2	100.0	100.1	5.6
2	대장	56.2	58.9	66.9	73.9	76.1	74.3	74.3	18.1
3	폐	12.5	13.7	16.6	20.3	27.6	37.2	38.5	26.0
4	위	43.9	47.3	58.0	68.4	75.9	77.9	77.9	34.0
5	유방	79.2	83.7	88.7	91.2	92.8	93.8	93.8	14.6
6	전립선	59.1	69.4	81.0	92.0	94.2	95.6	96.0	36.9
7	간	11.8	14.1	20.6	28.3	34.5	38.8	39.3	27.5
8	췌장	10.6	8.7	8.4	8.6	11.0	15.1	15.9	5.3
9	담낭 및 기타 담도	18.7	20.7	23.1	26.9	28.8	28.7	28.9	10.2
10	신장	64.2	67.0	73.7	78.6	82.6	85.7	86.4	22.2

*증감: '93-'95년 대비 '17-'21년 암 발생자의 생존율 차이

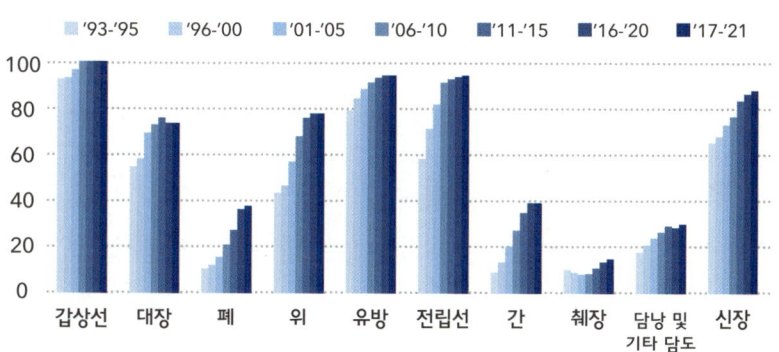

5장 · 암 재발 방지의 급소

그러므로 조기 발견을 통해 완치가 가능한 암종, 즉 조기 발견율이 높은 암종의 경우, 5년 상대 생존율이 그렇게 의미 있는 수치가 아님을 알 수 있다. 그런데도 이들 암종의 5년 상대 생존율 수치를 모든 암 전체 5년 상대 생존율 수치에 포함시키기 때문에 전체 평균 수치가 올라가는 것이다. 이러한 문맥을 총체적으로 고려하지 않고 암 치료율이 과거에 비해 크게 상승했다고 해석하는 것은 진실을 왜곡하는 것일 수 있다.

과거에는 대부분 3기나 4기가 되어서야 암 환자로 판정하고 치료에 들어갔지만, 이제는 조기 검진을 통해서 1기와 2기 환자들도 암 환자로 분류하고 이때부터 치료를 시작한다. 이 암 환자들을 모두 합쳐서 계산할 경우 5년 생존율이 높아지는 것은 당연한 결과라고 할 수 있다. 통계적으로 명확히 '5년 생존율이 높아졌다'고 말할 수 있으려면 병기별, 암 종류별로 5년 생존율이 얼마나 높아졌는지, 통계적 유의성은 있는지, 그 비교치는 무엇인지 등을 면밀하게 검토해 보아야 하는 것이다.

또한 주요 암종 10년 상대 생존율 추이 남녀 합산 통계 수치는 67.2%이지만, 이 경우도 10년 상대 생존율이 100.7%인 갑상선암을 제외하면 10년 상대 생존율은 60.3%로 떨어진다. 이것을 통해 알 수 있는 것은 갑상선암을 제외한 모든 암종에서 평균적으로 전체의 40%에 이르는 암 환자가 10년을 견디지 못하고 생명을 잃게 된다는 것이다. 다시 강조하지만 '5년 생존율'은 완치율이 아니다. 암이 재발하지 않고 5년이 지나면 완치된 것으로 보기로 의사들끼리 편의상 약속한 것일 뿐이지 실제로 완치되었다고 보기는 어렵다.

모든 암 10년 상대 생존율: 1993-2016

(단위: %, %p)

성별	발생 기간						증감*
	'93-'95	'96-'00	'01-'05	'06-'10	'11-'15	'12-'16	
남녀 전체	39.1	41.2	50.2	62.1	67.4	67.2	28.1
남자	29.5	32.3	41.4	52.9	59.0	59.2	29.7
여자	51.2	52.4	60.6	71.5	75.6	75.1	23.9

*증감: '93-'95년 대비 '12-'16년 암 발생자의 생존율 차이

갑상선암 제외한 모든 암 10년 상대 생존율: 1993-2016

(단위: %, %p)

성별	발생 기간						증감*
	'93-'95	'96-'00	'01-'05	'06-'10	'11-'15	'12-'16	
남녀 전체	37.4	39.3	46.6	54.8	59.9	60.3	22.9
남자	29.0	31.8	40.4	50.3	55.8	56.1	27.1
여자	48.5	49.4	54.9	60.8	65.2	65.7	17.2

*증감: '93-'95년 대비 '12-'16년 암 발생자의 생존율 차이

주요 암종 *요약 병기별 5년 상대 생존율: 남녀 전체, 2017-2021

(단위: %)

발생 순위	암종	요약 병기*							
		국한		국소		원격		모름	
		환자 분율**	생존율	환자 분율	생존율	환자 분율	생존율	환자 분율	생존율
	모든 암	45.0	91.8	28.7	74.5	18.3	26.0	8.0	57.5
1	갑상선	44.3	100.7	48.7	100.3	0.8	61.4	6.2	99.2
2	대장	36.3	93.8	41.5	82.2	16.7	20.3	5.6	54.9
3	폐	24.6	78.5	26.1	48.4	42.3	12.1	7.0	24.1
4	위	64.6	97.4	19.3	61.4	10.9	6.6	5.1	44.5
5	유방	59.5	99.0	32.6	92.6	4.8	45.2	3.1	85.7
6	전립선	52.6	102.8	25.6	101.0	10.1	48.8	11.7	94.4
7	간	45.5	62.4	24.8	25.0	15.8	3.1	13.9	30.7
8	췌장	13.3	47.2	31.4	21.5	44.6	2.6	10.8	16.7
9	담낭 및 기타 담도	24.0	50.0	43.0	34.2	22.1	3.2	10.8	13.9
10	신장	73.5	97.9	11.1	81.4	10.8	20.3	4.7	69.8

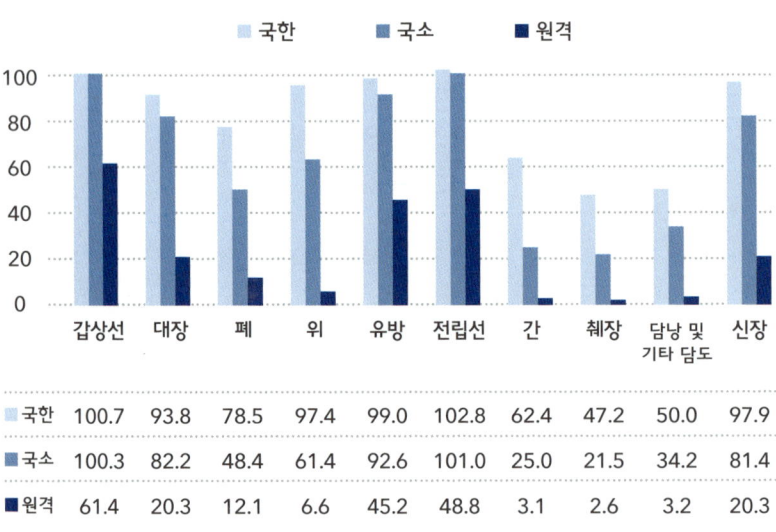

*요약 병기(Summary Stage): 암이 발생한 장기로부터 진행한 정도를 범주화한 병기 분류 체계로, 미국 SEER(Surveillance, Epidemiology, and End Results) 프로그램에서 개발했다.

암 진행 정도	설명
국한 (Localized)	암이 발생한 장기를 벗어나지 않음
국소 진행 (Regional)	암이 발생한 장기 외 주위 장기, 인접 조직, 또는 림프절을 침범
원격 전이 (Distant)	암이 발생한 장기에서 멀리 떨어진 다른 부위에 전이
모름 (Unknown)	병기 정보를 확인할 수 없음

**환자 분율(Patient Distribution): 특정 병기에 해당하는 환자가 전체 암 환자 중 차지하는 비율을 의미한다. 암이 진단된 시점에서 환자가 각 병기(Stage)에 얼마나 분포되어 있는지를 백분율(%)로 나타낸 값이다. 쉽게 말해, 특정 암이 국한(초기), 국소 진행(주변 조직 침범), 원격 전이(다른 장기로 퍼짐) 상태 중 어느 단계에서 가장 많이 진단되는지를 보여 주는 수치이다. '병기별 환자 분율'은 조기 진단률을 평가할 때 중요한 지표가 되는 자료이다. 특정 암종에서 초기에 발견된 환자의 비율이 높을수록 생존율이 높다는 것을 보여 준다.

이상 암 생존율 관련 도표들과 그래프들은 2023년 12월 28일, 중앙암등록본부에서 발행한 〈2021년 국가암등록통계 참고자료〉에서 인용함.

앞의 도표와 그래프는 암 환자의 주요 병기별 5년 상대 생존율을 보여 준다. 최근 5년간(2017-2021년) 진단된 모든 암 환자의 요약 병기별 발생 분율은 국한 45.0%, 국소 28.7%, 원격 18.3%, 모름 8.0%이었으며, 병기에 따른 5년 생존율은 각각 91.8%(국한), 74.5%(국소), 26.0%(원격), 57.5%(모름)로 관찰되었다.

남녀 전체의 요약 병기별 발생 분율을 살펴보면, 국한에서 50%를 넘은 암종은 신장암(73.5%), 위암(64.6%), 유방암(59.5%), 전립선암(52.6%)이었으며, 간암(45.5%), 갑상선암(44.3%)도 높은 조기 진단 분율을 보였다. 이와 같이 국한 단계에서 조기 발견되어 치료가 용이한 암종은 상대적으로 높은 생존율을 나타낸다. 반면, 상대적으로 생존율이 낮은 암종 중 폐암과 췌장암의 경우 원격 전이 상태에서 암을 진단받은 환자의 분율이 40%가 넘는 것으로 나타나 조기 발견을 통한 치료가 어렵다는 점을 시사한다.

앞의 그래프를 통해 암의 5년 생존율은 암종별, 병기별로 큰 차이를 나타냄을 알 수 있다. 또한 요약 병기별 발생 분율과 5년 상대 생존율 간의 상관관계는 암의 조기 발견이 생존율 향상에 미치는 영향을 나타내는 중요한 지표가 된다. 이것을 통해 정기 검진을 통해 조기에 암을 발견하는 것이 무엇보다 중요함을 다시 한번 통감하게 된다.

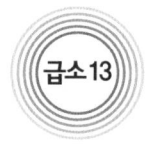 **급소13** 수술과 항암 이후, 왜 암은 사라지지 않는가?
재발의 위험이 가장 큰 시기는
항암 이후 6개월에서 2년 사이다

"수술은 완벽하게 잘되었지만 재발을 막기 위해 항암제를 써야 합니다. 항암 치료를 받지 않으면 완치를 보장할 수 없습니다." 수술 후 항암 치료를 권할 때 대부분의 의사들은 이렇게 말한다. 그러나 문제는 항암 치료를 받아도 완치를 보장할 수 없다는 점이다.

물론 항암제는 효과가 있다. 최근 이루어진 항암제의 눈부신 발전으로 부작용이 적은 항암제 개발과 암 환자의 생존율 향상에 큰 진전을 보이고 있어 암 환자들에게 희망을 안겨 주고 있다. 1, 2기 환자들의 치료율이 현저하게 높아진 것은 일부 암종에서 신규 항암제를 개발한 것이 부분적으로 영향을 미친 것임을 명확하게 보여 주는 통계 자료들이 있다. 최근 '표준 치료'로 인정된 항암 치료가 나름대로 학술적이고 통계적인 의미가 있다는 것을 인정한다. 그렇다고 근본적인 문제가 해결된 것은 아니다. 항암제 치료를 받은 1, 2기 환자들에게서 암이 재발한다는 문제가 남아 있다. 3, 4기 환자들의 재발 문제는 더 이상 말할 필요도 없다. 대학 병원의 암 외래 진료실

앞에는 재발 암 환자들이 줄을 서 있다.

　항암 치료 이후에도 왜 암은 남아 있어서 재발과 전이를 일으키는 것일까? 사실 재발의 위험이 가장 큰 시기는 항암 이후 6개월에서 2년 사이다. 극단적으로는 항암제를 맞는 도중에 전이되는 경우도 있고, 항암제 치료 이후 3개월 안에 재발이나 전이를 발견하는 경우도 늘어나고 있다. 항암제는 암 자체를 완전히 제거하는 약이 아니라, 빠르게 자라는 세포를 제거하는 약이다. 따라서 성장 속도가 느린 암세포에는 거의 효과가 없다. 더 큰 문제는 항암제가 암세포의 절대적인 수를 모두 없애는 것이 아니라, 일정 비율로 제거한다는 점이다.

　수술로 제거할 수 없는 암 환자의 암세포가 100억 개라고 가정하자. 한 번 항암제를 사용할 때 10억 개씩 사라진다면 10번이면 다 없어져야 한다. 그런데 암은 일정 수가 아닌 일정 비율로 파괴된다. 항암제를 계속 투여할 경우, 사용하는 항암제에 따라 파괴율과 증식율이 각기 다르게 나타난다. 항암제에 따라 파괴율이 50%, 증식율이 40%인 경우와, 파괴율이 90%, 증식율이 20%인 경우 암세포 수 감소 추이에 어떤 차이가 있는지 다음 도표를 통해 확인할 수 있다.

각기 다른 파괴율과 증식율을 보이는 항암제 투여 회차에 따른 암세포 수 감소 수치 비교

항암제 투여 회차	암세포 수	
	항암제 A (파괴율 50%, 증식율 40%)	항암제 B (파괴율 90%, 증식율 20%)
초기	1,000,000	1,000,000
1차 항암제 투여 후	500,000	100,000
증식 후	700,000	120,000
2차 항암제 투여 후	350,000	12,000
증식 후	490,000	14,400
3차 항암제 투여 후	245,000	1,440
증식 후	343,000	1,728

항암제의 파괴율이 50%라고 하면 첫 번째 투여 시, '100만 개'가 '50만 개'가 된다. 문제는 두 번째 항암제 투여를 시행할 때까지 암세포가 다시 증식한다는 데 있다. 증식률을 40%로 잡으면 암세포는 다시 70만 개가 된다. 그러면 두 번째 시행에서 50%를 파괴하면, 나머지는 35만 개가 된다. 그러나 암세포는 다시 증식하여 49만 개가 된다. 세 번째 항암제 투여 시 암세포는 약 1/4로 줄었지만 암은 또다시 증식하며 계속 존재한다. 항암제의 효과가 좋아서 파괴율

이 90%, 증식률이 20%라고 해도 결과는 마찬가지이다. 암세포가 '100만 → 12만 → 14,400 → 1,728'개로 줄어들 뿐이다. 이런 식으로 암세포는 비율로 줄어들기 때문에 조금이라도 남아 있게 되어 있다. 결국 항암제로 암을 완전히 제거하는 것은 불가능하다는 결론에 이르게 된다.

문제는 그것만이 아니다. 항암제 치료를 중단하면 암세포는 다시 자라난다. 결국 남아 있는 암세포가 인체의 면역력에 의해 처리되지 않으면, '잔존 암'을 제거하기 위해 평생 항암제를 투여해야 한다는 결론에 이른다. 암이 휴면 상태이거나 약제에 내성이 생겼을 경우, 혹은 암의 성장 속도가 느릴 때는 항암제를 아무리 많이 투여해도 효과가 없다. 특히 암의 크기가 큰 경우, 암세포마다 분열 속도가 다르고 일부는 휴면 상태에 있어 치료에 한계가 생긴다.

수술 후 항암제를 투여하는 경우도 마찬가지다. 수술을 한다고 해도 암세포를 완전히 제거할 수는 없다. 수술 이후에도 '미세 잔존 암'이 남아 있을 가능성을 전제로 항암제를 사용하는 것이다. 이 과정에서 가장 큰 문제는 항암제에 대한 내성이다. 예를 들어, 수술 후 100만 개의 암세포가 남아 있다고 가정하면, 이 중 1개에서 1,000개 정도는 약제 내성이 생긴 암세포일 수 있다.

어떤 경우에도 암세포는 항암제로 완전히 제거되지 않는다. '미세 잔존 암'이 남아 있을 뿐만 아니라, 항암 치료가 반복될수록 내성 암세포로 진화해 실제로는 수만 개의 암세포가 살아남게 된다. 더구나 암을 유발했던 암유전자는 여전히 남아 있어, 항암제로 면역력이 약해지면 언제든지 암세포가 다시 생성될 수 있다.

따라서 암의 재발을 막으려면 항암제에 의존하기보다는 인체 면역력으로 '미세 잔존 암'을 처리해야 한다. 곧 생활 습관 개선을 통한 생활 면역 관리에 힘쓰는 것이 최상의 방법인 것이다. 여기에 더해 항암 치료로 면역력이 크게 떨어진 상태에서는 면역 증강제를 추가적으로 사용하여 집중적으로 면역 관리에 돌입하는 집중 면역 관리가 필요하다. 결국 평생 동안 꾸준한 면역 관리만이 재발을 막는 길이다.

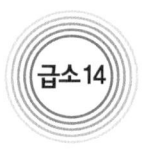

암의 재발을 막는 것은 항암제가 아니라 몸의 면역력이다

어이없는 암의 재발

내가 진료한 환자 중 유방암이 재발해 뼈로 전이된 J 환자가 있었다. 유방암은 크기가 2cm 이하이고 림프선에 전이가 없으면 1기로 분류된다. 1기 환자는 수술만으로도 완치될 수 있다. J 환자도 적절한 수술을 받았다. 하지만 수술 후 담당 의사는 혹시 모를 재발을 막기 위해 항암 화학 치료를 1년 정도 받기를 강하게 권유했다. 환자는 의사의 권유에 따라 화학 치료를 받았고, 1년 후에 검사를 해 보았다. 그런데 검사 결과 암이 뼈로 전이된 것이 확인되었다.

암의 재발을 막기 위해 항암제를 사용했지만, 오히려 몸이 무너져 암 전이와 재발이라는 최악의 상황을 맞게 되었다. 나는 '어떻게 이럴 수 있느냐'며 절규하는 환자를 안타깝게 지켜보았다. 암 재발을 예방하려는 목적으로 항암제를 투여했으나, 면역력이 저하되어 암이 전이된 것이다. 참으로 안타까운 경험이었다.

항암제는 몸속의 암세포를 제거하는 치료일 뿐, 암 재발을 막는 치료는 아니다. 암의 재발을 막는 것은 항암제가 아니라 우리 몸의 면역 체계이다. 수술이나 항암제로 제거되지 않은 '미세 전이암'은 면역력이 담당하는 영역이다. 암세포를 제거하는 것은 의사의 역할이지만, 면역력을 강화해 암 재발을 막는 일은 환자 스스로 해야 한다.

암 재발을 막기 위해 꼭 기억해야 할 중요한 원리가 있다. 재발을 막는 것은 항암제도, 의사도 아닌 우리 몸의 정교한 면역 시스템이다. 이 시스템이 제대로 작동해야 암 재발을 방지하는 구조가 만들어진다. 의사의 역할은 환자를 '돌보는(Caring)' 것이지, '치유하는(Curing)' 것이 아니다. 암의 재발을 막고 극복하는 것은 결국 '나 자신'이라는 사실을 잊지 말아야 한다.

암 재발을 막는 불변의 원리는 최상의 면역력을 유지하는 것이다

우리 몸은 한마디로 치열한 '전쟁터'와 같다. 매일 수많은 병원균과 유해한 이물질이 호흡기와 피부, 소화기 등을 통해 침입하고 있으며, 몸속에서는 끊임없이 활성 산소가 발생하고, 정상 세포가 손상되거나 변이된다. 이에 맞서 우리가 잘 알고 있는 대식 세포(Macrophage), T 세포(T cell), B 세포(B cell)와 같은 면역 세포들이 시시각각 신체 곳곳에서 치열한 전투를 벌이고 있다. 우리 신체가 온전하게 유지될 수 있는 것은 면역 세포들이 끊임없는 사투 끝에 승리를 거두었기 때문이다.

면역 세포들이 정상적으로 병원균과 변이된 세포들을 제거하고 몸의 항상성을 유지시킬 수 있는 능력을 '면역력'이라고 한다. 따라서 면역력이 떨어지면 쉽게 질병에 걸리거나 치료가 지연된다. 암 재발을 막는 가장 중요한 원칙은 최상의 면역력을 유지하는 것이다. 암이 발생했다는 것은 곧 체내 면역력이 저하되었음을 의미한다. 그런데 암을 치료한 후에는 면역력이 오히려 더 떨어져서 암 재발의 위험성이 높아진다. 그러므로 암을 치료하는 과정에서도 면역력이 중요하지만, 암 치료 후에 재발을 방지하기 위해서도 체내의 면역력을 최상의 상태로 유지하는 것이 필수적이다. 이는 암의 발생, 진행, 재발 과정이 체내 면역력과 밀접하게 연관되어 있기 때문이다.

암이 발병하면 암세포는 조직으로 성장하면서 충분한 영양분을 공급받기 위하여 신생 혈관을 형성한다. 신생 혈관은 정상 세포의 성장을 둔화시키고 몸의 항상성 유지를 저해하여 면역력을 떨어뜨린다. 또 암 치료 과정에서 시행되는 수술, 방사선 요법, 화학 요법 등은 암세포뿐만 아니라 정상 세포와 면역 세포에도 손상을 입힌다. 또한 장기간 치료로 인한 체력 저하와 스트레스도 면역력을 떨어뜨린다.

면역력이 떨어지면 암 치료가 어려워질 뿐만 아니라, 감염성 질환에 쉽게 노출되어 합병증으로 발전할 수 있다. 더 나아가 암이 다른 부위로 전이될 위험도 커진다. 따라서 암 재발을 방지하려면 암 치료 과정에서부터 면역력을 강화하는 방안을 마련해, 암을 이겨 낼 수 있는 튼튼한 면역 체계를 구축해야 한다.

면역층을 강화하여 암의 뿌리를 약화시키라

암의 실체는 우리가 생각하는 것보다 훨씬 복잡하다. 암은 눈에 보이는 암과 보이지 않는 암으로 이루어져 있다. 암을 나무에 비유하자면, 줄기와 뿌리로 구성된 것과 같다. 현대 의학은 암이라는 나무의 줄기에만 집중하기 때문에, 뿌리에서 비롯된 재발을 막기 어렵다.

현대 의학에서 수술은 암 나무의 줄기를 잘라 내는 것이다. 수술 후 항암제 투여와 방사선 치료는 남은 그루터기를 제거하는 보조적 방법이다. 이러한 치료는 암 나무의 줄기와 그루터기를 없애는 데는 효과적이지만, 뿌리까지 제거하는 데는 한계가 있다. 오히려 암 나무의 뿌리를 더욱 강하게 만들어 재발을 쉽게 유발하는 결과를 낳기도 한다.

암 나무의 뿌리가 지상으로 올라오지 못하도록 막는 역할을 하는 것은 면역층이다. 암이 생겼다는 것은 이미 면역층에 구멍이 뚫렸음을 나타내는 지표이다. 이 면역층을 복구해야 암 재발을 막을 수 있다. 하지만 현대 의학의 기존 치료법들은 면역층을 보호하기는커녕 파괴하거나 심지어 무력화시킨다. 이런 상황에서는 암 재발을 막는 것이 사실상 어렵다.

암의 나무와 뿌리에 대한 이해

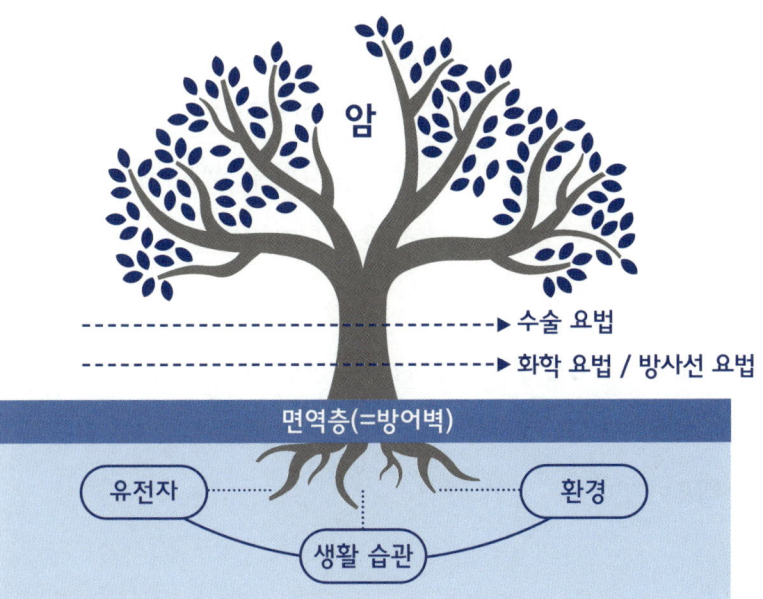

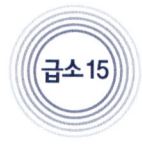

방사선이나 화학 항암제를 이용한 항암 치료는 재발과 전이 및 2차 암 발생의 위험성을 높인다

부득이하게 항암제나 방사선 치료를 시행해야 한다면, 반드시 '면역 요법'을 병행해 정상 세포를 최대한 보호하고 면역력 저하를 방지해야 한다. 오래전 독일에서 열린 미슬토 요법 세미나에 참석했을 때의 일이다. 이 세미나에서 독일 최고의 미슬토 치료 전문가는 방사선 치료 시 미슬토의 일종인 'Helixor A'를 병행하면, 'Helixor A'가 정상 세포를 보호하는 역할을 한다는 논문을 발표했다.

나는 이 논문을 바탕으로, 부득이하게 방사선 치료를 시행할 경우 반드시 이 제품을 사용해 면역 칵테일 요법을 병행하고 있다. 항암제나 방사선 치료가 불가피하다면, 융합 면역 요법을 함께 적용하는 지혜가 필요하다.

서울대학교암병원에서 발행한 《암 치료 후, 건강관리 가이드》를 보면, 항암 치료와 방사선 치료가 암을 유발할 수 있다는 다음과 같은 내용이 있다.

항암 치료가 정상 세포의 유전자 변이를 일으켜 새로운 암을 일으키기도 한다. 항암 약물 치료나 방사선 치료는 기본적으로 암세포가 정상 세포보다 빠르게 세포 분열을 하는 특성을 이용한 치료법이다. 빠르게 분열하는 암세포일수록 항암 약물 치료나 방사선 치료가 DNA에 주는 영향이 크기 때문에 암세포가 정상 세포에 비해 쉽게 죽는다. 그러나 그 과정에서 다른 정상 세포의 DNA에도 영향을 줄 수밖에 없다. 예를 들어 복부에 방사선 치료를 하면 종양과 인접한 조직에도 방사선이 쏘여진다. 이로 인해 대장암, 방광암 등의 위험이 증가할 수 있다. 항암 약물 치료 시에도 골수의 조혈 세포 등이 영향을 받아 새로 백혈병이 생기는 경우도 드물게 발생한다.

  10대에 림프종이 생겨서 가슴 부위에 방사선 치료를 받은 젊은 여성들의 경우 유방암의 발병 확률이 높다. 유방암 치료를 위해 방사선 치료를 받았으면 폐암에 대한 위험도가 증가할 수 있다. 자궁 경부암으로 복부 방사선 치료를 받은 경우에는 복부 장기에 영향을 주어 위암, 대장암, 췌장암 등의 위험이 증가할 수 있다. 전립선암 치료를 위해 방사선 치료를 받은 경우 인접 장기인 방광이나 직장 등에 암 위험이 증가할 수 있으므로 정기적인 혈뇨 검사 및 대장 내시경 검사를 받는 것을 고려해 보아야 한다.

서울대학교암병원 암건강증진센터, 《암 치료 후, 건강관리 가이드》

이 책에는 암의 재발이나 전이는 물론 2차 암 가능성에 대해서도 언급하고 있다.

> 유방암은 조기에 발견할 경우 5년 생존율이 90%를 넘을 정도로 예후가 상대적으로 좋은 암이다. 그러나 유방암 경험자에서 2차 암이 발생하면 2차 암이 발생하지 않은 유방암 경험자보다 사망 위험도가 3-4배 증가한다. 이 말은 유방암 경험자가 폐암이나 대장암과 같이 조금 더 중한 암이 2차 암으로 발생한다면 장기 생존 여부는 유방암보다는 폐암이나 대장암의 예후로 결정될 가능성이 크다는 뜻이다. 일반적으로 예후가 좋은 암의 경우 '원발암'이 아닌 '2차 암'이 직접적인 사망의 원인이 될 가능성이 높다.
>
> 흡연자의 경우 '원발암'이 흡연과 관련 없는 암종이라고 해도 흡연으로 인해 2차 암이 생길 가능성이 높다. 예를 들어 위암이나 대장암은 흡연이 주요 원인은 아니지만 장기간 흡연을 했다면 폐암의 발생 위험이 매우 높다.
>
> 자궁 경부암도 비만과 연관성이 낮지만, 비만한 자궁 경부암 경험자라면 비만 관련 암인 유방암, 대장암, 난소암, 자궁 내막암 등에 대한 검진을 고려해 보아야 한다. 유방암과 난소암은 상호 관련이 있기 때문에 순차적으로 발생할 가능성이 있다. BRCA 유전자에 의한 유전적 관련 이외에도, 유방암과 난소암은 모두 비만이나 여성 호르몬 등과 관련이 크다. 유방암 경험자라면 난소암에 대한 검진을, 난소암 경험자라면 유방암에 대한 검진을 고려해 보아야 한다.
>
> **서울대학교암병원 암건강증진센터, 《암 치료 후, 건강관리 가이드》**

부산대병원 통합의학센터 교수직을 역임하고, 대한통합암학회 이사장으로 활동하고 있는 김진목 교수도 방사선에 많이 노출되는 암 치료 의료 기기를 사용하는 것에 대해 신중을 기할 것을 당부하고 있다.

방사선 치료로 방사선이 주위 정상 조직에도 영향을 주며, 이 부분에서 종양이 발생할 가능성은 충분하다. 그렇다면 방사선 치료를 받는 것은 위험하지 않을까? 방사선 치료로 얻는 이득과 위험을 잘 비교해 보아야 한다. 방사선 치료는 목적이 암 조직을 치료하는 목적이지만, 주위 정상 조직에 조사되는 양이 상당하다면 방사선 치료의 선택을 심각하게 고려해 봐야 한다. 하지만 일반적으로 암 치료의 효과에 비해 정상 조직에 미치는 방사선의 양은 미미하기 때문에 암의 표준 치료로 방사선 치료가 채택된 것이다.

방사선 치료뿐 아니라 CT, PET-CT, 동위 원소 검사 등 다양한 검사들로 인해서도 많든 적든 방사선에 노출될 수밖에 없다. 특히 유방 촬영은 일반 흉부 X선 촬영으로 노출되는 방사선 0.01mSv의 20배인 0.2mSv이며, CT는 1,000배인 10mSv나 된다. 암 진단을 통해 발암 물질에 대폭 노출되는 것이다. 주기적인 암 검진이 꼭 필요하지만, X선에 많이 노출되는 검사보다 초음파 촬영이나 내시경 검사, MRI 촬영 등을 활용하는 것이 바람직하다.

김진목, 《통합 암 치료 로드맵》

기존 의료 체계에 의존하는 한, 재발에 큰 영향을 미치는 항암제와 방사선 치료를 피하기 어렵다. CT나 PET-CT와 같은 검사도 예외는 아니다. 결국, 면역 검사를 통해 면역력을 관리하고 융합 면역 요법을 병행해 부작용을 최소화하는 수밖에 없다. 이제는 모든 의료 현장에서 재발 위험을 줄이기 위해 면역 요법 도입을 서둘러야 한다.

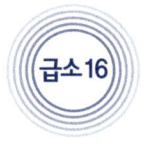 ## 초기에 재발 제로 레시피를 작동시키라

암 발생과 암 재발은 메커니즘이 다르다

암이 발생해 진단이 가능한 크기로 성장하기까지는 오랜 시간이 걸린다. 암은 크게 세 단계를 거쳐 발생한다. 첫 번째는 '암 유발 개시 단계'다. 발암 물질이 정상 세포를 공격해 돌연변이를 유발하며, 이 중 일부는 암세포로 전환된다. 이 과정은 1-2일간 빠르게 진행된다. 두 번째는 '암 유발 촉진 단계'로, 속도가 매우 느리고 지속적으로 진행되며, 암유전자에 의해 양성 종양이 발생한다. 촉진 인자에 의해 암세포로 전환되기까지는 약 10년이 걸린다. 세 번째는 '암 진행 단계'로, 양성 종양이 악성 종양으로 전환되고 종양의 수가 증가하는 단계다.

진행 단계는 수년에 걸쳐 진행된다.

개시 단계와 촉진 단계에서는 암세포를 발견하기 어렵고, 세 번째 단계인 암 진행 단계에 이르러야 비로소 암이 진단된다. 일반적으로 암이 생긴 후 진단에 이르기까지 20-30년이 걸린다고 한다. 암세포는 누구에게나 생기지만, 그것이 진단 가능한 크기로 자라는 데는 오랜 시간이 걸린다.

하지만 암의 재발과 전이 메커니즘은 암 발생 과정과 전혀 다르다. 암은 오랜 시간이 걸려 발생하기 때문에 대략적인 진행 속도를 예측할 수 있다. 반면, 암 전이 과정은 시간을 예측할 수 없으며, 언제든 여러 번 재발할 수 있다. 암 재발은 며칠, 몇 주, 몇 달 만에 이루어질 수도 있고, 몇 년 후에 나타날 수도 있다. 1개월 후 재발할지, 10년 후 재발할지 아무도 알 수 없다.

따라서 암 진단을 받은 순간부터 재발을 막기 위해 총력을 기울여야 한다. 암 치료를 시작하기 전부터 '암 재발 제로 레시피'를 작동시켜야 한다. 암 전이의 징후가 보이는 초기 단계에서 적극적으로 대응해 가능한 한 빨리 전이를 차단해야 한다.

암 재발 제로 레시피인 집중 면역 관리로 먼저 암을 제압하자

암이 재발하거나 전이되어 찾아온 환자들에게는 어떤 말도 위로가 되지 않는다. 그들을 치료할 때마다 '암이 재발하기 전에 재발 제로 레시피를 작동시켰더라면…' 하는 아쉬움이 남는다. 어떤 질병이든 초기 단계에서 바짝 긴장하고 적극적으로 대응해야 완치를 기대할 수 있다. 건강할 때 면역력을 최상의 상태로 유지해 둔다면 암이 다시 발생하는 것을 막을 수 있다. 하지만 병원의 치료 스케줄만 믿고 있다가 총력전을 펼칠 기회를 놓치는 경우가 많다.

재발 제로 레시피는 수술 직후부터 바로 시행하는 것이 이상적이다. 그러나 방사선 치료나 항암 치료 직후라도 늦지 않으니, 손상된 면역력을 집중적으로 회복시켜야 한다. 항암제를 사용하지 않는 경우라면 더욱 신속하게 수술 직후 재발 제로 레시피를 작동시켜야 한다. 방사선 요법이나 항암 화학 요법과 병행해 집중 면역 관리를 시행하면, 암 치료의 부작용은 줄어들고 면역력은 유지되어 긍정적인 상승효과를 기대할 수 있다.

전쟁에서 승리하는 비결은 간단하다. 아군의 힘이 강하고 유리할 때, 집중적으로 적을 섬멸하는 것이다. 적이 힘을 기르기 전에 몰아붙여야 한다. 적이 우세해진 후에는 싸울 기회조차 사라진다. 마찬가지로, '재발 제로 레시피'는 시기를 놓치지 않는 것이 핵심이다. 암의 세력이 커진 뒤에는 어떤 방법으로도 대항하기 어렵다. 암 치료 초기, 신체적 기력이 소진되기 전에 '재발 제로 레시피'를 시행하고 '집중 면역 관리'로 대응하면 암을 제압할 가능성이 훨씬 높아진다. 면역 요법은 말기나 재발 환자보다 초기 환자에게 집중할 때 더 큰 효과를 기대할 수 있다. 암과의 싸움에서 방심은 금물이다. 초기에 승부수를 던져 암이 진행되기 전에 기선을 제압하고, 치료 시기를 놓치지 않는 것이 중요하다.

하지만 초기라고 해서 무분별하게 여러 치료법을 동시에 시행하는 것은 오히려 면역 과잉을 유발할 수 있다. 따라서 유사한 메커니즘을 가진 치료법은 중복을 피하고, 필요에 따라 점진적으로 다양한 방식으로 접근해야 한다. 무엇보다 자신에게 맞는 최적의 방법을 선택하고 전문가의 지도를 받아야 한다. 전체적인 균형을 유지하며 신중하게 치료를 시행하는 것이 가장 중요하다. 또한, 초기 단계에서 적합한 치료법, 중간 단계에서 필요한 치료법, 마지막으로 선택할 최후의 방법을 잘 구분해 시행하는 지혜가 필요하다.

암 재발 제로 레시피란?

'암 재발 제로 레시피'는 암 재발의 세 가지 주요 요인을 철저히 차단하고 제거하는 방법이다. 즉, 암의 세력을 약화시키고, 전이를 막으며, 면역력을 증강하는 데 집중하는 것이다. 에너지를 분산시키지 말고 이 세 가지에 초점을 맞춰야 한다. 효과가 불확실한 항암제에 의존하거나 과학적 근거가 없는 민간요법에 기대기보다, 검증된 방법을 선택해 일관되게 실천해야 한다. 암 치료는 과학적이고 합리적이며 전략적으로 접근해야 한다.

암 재발을 막는 3요소

재발 제로 레시피
- 1단계: 암 세력 약화
- 2단계: 전이 차단
- 3단계: 면역력 증강

완치의 꿈을 이루는
암 재발 제로 레시피의 핵심 3요소

첫째, 암유전자를 무력화하고 종양 억제 유전자를 활성화해, 암 자체의 세력을 약화시키는 신체 시스템을 구축한다.

둘째, 암 재발 메커니즘을 정확히 파악해 전이를 차단한다.

셋째, 인체 면역력을 최대치로 끌어올린다.

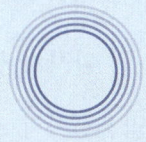

재발 제로 레시피 1단계:
암 세력을 약화시키라

암유전자와 종양 억제 유전자가 있다. 암이 발생했다는 것은 암유전자가 활발히 작동하고, 종양 억제 유전자가 제대로 기능하지 못하고 있다는 것을 의미한다. 암은 암유전자와 종양 억제 유전자의 상호 작용에 의해 발생한다. 그러나 암유전자가 작동한다고 해서 반드시 암에 걸리는 것은 아니다. 종양 억제 유전자가 정상적으로 기능한다면, 암유전자가 활성화되어도 암이 생기지 않는다.

암유전자는 유전적으로 물려받기도 하지만, 대부분 식생활, 흡연, 스트레스와 같은 환경적 요인에 의해 활성화된다. 거시적 관점에서 보면, 암유전자는 암의 원인이 되는 자극('암의 재료')을 공급받아 강화된다. 암에 유리한 환경을 제공하는 것은 곧 암을 키우는 것과 같다. 예를 들어, 폐암 환자가 흡연을 지속하면 암의 세력은 더욱 커진다. 유방암, 대장암, 전립선암 환자가 동물성 지방이 많은 육식을 하면 암은 더 빠르게 성장한다. 암 환자가 불안과 염려에 사로잡힐수록 암의 세력은 강해진다. 이는 암유전자가 스트레스에 반응해 활성화되기 때문이다. 더욱이, 암에서 벗어나려고 지나치게 몸부림치는 것 자체가 스트레스를 유발해 암유전자를 오히려 활성화시키는 결과를 초래할 수 있다.

암의 세력을 약화시키려면 암유전자를 억제하고 종양 억제 유전자를 활성화해야 한다. 암유전자를 억제하는 비결은 항돌연변이, 종양 억제, 항산화 효과가 있는 채소와 과일을 충분히 섭취하는 것이다. 또한, 스트레스에 대한 잘못된 반응을 유발하는 마음의 상처, 응어리, 숨겨진 분노와 아픔을 치유하는 것도 중요하다. 이러한 내면의 문제들은 평소에는 잘 드러나지 않지만, 특정 상황에서 면역력을 급격히 떨어뜨리고 신체와 정신을 무너뜨리는 결정적인 요인이 될 수 있다.

종양 억제 유전자를 활성화하려면 억압된 환경을 바꾸는 것이 필요하다. 활동하지 않던 사람이 등산이나 여행을 시작하면 몸 전체가 활력을 되찾고, 종양 억제 유전자도 더욱 활발하게 작동하기 시작한다. 규칙적으로 몸을 움직이고 활동적인 생활을 유지하면 암유전자는 약화되고 종양 억제 유전자는 강화되는 긍정적인 상승효과가 나타난다. 평소에 잘 웃지 않던 사람이 웃음 요법을 실천하면 종양 억제 유전자가 활성화되기 시작한다. 종양 억제 유전자는 얼굴을 찡그리면 둔화되고, 자주 웃을수록 활성화된다.

　육식이나 폭식 등 무분별하고 불규칙한 식생활을 유지하던 사람이 생채식 등 건강한 식습관으로 전환하면 암유전자가 억제될 뿐 아니라 종양 억제 유전자가 더욱 활발히 작동한다. 식이 요법이 중요한 이유는 신선한 식물성 식품이 몸 전체를 활성화하는 데 반해, 기름진 육류나 화학 첨가물이 많은 음식을 섭취하면 혈액 순환을 방해해 종양 억제 유전자의 기능을 저하시킬 수 있기 때문이다.

　독일에서 면역 요법을 공부할 때, 독일 암 환자 연맹에서 발행한 《암과 더불어 사는 삶(Levens mit Krebs)》이라는 잡지를 구독한 적이 있다. 이 잡지는 많은 암 환자들이 암에 걸린 현실을 직시하고, 삶에 대한 집착을 내려놓으며 모든 것을 포용하는 분위기를 선도했다. 잡지에서 암세포를 내 몸에 있어서는 안 되는 존재로 인식하기보다, 내 몸의 일부로 받아들이는 것이 정신 건강에 도움이 된다는 글을 읽고 깊은 인상을 받았다. 그 기억은 지금도 내 뇌리에 선명하게 남아 있다.

　느긋하게 살아야 스트레스를 줄이고 건강하게 지낼 수 있다. 스트레스를 계속 받으면 암유전자가 활성화되고 종양 억제 유전자는 제대로 작동하지 않는다. 따라서 인생을 관조하고 수용하는 자세는 암의 세력을 약화시켜 완치 가능성을 높이는 데 중요한 역할을 한다. 암 환자에게 묵상과 기도가 중요한 이유도 여기에 있다.

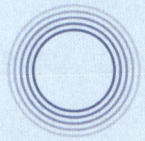

재발 제로 레시피 2단계:
암의 전이를 차단하라

암 재발(전이)의 메커니즘을 이해하라

암의 재발은 암의 전이를 의미한다. 유방암 환자가 유방을 제거했음에도 다른 신체 부위에 암이 발생하는 것을 전이라고 하며, 이를 포괄적으로 '암이 재발했다'고 표현한다. 암의 재발을 막으려면 '암 재발의 메커니즘'을 정확히 이해해야 한다. 암이 어떤 과정을 거쳐 재발하는지 알면 암을 이길 수 있지만, 막연한 두려움은 암 극복에 도움이 되지 않는다.

암의 진행 상태를 평가할 때는 일반적으로 'TNM 시스템'을 활용한다. TNM 시스템을 잘 이해하면 암 재발의 메커니즘을 파악하는 데 도움이 된다. T(Tumor)는 암이 주변 장기에 직접 전이된 정도를 나타내며, N(Node)과 M(Metastasis)은 각각 림프절과 혈관을 통해 다른 신체 부위로 암이 전이된 정도를 의미한다. TNM 시스템은 암의 진행 상태를 평가해 0기부터 4기까지 병기를 구분하는 데 유용하다. 이를 바탕으로 재발 가능성을 분석할 수 있다. 정리하면, 전이는 크게 직접 전이, 림프관 전이, 혈관 전이로 나뉘며, 이 중 혈관 전이가 일반적으로 전이나 재발로 표현된다.

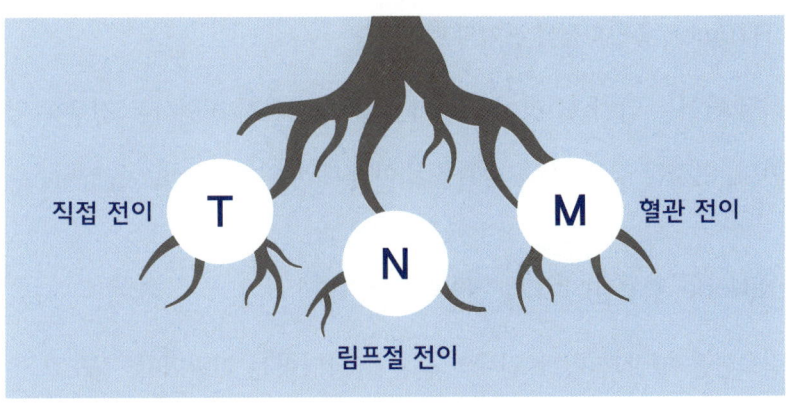

암의 진전 상태를 평가하는 TNM 시스템

T(Tumor, 종양)   암의 크기를 나타내며, 종양의 크기가 클수록 직접 전이 및 재발 가능성이 높아진다.

N(Lymph Node, 림프절)   림프절을 통한 암의 침범 정도를 나타내며, 전이된 림프절의 수가 많을수록 재발 가능성이 높다.

M(Metastasis, 전이)   원격 전이의 정도를 나타내며, 주로 혈관을 통해 전이된다. 대부분의 암 전이나 재발은 이 경우에 해당한다.

암 전이의 세 가지 메커니즘

암의 재발은 단순한 과정이 아니다. 여러 단계에 걸쳐 진행되며, 각 단계에서 암세포는 다른 부위로 이동해 생존하려 하고, 면역층은 이를 막기 위해 치열하게 싸운다. 암세포의 세력이 강하면 단계별로 전이가 진행되고, 면역력이 강하면 각 단계에서 암의 확산이 저지된다. 즉, 전이를 시도하는 암세포와 이를 저지하려는 면역층 간의 싸움에서 암세포가 승리할 경우 전이가 발생하는 것이다.

T(Tumor, 종양): 직접 전이의 메커니즘

직접 전이는 암이 한 장기를 넘어 다른 장기까지 침범하는 경우를 말한다. 이러한 경우, 수술 범위를 넓히면 대개 암을 제거할 수 있다.

N(Node, 림프절): 림프절 전이의 메커니즘

림프관은 혈관과 함께 인체의 순환을 담당하는 기관이다. 림프관 곳곳에 위치한 림프절은 인체의 방어벽 역할을 한다. 암세포가 전이되려 할 때, 림프절에서 암세포와 면역 세포 간의 치열한 전투가 벌어진다. 이 전투에서 패배하면 암세포는 림프절을 정복하고, 인근 림프절로 전이를 시작한다.

작은 림프절은 면역 상태를 나타내는 지표다. 예를 들어, 감기에 걸렸을 때 목이 붓는 것은 감기 바이러스가 림프관을 통해 퍼지지 못하도록 목의 림프절이 커지기 때문이다. 림프절은 이처럼 외부 병원체의 침입을 막는 방어벽 역할을 한다.

M(Metastasis, 전이): 혈관 전이의 메커니즘

암은 혈관을 통해 원격 전이가 이루어진다. 재발된 암이라도 암세포가 혈관으로 전이되지 않았다면 수술로 치료할 수 있다. 암세포가 있는 부위만 제거하면 되기 때문이다. 문제는 암이 커져 혈관을 통해 탈출했을 때 발생한다.

암세포가 혈관을 따라 이동하다가 혈관 벽을 뚫고 다른 조직에 정착하면 상황이 악화된다. 정착한 암세포가 주변의 작은 혈관을 끌어들여 증식하면 암은 급속도로 성장한다. 이렇게 성장한 암은 일정 크기 이상이 되어야 진단이 가능하며, 이 경우 흔히 '암이 재발했다'고 표현한다.

TNM 시스템의 분류 방식에 대한 이해와 예시

TNM 시스템으로 암을 분류하는 목적은 치료 계획을 수립하고, 치료 결과를 평가하며, 환자의 예후를 가늠하기 위함이다. 병기별 분류는 각 단계에서 종양의 진행 정도를 평가하는 것으로, 발암 부위에 따라 분류 방식이 달라질 수 있다.

TNM의 각 단계를 세분화하면 다음과 같다.

T(Tumor, 종양): T0, Tis, T1, T2, T3, T4

T0: 원발 종양이 인식되지 않을 때
Tis: 암이 발아 상태에 있을 때(상피내암, 암이 아직 침윤하지 않은 상태)
T1: 종양이 원발 부위에 국한되어 있고 크기가 비교적 작을 때(2cm 이하)
T2: 종양이 원발 부위에 국한되어 있으나 크기가 다소 클 때(5cm 이하)
T3: 종양이 인접 장기로 부분적으로 침윤했을 때
T4: 종양이 인접 장기로 넓게 침윤하거나 진행했을 때

다음은 간암의 진행 정도를 TNM 시스템으로 분류한 예시이다.

T(Tumor, 종양): T0, Tis, T1, T2, T3, T4

- T1

  단발성으로 직경 2cm 이하이며 혈관 침습이 없는 암종

- T2

  단발성으로 직경 2cm 이하이나 혈관 침습이 있는 암종
  간의 한 엽에 국한된 직경 2cm 이하의 다발성 종양
  직경 2cm를 초과하나 혈관 침습이 없는 암종

- T3

  간의 한 엽에 국한된 직경 2cm를 초과하는 다발성 종양
  간의 한 엽에 국한된 직경 2cm를 초과하는 단발성 종양으로 혈관 침습이 동반된 경우

- T4

간의 한 엽 이상을 점유하는 다발성 종양

간문맥 또는 간정맥의 일차 분지를 침범하는 종양

N(Node, 림프절): N0, N1
- N0: 림프절 전이가 없는 경우
- N1: 림프절 전이가 있는 경우

M(Metastasis, 전이): M0, M1
- M0: 원격 전이가 없는 경우
- M1: 원격 전이가 있는 경우

TNM 시스템은 종양의 진행 정도와 전이 여부에 따라 단계를 구분하고 표기하는 방식이다. 예를 들어, 종양이 조직에 침윤되어 다른 장기로 전이되고 림프절 전이가 확인되었지만 원격 전이는 없는 경우, T3N1M0로 표기한다. TNM 시스템은 종양의 상태를 단계별로 세분해 표현한다. 이 시스템은 종양의 진행 상태를 병리학적으로 구체적으로 구분하여, 항암 화학 요법이나 방사선 요법 등 적절한 치료 계획을 수립하는 데 도움을 준다.

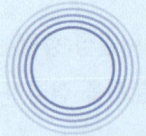

재발 제로 레시피 3단계:
면역력을 증강하라

본래 면역력이 약해 암의 세력에 패배한 암 환자는 과중한 치료로 인해 이미 약한 면역력이 더욱 저하되는 경우가 많다. 수술 자체가 신체와 정신에 큰 충격을 주지만, 방어벽 역할을 하는 림프절을 제거하는 것 또한 면역력 약화의 원인이 된다. 림프절은 암세포의 전이를 막는 중요한 방어선이기 때문이다. 언뜻 보면 수술과 면역력은 큰 상관이 없어 보이지만, 실제로는 림프절을 많이 제거할수록 면역 상태가 악화된다고 볼 수 있다.

항암제는 신체를 약화시켜 면역력을 현저하게 저하시킨다. 항암제 투여 시 백혈구 수치가 감소하는 현상이 이를 잘 보여 준다. 방사선 치료는 항암제보다 면역력 저하가 더욱 심각할 수 있다. 방사선 치료가 단기간에 암을 직접 유발하지는 않지만, 환자의 면역 기능을 크게 떨어뜨려 암 재발 가능성과 다른 잠재적 암의 성장을 촉진할 수 있다. 암을 제거해야 한다는 절박한 심정으로 방사선 치료를 선택하는 경우가 많지만, 이러한 경우 의사는 방사선 치료와 면역력 저하의 관계에 대해 충분히 설명해 주어야 한다.

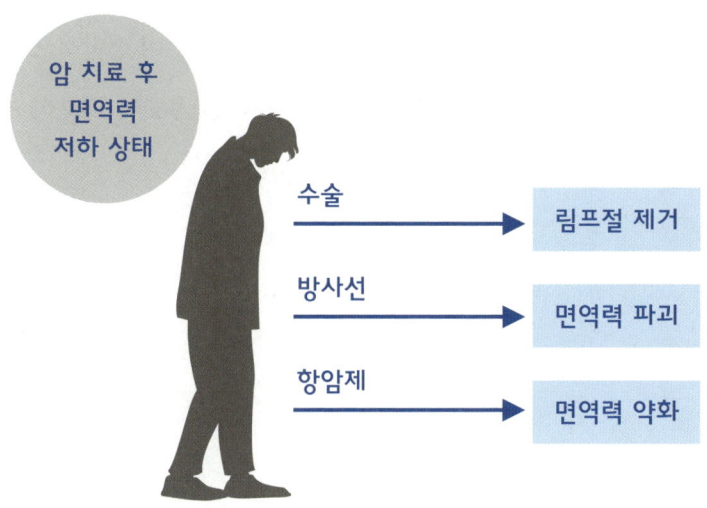

암 환자는 일반적으로 수술, 방사선 치료, 항암제 등 암을 제거하는 3대 치료를 받은 후, 치료 전과 비교할 수 없을 정도로 면역력 저하 상태에 빠진다. 본래 신체 면역력이 약해 암이 발생한 경우가 많은데, 치료로 인해 면역력 저하가 더욱 심화되어 재발 가능성이 높아진다.

나는 암 환자를 진료할 때, 반드시 혈액 검사를 통해 종양 면역 상태를 확인한다. 종양 면역의 핵심 지표인 T 림프구와 NK 세포의 활성도를 검사하면, 환자가 암과 싸워 이길 수 있는 면역 상태인지 알 수 있다. 대체로 수술, 항암제, 방사선 치료를 받은 후에는 면역력이 현저하게 저하되지만, 면역 요법이나 영양 요법을 병행하면 면역력이 회복되는 경우가 많다.

검사가 어려운 경우에는 체온 측정을 통해 면역 상태를 간접적으로 확인할 수 있다. 면역력이 저하된 암 환자는 체온이 전반적으로 낮거나 불규칙한 양상을 보인다. 반면, 면역력이 회복되면 체온이 정상으로 높아지고, 규칙성을 되찾는 경우가 많다.

THE KEY
TO CANCER
TREATMENT 암 치료의 급소

3부

암 완치의 로드맵을 그리라

들어가는 글

암은 완치되지 않는다
다만 정복될 뿐이다

엄밀한 의미에서 세상 모든 사람이 암 환자다

우리 몸에 암이 없다고 자신 있게 말할 수 있는 사람은 아무도 없다. 정도의 차이가 있을 뿐, 모든 사람이 암유전자를 가지고 있기 때문이다. 모든 유전자는 단백질을 생성하므로 암유전자를 가진 모든 사람에게 암세포가 계속적으로 존재한다고 할 수 있다. 다만 인체의 면역 체계가 정상일 때는 암세포가 즉각 제거되거나 억제되지만, 면역 체계에 혼란이 올 때 암세포가 자라 질병이 되는 것이다.

요컨대, 모든 인간은 암에 노출되어 있다. 그렇기에 암 환자의 경우에도 어차피 '암 완치'라는 개념은 엄밀히 말해서 어불성설이

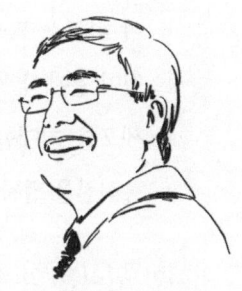

다. 평생 면역 관리를 통해서 '암을 정복하느냐', '정복당하느냐'의 싸움만이 있을 뿐이다. 인간과 암의 싸움은 사실상 개인의 차원을 넘어선 지 오래다. 이미 우리는 거대한 암의 세력권, 영향권 안에서 생활하고 있다. 이 시대를 살아가는 우리 모두는 암에 걸려 있다고 전제하는 것이 옳다. 다만 우리가 암 환자가 아닌 것은 우리의 면역 체계가 제대로 작동하여 암을 제압하고 있기 때문이다.

독일에 있을 때의 일이다. 한번은 세계적으로 유명한 생물 면역학자인 트뢰거 박사와 암에 대해 토론을 했다. 나는 수술한 암 환자의 경우 재발 여부를 미리 알아낼 수 있는 새로운 면역학적 지표가 있는지 물어보았다. 이에 대해 그는 다음과 같이 답했다.

"암에 있어서 재발이라는 단어는 의미가 없다. 완벽한 수술을 했을지라도 암세포는 체내에 여전히 존재한다. 진단 기술의 한계로 보이지 않을 뿐, 계속 성장하고 있다고 봐야 한다. 현재의 방식으로는 암세포 사이즈가 1cm 이상일 때 암세포가 발견되는데, 이때 암세포 수는 이미 10억 개에 달한다. 암세포가 10억 개가 되어야 비로소 포착된다는 것이 비극이다. 암의 재발이란 발견되는 시점이 문제가 될 뿐이다. 막연하게 결과를 기다릴 일이 아니다. 암세포를 최대한 줄이고 면역력을 극대화시켜 암을 정복하기 위한 총력전을 펼쳐야 한다."

이러한 원리는 암 환자뿐 아니라 정상인에게도 똑같이 적용된다. 암 예방의 핵심은 매년 받는 암 검사나 종합 검진에 있는 것이 아니라 생활 면역 관리를 통해 각 개인의 면역력을 극대화시키는 데 있다. 예방 의학의 관점에서 인간과 암은 항상 공존하는데, 인간과 암이 싸워서 누가 이기는지가 중요한 것이다. 그래서 암을 예방하기 위해서는 다른 검사보다도 면역 검사와 암유전자 검사를 의무화하는 것이 좋다. 이제는 암의 조기 진단도 늦다. 암유전자의 변이를 발견하여 암을 미리 막고 유전자를 복구시키는 것이 핵심이다.

완치에는 평생의 노력이 필요하다

이제는 암 치료의 미래와 재발 방지의 차원에서 면역 의학과 암 유전학을 중심으로 융합적 개념이 절실한 상황이다. 항암제의 부작용을 줄이고 삶의 질을 높이며, 5년 생존율의 환상과 재발의 공포에서 벗어나게 할 치료법이 있음에도 이를 외면하는 것은 의사로서의 바른 자세가 아니다. 또한 암 치료 후 5년이 지나도 재발하지 않으면 완치로 본다는 개념 자체가 모순이다. 이런 경우에는 완치라는 말을 절대 사용해서는 안 된다.

나는 생존율이나 완치율 통계에 많은 의문을 갖는다. 예를 들면 2023년 12월에 발표된 자료인 〈2021년 국가암등록통계〉에서 2017-2021년 기준 병기별 5년 상대 생존율을 보면, 갑상선암은 국한 단계에서 100.7%, 국소 단계에서 100.3%로 나타난다. 남자 전립선암도 국한 단계에서 102.8%, 국소 단계에서 101.0%로 나와 있다. 5년 상대 생존율이 암 검진의 보편화로 치료율이 높은 초기 암 환자를 포함한 수치임을 감안해야 한다. 더구나 암의 종류와 병기에 따라 생존율은 천차만별이다. 이러한 통계가 단순히 기존의 의학 체계만 따르면 완치될 수 있다는 잘못된 믿음을 양산할 수 있다는 점이 안타깝다.

더 이상 '5년 생존=완치'라는 허상에 사로잡히지 말고, 한 걸음 한 걸음 면역 관리를 하면서 수명이 다하는 날까지 건강한 삶을 살아야 한다. 완치라는 용어는 면역 관리를 지속하는 경우에만 사용할 수 있다. 평생 면역 관리를 할 때만 완치가 보장된다.

살아 있는 한 암과의 전쟁은 끝나지 않는다

수술이 불가능하다는 선고를 받은 많은 암 환자들이 가장 고통받는 이유는 암과 더불어 살아가야 한다는 부담 때문이다. 그러나 암세포가 어차피 없어지지 않는다는 사실을 이해한다면 그렇게 실망할 필요는 없다. 생명이 유지되는 한 암과의 싸움은 끝나지 않으며, 거대한 생명력이 현재 암을 포위하고 있기 때문이다. 내가 살아 있는 단 한 가지 이유는 막강한 면역 체계가 아직 암을 정복하고 있기 때문이다.

다만 내가 선택할 수 있는 것은 암의 편에 서지 않고 생명의 편에 서는 것이다. 이는 적의 보급선을 끊고 아군에게만 집중적으로 식량과 무기를 보급하는 일에 비유할 수 있다. 현재 암을 가지고 있는 경우, 치열한 암과의 싸움에서 이기려면 생활 면역 관리로는 한계가 있으며, 면역 증강을 통한 집중 면역 관리가 필요하다.

결과와 상관없이 내가 할 수 있는 일에 최선을 다하다 보면 암은 정복될 수 있다. 패러다임을 바꾸라. 완치에 집착하지 말고, 영상 의학적 검사나 임상 병리학적 수치에 일희일비하지 말고, 차분히 암을 정복해 나가라.

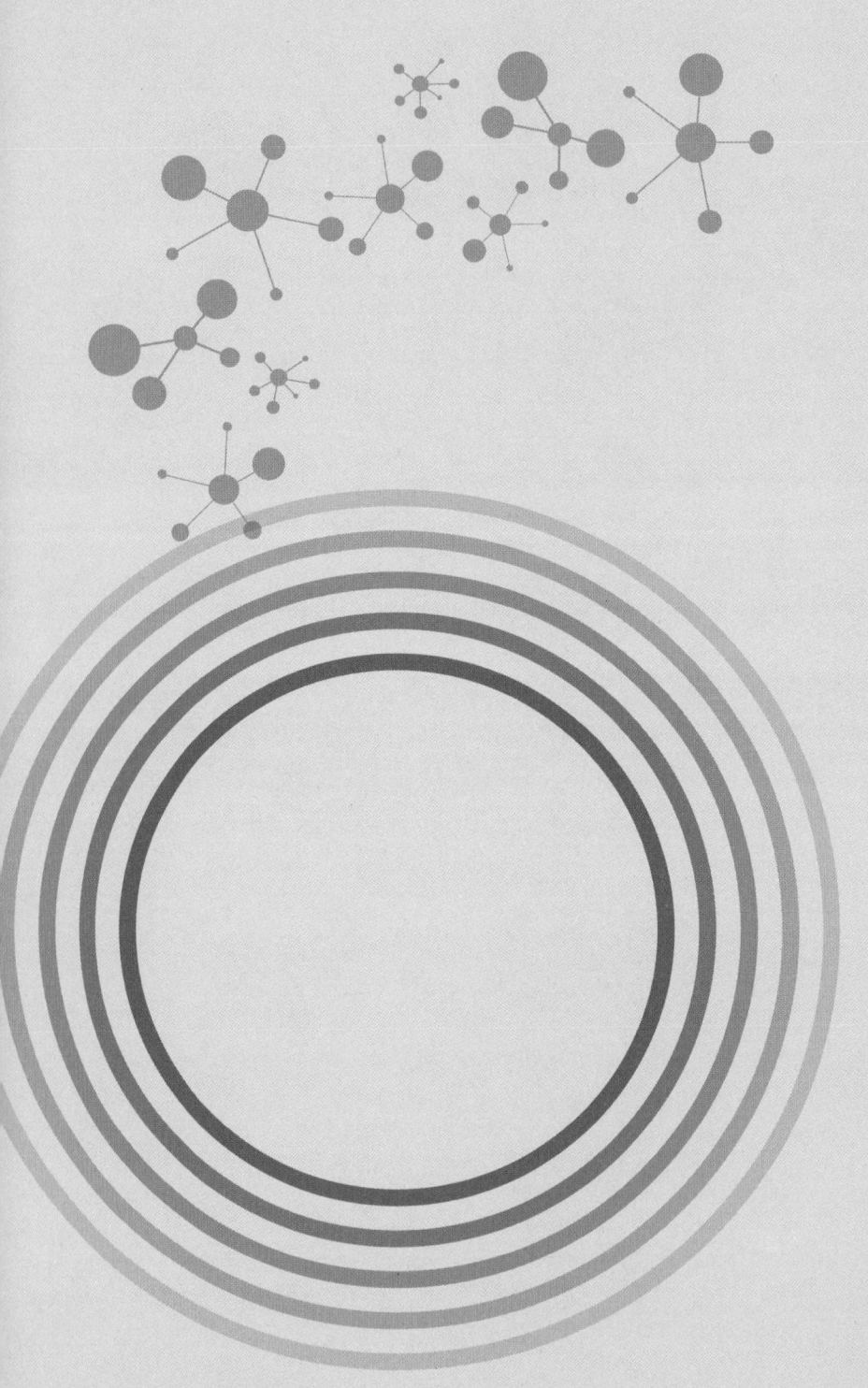

6장
통합 의학에서 융합 의학으로

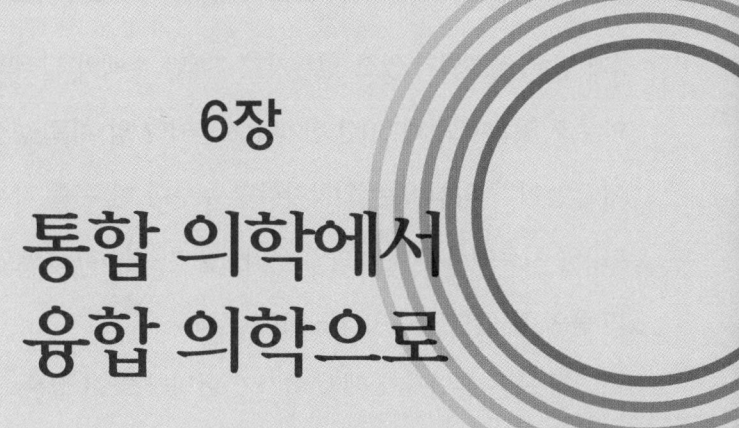
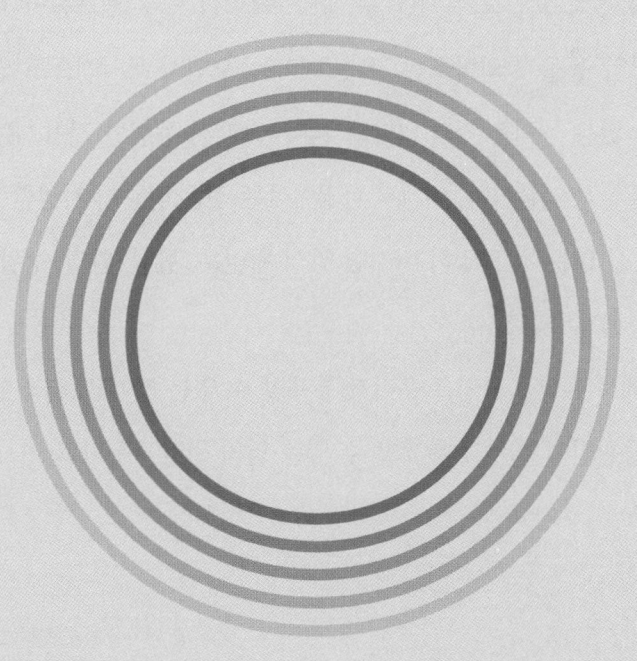

융합 의학으로 전인격적 치료의 문이 열리다

"왜 암은 정복되지 않고 있는가?" "매년 수백억 달러의 연구비를 쏟아붓고 있는데도 왜 50년 전이나 지금이나 암 치료 성적에는 별 진전이 없는가?" 양심 있는 의학자라면 누구나 한 번쯤 가져 보는 의문이다. 암 치료에서 현대 의학의 무기력을 한 번이라도 경험해 본 의사라면 품어 볼 만한 질문이기도 하다.

"왜 모든 흡연자가 폐암 환자가 아닌가?" 이 질문 또한 충분히 생각해 볼 만하다. 병리학적으로 하루에 1갑씩 25년 동안 담배를 피우면 정상 세포가 암세포로 바뀌게 된다고 알려져 있다. 그러나 그러한 경력을 가진 흡연자 중 일부만 폐암에 걸리는 이유는 암 발생을 발암물질의 자극이라는 물질적 관점에서만 설명할 수 없기 때문이다.

물론 유전적 요인도 무시할 수 없다. 그러나 일부 림프종이나 특수한 유방암 등을 제외하고는 '유전'이라는 요인이 독자적으로 암을 일으킬 수 있는 능력은 거의 없다고 본다. 그래서 등장한 것이 '유전+환경'의 통합적 이론이다. 여기서 환경이라는 것은 단순히 자연환경만을 의미하지 않는다. 엄밀히 따지면 암의 원인은 '유전+환경+생활 습관'이라고 볼 수 있다.

이 중에서 유전적 요인은 우리가 통제할 수 없는 것이고, 결국 환경과 생활 습관만이 우리가 통제할 수 있는 암의 원인이 된다고 여겨 왔다. 생활 습관과 환경만 바꾸면 된다는 단순한 논리를 가지고 있었던 것이다. 그런데 최근 '후성 유전학(Epigenetics)'의 발달로 대부분의 암유전자가 후천적으로 생겨나며, 이 유전자 중 '암유전자'의 돌연변이는 비가역적이지만, '암 억제 유전자'의 변이는 가역적이라는 사실이 밝혀지면서 유전자 복구가 가능하다는 것이 명확한 현실이 되었다.

유전자의 분석과 복구가 가능하다는 것은 맞춤 예방과 맞춤 치료의 길을 제시한 것으로, 암 정복을 위한 방법에 있어서 '현대 의학+보완 대체 의학=통합 의학'이라는 통합 의학적 접근을 넘어서서 '통합 의학+종양 유전학+모든 학문=융합 의학'이라는 융합 의학으로 들어가는 길을 활짝 열어 준 것이다.

또 한 가지, 융합 의학으로 들어가는 관문에서 반드시 고려해야 할 것이 치료의 전인격적 접근이다. 인간은 단순히 물질적, 생물학적 존재가 아니라 전인격적 존재이다. 물질적 접근이나 생물학적 접근만으로 원인을 규명하려고 하면 곧 한계에 부딪히게 된다. 원인 규명의 한계는 곧 치료의 한계를 뜻한다. 물론 신체적 측면을 무시할 수는 없지만, 인간의 본질은 영적·지적·정서적·사회적 측면을 포함한 전인격적 존재라는 사실을 잊어서는 안 된다.

인간의 전인격적 특성을 고려한다면 암의 가장 큰 원인은 '스트레스'이며, 그 메커니즘은 '인체의 면역 기능'이다. 많은 학자들은 지금까지 밝혀진 암의 원인만으로 설명되지 않는 나머지 70%를 정신적 스트레스로 설명하고 있다. 사실 발암 물질도, 그것이 화학적이든 물리적이든, 따지고 보면 세포에 가해지는 하나의 스트레스로 이해할 수 있다.

물론 모든 스트레스가 해로운 것은 아니다. 적당한 스트레스는 약이 될 수 있다. 스프링을 늘였다가 놓으면 탄력이 붙는 것처럼, 스트레스는 경우에 따라 생동감 넘치는 삶의 원동력이 되기도 한다. 그러나 스프링을 계속 잡아당기면 결국 늘어져 버리는 것처럼, 인체도 과도한 스트레스를 받으면 면역 기능이 현저히 저하되고 균형이 깨져 질병이 나타나게 된다. 그 대표적인 질병이 바로 암이다. 이러한 설명은 최근 정신 신경 면역학의 발달로 인해 확고한 과학적 근거를 가지게 되었다.

융합 의학 + 전인격적 치료 = 융합 면역 의학

내가 서울대병원에 근무할 때의 일이다. 병동은 81병동으로 기억하는데, 당시 내가 담당하고 있던 환자 중 한 할머니가 장기 입원하여 치료를 받고 있었다. 입원 기간 동안 그 환자의 상태는 계속 내리막길을 걷고 있었다. 폐 기능이 심하게 감소해 가슴 사진이 거의 하얗게 나올 정도였고, 목이 부어 도저히 치료가 어려운 상황이었다. 심한 호흡 곤란으로 매일 동맥 내 산소량을 측정해야 할 만큼 환자의 상태는 극도로 나빠져 있었다.

의사들의 결론은 환자의 기도에 구멍을 뚫어 호흡을 도와주자는 것이었지만, 환자는 '죽으면 죽었지, 그건 못 하겠다'며 완강히 거부했다. 하루를 넘길지 못 넘길지 모르는 긴박한 상황이었지만, 환자의 고집은 대단했다. 결국 그 환자는 퇴원을 했고, 의료진은 '퇴원=즉시 사망'이라는 결과를 의심하지 않았다.

그러나 보름쯤 후, 그 할머니에게서 전화가 걸려 왔다. 놀랄 정도로 건강한 목소리였다. 시골집에 오자마자 회복되기 시작해 지금은 건강이 놀랍게 좋아졌다는 것이었다. 그 환자의 경우, 최고의 치료는 고향 집에 가는 것이었다.

나는 이러한 믿기지 않는 상황을 경험하고 큰 충격을 받았다. 질병 치료에서 의학 외적인 요인이 얼마나 중요한지 깨닫게 해 준 사건이었다. 또한, 이 일이 새로운 암 치료 가능성을 찾아 학문적으로 큰 모험을 시작하는 계기가 되었다.

내가 잘 아는 목사님 중에 '샘물호스피스'라는 불우한 암 환자를 위한 요양 시설을 운영하는 분이 있었다. 그분의 이야기에 따르면, 통증으로 고통받는 많은 말기 암 환자들이 그곳에서 지내는 동안 통증을 거의 호소하지 않는다고 한다. 심지어 복수가 찬 환자들이 마음의 평안을 찾고 복수가 없어지는 경험을 하기도 한다는 것이다. 가정처럼 밝은 분위기와 사랑으로 충만한 봉사자들 덕분에 자연 치유력이 발휘되고, 그로 인해 정신적 에너지가 절망에서 희망과 회복으로 전환되는 것이 아닐까?

몇 년 전에 방문했던 독일의 암 전문 병원에서는 현대 의학의 강점과 면역 의학의 강점을 결합하여 놀라운 치료 효과를 얻고 있었다. 100개 정도의 병상을 가지고 있는 작은 병원이었지만, 전 세계의 의학자, 의대 교수, 개업의들이 이러한 새로운 시도를 배우기 위해 끊임없이 방문했다. 병원의 크기나 시설이 중요한 것이 아니라, '실제 치료가 얼마나 환자 중심으로 진행되고 있는가'가 중요한 것이다.

암 치료에는 기존의 의학적 접근 외에 숨은 변수들을 반드시 고려해야 한다. 그런데 질병의 원인을 설명할 때는 복합적인 이론을 제시하면서, 왜 치료를 할 때는 물질적, 신체적 측면에만 집중할까? 암 치료에서 가장 빈번하게 사용하는 수술, 항암제, 방사선 요법은 모두 물질적 접근이다. 암을 단순히 물질적, 생물학적 현상으로만 보는 것이다. 암 치료의 한계는 바로 여기에 있다. 나는 단언한다. 현재와 같은 방식으로 접근하는 한 100년이 지나도 암은 정복되지 않을 것이다.

오늘날 융합 의학이 시대의 트렌드가 되면서 평생 면역 관리가 주목을 받게 된 것은 매우 고무적인 현상이라고 생각한다. 인간의 면역 상태는 단순히 생물학적 시스템의 결과물이 아니라, 전인격적 존재의 건강 상태를 보여 주는 표지라는 사실을 인정한 것이나 다름없다. 이는 20년 동안 통합적 면역 치료를 하며 면역 검사 결과를 판독해 온 나의 결론이다. 그래서 나는 '융합 의학+전인격적 치료=융합 면역 의학'이라는 새로운 시각으로 암 치료를 풀어내고자 한다.

융합 면역 암 치료법이란?

암 치료에서 이제 생물학적 접근을 통한 새로운 방법 개발은 큰 의미가 없다. 표적 항암제 등 개발의 여지가 남아 있는 특수한 영역을 제외하면, 시도할 수 있는 방법은 이미 대부분 제시된 상태이다. 이제는 '의식의 혁명'이 필요하다.

발암 기전의 두 축인 '종양 면역학'과 '종양 유전학'이 결합되어 기존의 모든 치료법을 새롭게 조명하는 '융합 의학'이 필요한 시점이다. 지금까지 개발된 의학적 방법을 총동원하되, 유전자를 복구하고 인체의 면역 체계를 강화할 수 있는 모든 방법을 전인격적으로 통합하는 접근이 필요하다. 말하자면, '융합 면역 의학'만이 암 환자를 살리는 최상의 대안이다.

'면역 칵테일 치료법'은 1994년 내가 세계에서 가장 탁월한 자연 면역 요법으로 알려진 '미슬토 요법'을 국내 암 환자에게 최초로 적용한 후에 5년 만에 개발한 종합 면역 요법이다. 지난 30여 년 동안 지속적으로 보완하며 진화해 온 암 치료의 결정판이다. '칵테일'이라는 단어에서 알 수 있듯이, 면역 칵테일 치료법은 다양한 요소를 융합한 치료 개념이다. 암 치료의 전통적인 방식인 현대 의학(수술, 항암제, 방사선 치료)을 100% 수용하면서, 여기에 면역 칵테일, 영양 칵테일, 온열 칵테일 등 검증된 '면역 증강 요법(Immune-boosting Therapy)'을 결합한 치료법이다. 나는 이 치료법을 '집중 면역 관리(Focused Immune Care)'라고 정의한다.

집중 면역 관리와는 별도로 후생 유전학에 기반해 일상생활 속에서 건강한 식생활, 규칙적인 운동, 스트레스 관리와 같은 건강한 생활 습관 형성을 통해 면역력을 강화하고 손상된 유전자를 복구하는 방법이 있다. 나는 이것을 '생활 면역 관리(Lifestyle Immune Care)'라고 정의한다.

융합 면역 암 치료법은 '집중 면역 관리'에 '생활 면역 관리'를 적극적으로 결합한 복합적 암 치료 모델이다. 현대 의학에 과학적 근거가 있는 보완 의학을 더해 상승효과를 극대화한 것이다.

융합 면역 암 치료법은 칵테일을 만들 때 각 개인의 기호에 맞게 구성 성분과 용량을 조절하는 것처럼, 암 환자 개개인의 특성과 상태에 맞추는 맞춤형 요법이다. 암 치료에서 개인별 맞춤식 접근은 암유전자의 치료 활용과 더불어 21세기 의학의 중요한 이슈로 부상하고 있다.

이 치료법은 암 제거를 위한 면역 체계의 관점에서 거시적이고 장기적으로 모든 치료법을 조망한다. 예를 들어, 수술, 항암 화학 치료, 방사선 치료는 일시적으로 면역력을 저하시킬 수 있지만, 눈에 보이는 대부분의 암을 제거하고 미세 전이암과 싸우는 데 기여한다는 점에서는 몸을 살리는 면역 요법이 될 수 있다.

요컨대, 융합 면역 암 치료법은 암 중심, 치료 중심의 사고에 몸 중심, 회복 중심의 사고를 결합한 치료법이다. 즉, 암유전자와 면역 체계를 중심으로 모든 치료를 통합하며, 현대 의학과 과학적 근거가 있는 보완 의학을 100% 수용하는 총체적이고 전인적인 치료 접근이다.

융합 면역 암 치료의 기본 전제와 원칙

1. 적절히 시행된 수술은 가장 강력한 면역 요법이다.

2. 확실한 효과가 입증된 경우에 한해 적절하게 시행된 항암 화학 치료와 방사선 치료, 기타 의학적 치료(호르몬 요법-유방암, 간동맥 색전술-간암, 동위 원소 치료-갑상선암 등)도 크게 보면 면역 요법으로 볼 수 있다. 이러한 치료를 융합 면역 요법과 병행하면 부작용은 줄고 치료 효과는 극대화된다.

3. 융합 면역 암 치료법의 조절 기능은 면역 검사, 종양 표지자 검사, 암유전자 검사이며, 보조적으로 활성 산소 및 항산화 검사, 유기산 검사 등을 포함한다.

4. 무너진 인체의 면역 기능을 회복시키고 강력한 면역력을 추가로 공급하는 모든 치료를 총칭해 융합 면역 암 치료법이라고 부른다. 이에는 칵테일 면역 요법, 칵테일 영양 요법, 칵테일 온열 요법 등이 포함된다.

5. 식이 요법, 운동 요법, 스트레스 관리, 내적 치유 등 생활 면역 관리를 종양 면역학적 배경의 면역 검사와 종양 유전학적 배경의 암유전자 검사를 통해 지속적으로 모니터링한다.

융합 면역 암 치료법의 탄생 배경: 암은 복합 유전자 질환이다

최근 연구에 따르면, 후성 유전적 및 유전적 변화가 개별적으로 또는 결합되어 대부분의 인간 암의 원인으로 작용할 수 있음을 보여 준다. 환경과 식이에서의 유해한 자극과 유전적 구성이 결합되어 유도된 후성 유전적 및 유전적 변화는 유전자 발현과 같은 중요한 세포 과정에 영향을 미쳐 발암성 변형 및 종양 발생으로 이어질 수 있다.

환경, 식이, 생활 습관 요인에 의해 유발되는 후성 유전적 및 유전적 변화가 암에 미치는 영향

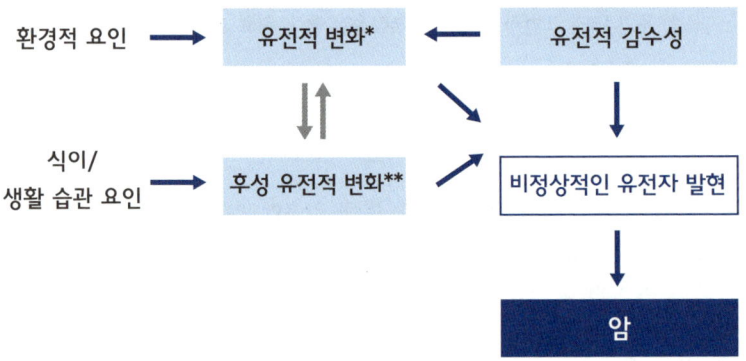

Herceg, Zdenko. "Epigenetics and Cancer: Towards an Evaluation of the Impact of Environmental and Dietary Factors." Mutagenesis, vol. 22, no. 2, 2007, pp. 91–103, https://doi.org/10.1093/mutage/gel068.

*유전적 변화(Genetic Alteration): DNA 염기 서열 자체에 변화가 생기는 경우이다. DNA 염기 서열의 변화는 특정 유전자가 손상, 과발현 및 억제를 통해 세포의 기능을 바꾸고, 종종 암과 같은 질병을 유발한다. 대표적인 예로 암유전자의 돌연변이를 들 수 있다. 이는 영구적이며, 세포가 분열할 때 자손 세포에 그대로 전달된다.

**후성 유전적 변화(Epigenetic Alteration): DNA 염기 서열 자체는 변하지 않지만, 유전자의 발현 방식이 조절되는 변화이다. 특정 유전자가 '켜지거나(발현)' '꺼지게(억제)' 되어 세포의 특성과 행동에 영향을 미친다. 암억제 유전자가 과도한 메틸화로 발현이 억제되거나, 암유전자의 발현이 증가되는 것을 예로 들 수 있다. 이는 세포 내외 환경의 영향을 받아 가역적으로 나타날 수 있다. 세포 분열 시 자손 세포에 전달될 수 있지만, 영구적이지는 않다.

암은 단순한 질환이 아니라, 다양한 원인과 과정을 거쳐 발생하는 '복합 유전자 질환'이다. 암 발생의 기전은 분자 생물학과 후생 유전학의 발전 덕분에 점차 명확해지고 있으며, 이러한 연구를 통해 암이 단일한 원인보다는 다양한 요인이 복합적으로 작용해 발생한다는 사실이 밝혀졌다. 암 발생의 기전을 설명하는 대표적인 네 가지 모델은 다음과 같다.

1. 화학적 발암(Chemical Carcinogenesis)

화학적 발암은 환경에서 노출되는 화학 물질로 인해 유전자가 손상되어 암이 발생하는 과정을 의미한다. 대표적인 예로는 흡연과 알코올이 있다. 담배 연기 속의 발암 물질(예: 벤조피렌)은 DNA의 변이를 유발하고, 알코올은 대사 과정에서 생성되는 아세트알데하이드가 세포 손상을 촉진한다. 이 과정에서 세포의 정상적인 증식과 분화 기능이 교란되면서 암으로 진행된다. 화학적 발암은 산업화와 도시화로 인해 더욱 중요한 문제로 부각되고 있다.

2. 생물학적 발암(Biological Carcinogenesis)

생물학적 발암은 호르몬의 이상으로 인해 암이 발생하는 경우를 말한다. 특히 여성의 유방암과 남성의 전립선암은 호르몬 의존적 암으로 분류된다. 과도한 에스트로겐이나 테스토스테론은 세포 증식을 촉진하여 유전자 손상 가능성을 증가시키고, 발암 위험을 높인다. 이러한 생물학적 발암 기전은 개인의 유전적 소인, 호르몬 불균형, 그리고 생활 습관과 밀접한 연관이 있다.

3. 감염성 발암(Infectious Carcinogenesis)

감염성 발암은 바이러스, 세균, 또는 기생충과 같은 병원체의 감염으로 인해 발생한다. 대표적인 사례로는 인유두종 바이러스(HPV)에 의한 자궁 경부암, B형 및 C형 간염 바이러스에 의한 간암, 그리고 헬리코박터 파일로리 감염에 의한 위암이 있다. 이러한 감염은 세포 내

염증 반응과 유전자 손상을 유발하며, 면역 체계의 이상을 초래해 암 발생 가능성을 높인다.

4. 대사성 발암(Metabolic Carcinogenesis)

대사성 발암은 비만과 같은 대사 이상으로 인해 암이 발생하는 경우를 포함한다. 비만은 염증성 사이토카인(예: IL-6, TNF-α)의 과잉 생성, 인슐린 저항성, 그리고 호르몬 균형의 교란을 유발한다. 이러한 변화는 세포 내 신호 전달 체계를 방해하고, 세포 증식과 암세포 생존을 촉진한다. 대사성 발암은 특히 현대인의 생활 습관과 밀접하게 연결되어 있어 예방적 관리가 중요한 영역이다.

이 네 가지 발암 모델은 각각 독립적인 경로를 가지지만, 공통적으로 유전자 변이와 면역 체계 이상에 기인한다. 예를 들어, 발암 물질은 유전자 변이를 직접적으로 유발하며, 면역 체계는 변이된 세포를 인지하고 제거하는 역할을 한다. 그러나 면역 체계가 약화되거나 과도한 자극을 받으면 암세포의 성장을 억제하지 못하게 되어 암세포는 암으로 성장하게 된다.

이처럼 암은 단순히 유전자 변이로 인해 발생하는 질환이 아니라, 유전자와 면역 체계가 복잡하게 상호 작용을 하며 나타나는 결과이다. 암 발생의 기전은 융합 면역 암 치료법의 필요성을 뒷받침하는 핵심 근거가 되며, 암 발생의 기전에 대해 잘 이해해야 효과적인 치료 전략을 세울 수 있다.

발암 기전

유전자 변이의 축적

- 세포 속의 DNA가 합성될 때 변이가 일어나 암세포가 생성된다. 변형된 세포는 분열하더라도 계속 변형된 DNA를 유지하며, 이러한 세포들이 계속해서 분열하고 증식함으로써 암이 발생하게 된다.

- 유전성 암의 경우, 1차 변이(first mutation)를 일으킨 유전자를 부모로부터 물려받는 것이 특징이다.

- 암은 장기간에 걸쳐 다양한 유전자 변이가 축적되면서 발생한다.

환경적 자극

면역계 이상

- 인체의 정상적인 면역 기능은 약 1,000만 개 정도의 종양 세포를 파괴할 능력을 가지고 있다.

- 임상적으로 암이 발견될 때는 최소 10억 개 이상의 종양 세포가 포함된 상태이다.

- 이는 면역 기능이 처리할 수 있는 수준을 초과한 상태로, 암세포가 제거되지 못하고 암으로 진행되는 것이다.

암은 유전자 질환이지만, 일반적인 유전 질환과는 근본적인 차이가 있다. 유전 질환은 배세포 변이로 인해 선천적으로 발생하지만, 암은 체세포 변이로 인해 대부분 후천적으로 발생한다. 또한, 암은 단일 유전자 변이에 의해 발생하지 않고, 약 5-7개 이상의 유전자 돌연변이가 축적되어야 발생한다. 이때, 각각의 돌연변이는 서로 다른 유전자들이 개입하며, '기능 추가성 돌연변이(암유전자 돌연변이)'와 '기능 소실성 돌연변이(암 억제 유전자 돌연변이)'가 동시에 작용한다. 이렇듯 암은 여러 가지 요인들이 복합적으로 작용하여 발생하는 질환이기에 '복합 유전자 질환'으로 분류된다.

암세포는 정상 세포와 달리, 비정상적인 단백질이나 변형된 항원을 세포 표면에 발현한다. 이는 면역계가 암세포를 인식하고 공격할 수 있는 표지가 된다. 이러한 암세포의 '항원성(Antigenicity)'을 이용해 암세포를 표적화하고 제거하는 것이 암 면역 치료의 출발점이다.

예를 들어, 비소세포 폐암 치료제인 '이레사(Iressa)'나 유방암 치료제인 '허셉틴(Herceptin)'처럼, 특정 표적을 정밀히 겨냥하는 표적 치료제들이 이미 활용되고 있다. 이러한 치료제는 면역 체계가 암세포를 적으로 인식할 수 있게 하여 전신적으로 암세포를 공격할 수 있도록 돕는다. 따라서, 암을 적으로 식별하는 능력을 강화하고, 면역 체계를 최상의 상태로 활성화시키면 암을 정복할 수 있다는 것이 이 이론의 핵심이다. 즉, 암에 대한 분별력을 강화하고 공격력을 극대화하는 것이다.

문제는 암이 복합 형질 질환으로, 하나의 표적이 아닌 여러 표적을 가진다는 점이다. 아직 밝혀지지 않은 표적까지 포함하면 암세포에는 수십 개에서 수백 개의 표적이 존재할 가능성이 크다. 현재까지 밝혀진 암유전자만 해도 350종이 넘는다. 그뿐만 아니라 암유전자의 원인과 암유전자의 배합은 암의 종류에 따라, 환자에 따라 각기 다르다. 이 때문에 동일한 암이라도 표적과 치료 반응이 환자마다 다를 수밖에 없다.

임상 데이터는 이러한 복합성을 잘 보여 준다. 복합 치료가 단독 치료보다 훨씬 효과적이라는 사실은 암이 양파 껍질처럼 복합적인 요인으로 둘러싸여 있다는 것을 설명해 준다. 암을 표적으로 삼아 효과적으로 공격하려면, 모든 다양한 방법을 총동원해 총력전을 펼쳐야 한다.

놀라운 사실은 암유전자의 돌연변이는 불가역적이지만, 암 발생에 더 큰 영향을 미치는 암 억제 유전자의 기능 소실은 복구가 가능하다는 점이다. 이 때문에 생활 면역 관리를 통해 암의 뿌리를 약화시키고, 암이 자랄 수 없는 생태 시스템을 만드는 것이 중요하다.

이러한 점을 종합하면, 미래의 면역 요법은 두 가지 핵심 방향으로 발전해야 한다. 첫째, 유전자 중심의 집중 면역 표적 치료를 통해 암을 정밀하게 공격하는 방법, 둘째, 유전자 복구를 기반으로 한 생활 면역 요법을 통해 암의 발생 환경을 근본적으로 개선하는 방법이다. 이 두 가지 접근 방식이 결합되어야 한다는 생각에서 융합 면역 치료법이 탄생하게 된 것이라고 할 수 있다.

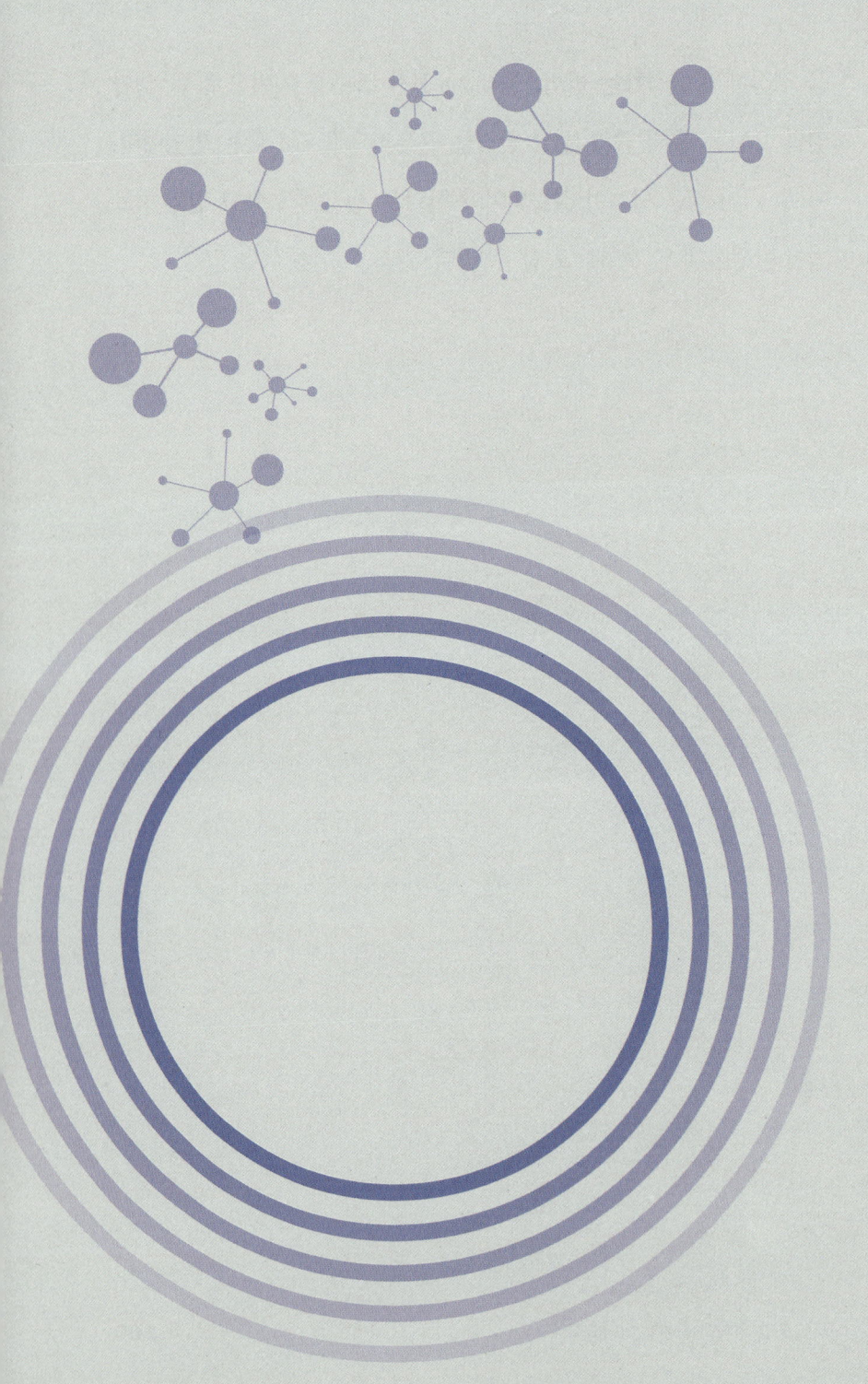

7장

집중 면역 관리와
생활 면역 관리를 결합한
융합 면역 암 치료

암을 발생시킨 '시스템'부터 바꾸고
치료를 구상하라

암 진단을 받으면, 수술이나 치료를 통해 암을 제거하는 것보다 암을 정복할 수 있는 총체적 시스템으로 몸을 전환시키는 것이 무엇보다 중요하고 시급하다. 새롭게 변화된 시스템 안에서 치료를 구상하며, 암의 결과물인 암의 줄기뿐만 아니라 암의 원인인 암의 뿌리까지 동시에 제거하는 데 주력해야 한다.

암에 걸리면 먼저 치료를 생각하기보다, 암을 유발한 시스템을 총체적으로 바꾸고 망가진 면역 시스템을 복구하는 것에 집중해야 한다. 즉, 손상된 면역 시스템을 복구하기 위해 면역 요법을 시작하는 것은 수술이나 항암 치료만큼 중요하고 시급하다. 이제는 '암을 제거하는 치료'에서 '암 제거를 포함해 시스템을 바꾸는 치료'로 전환해야 한다.

수술이나 항암제는 암의 세력을 약화시키는 데 효과적이지만, 면역 체계까지 동시에 약화시킬 가능성이 있다. 따라서 이런 치료를 선택할 때는 신중하게 고민해야 한다. 암과의 전쟁에서 승리하는 길은 기존 치료와 집중 면역 관리를 통해 면역을 극대화하고, 이에 더하여 암의 뿌리를 약화시키는 생태 환경을 만드는 것이다.

그렇다면 암의 뿌리, 즉 암의 원인은 무엇일까? 암의 원인을 이해하려면 유전적 요인, 환경, 생활 습관이라는 세 가지 요소를 고려해야 한다. 유전적 요인은 무시할 수 없지만, 일부 림프종이나 특수한 유방암 등을 제외하면 '유전'이라는 요인이 독자적으로 암을 일으키는 능력은 거의 없다고 본다. 이로 인해 암의 원인을 '유전+환경+생활 습관'으로 바라보는 통합적 이론이 등장했다.

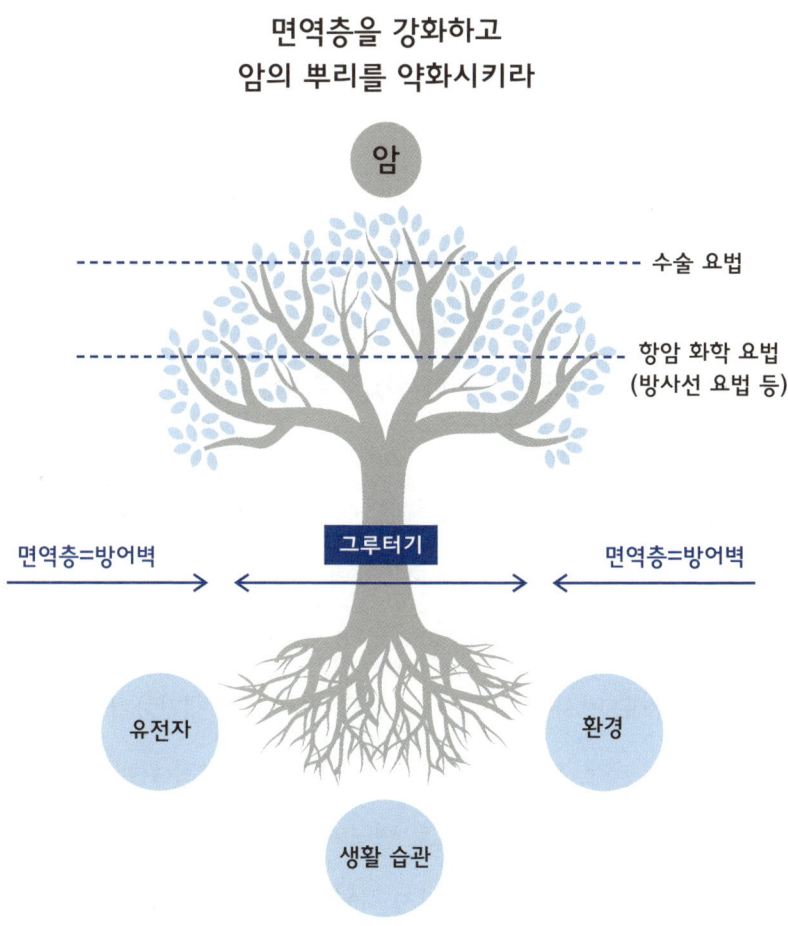

근래에 후성 유전학의 발달로, 대부분의 암이 후천적 요인에 의해 촉진된다는 사실이 밝혀졌다. 암유전자의 기능 추가성 돌연변이는 '정상 유전자(Proto-oncogene)'가 돌연변이에 의해 비가역적으로 활성화되는 경우를 의미한다. 반면, 암 억제 유전자의 기능 소실은 유전적 돌연변이에 의해 발생할 경우 비가역적일 수 있으나, 후성 유전적 변화(예: DNA 메틸화)에 의해 억제된 경우에는 가역적이다. 이러한 발견은 암 치료 및 예방에서 후성 유전적 메커니즘을 표적으로 삼는 새로운 접근법의 가능성을 제시한다.

후성 유전학 덕분에 암의 뿌리인 암유전자의 돌연변이는 돌이킬 수 없는 현상이기에 암의 뿌리를 완전히 제거할 수는 없지만, 암 억제 유전자의 후성 유전적 기능 소실은 복구가 가능하다는 것을 알게 되었다. 따라서 암의 뿌리를 약화시키는 생태계를 만들기 위한 면역 관리가 무엇보다 중요하다.

암의 뿌리를 약화시키는 총체적 시스템을 만들기 위해서는 '암을 치료하는 차원'과 '암을 관리하는 차원'이라는 두 가지 접근이 필요하다. 암의 치료 원칙과 관리 원칙은 완전히 다르다. 치료 차원에서는 수술, 항암제, 방사선 치료 등을 통해 암세포를 제거하거나 줄이는 방법을 강구한다. 관리 차원에서는 암의 재발을 막기 위해 환자의 면역 기능을 강화하고, 지속적으로 면역력을 높이는 방법을 찾는다. 암 완치를 목표로 하려면, 이 두 가지 차원의 접근법이 서로 보완 관계에 있다는 점을 이해하고, 어느 한 가지에만 의존하지 않아야 한다. 즉, 암을 치료하는 차원과 관리하는 차원의 다양한 방법을 총동원하여 암을 뿌리 뽑기 위한 총력전을 펼쳐야 한다.

물론 현대 의학을 무시하고 식이 요법이나 민간요법에만 의지하는 것은 있을 수 없는 일이다. 하지만 기존 의학과 과학적 근거가 있는 보완 대체 의학을 결합한 통합 의학이 세계적 트렌드인 상황에서, 현대 의학만을 고집하는 것 또한 시대에 역행하는 사고이다. 때로는 의학 분야의 최첨단에 서 있는 듯 보이는 의사들조차 편협한 사고를 가지고 있는 것을 보면 안타까울 때가 많다.

집중 면역 관리와 생활 면역 관리

암 치료 후, 암의 재발을 막기 위해 암 환자의 면역 기능을 강화하고 지속적으로 면역력을 높이는 데 필요한 '관리 차원'의 면역 관리에는 '집중 면역 관리(Focused Immune Care)'와 '생활 면역 관리(Lifestyle Immune Care)'가 있다.

'집중 면역 관리'는 면역력을 빠르게 증강시키기 위해 각종 약재와 기술을 총동원하여 최상의 면역 체계를 구축하는 것을 목표로 한다. 이를 통해 짧은 시간 안에 면역 체계를 강화하고, 암에 대한 저항력을 극대화한다. '생활 면역 관리'는 건강한 식생활, 규칙적인 운동, 스트레스 관리, 환경 관리 등을 통해 일상생활 속에서 면역력을 유지하고 관리하는 방법이다. 이는 면역 체계를 장기적으로 안정시키고, 암의 재발 가능성을 줄이는 데 초점을 맞춘다.

암과의 전쟁에서 승리하는 길은 기존 치료와 집중 면역 관리를 통해 면역력을 극대화하는 동시에, 생활 면역 관리를 통해 일상에서 암의 뿌리를 약화시키는 생태 환경을 만드는 것이다.

모든 암 환자에게는 '면역 공백기'가 존재한다. 이는 수술 직후, 항암 치료 전후, 방사선 치료 전후와 같이 암 재발의 위험성이 가장 높은 시기를 말한다. 이때는 빠른 '면역 강화(Boosting Immunity)'를 위한 응급 처치가 필요하다. 암의 재발 여부는 집중 면역 관리에 달려 있다고 해도 과언이 아니다. 즉, 면역 저하가 뚜렷하게 나타나는 '면역 공백기'에 융합 면역 암 치료법을 사용해 집중적으로 면역력을 높이면 좋은 결과를 기대할 수 있다.

요컨대, 암 재발을 막고 완치를 이루기 위해서는 '집중 면역 관리'와 '생활 면역 관리'가 모두 필요하다. 면역 공백기에는 '집중 면역 관리'로 면역 체계를 신속히 강화해야 하고, 그 이후에는 '생활 면역 관리'를 통해 면역력을 꾸준히 유지하는 것이 필수적이다. 평생 면역 관리를 소홀히 한 채, 3개월 또는 6개월에 한 번씩 검진만 받는 것은 암 재발을 방지하는 데 아무런 도움이 되지 않는다.

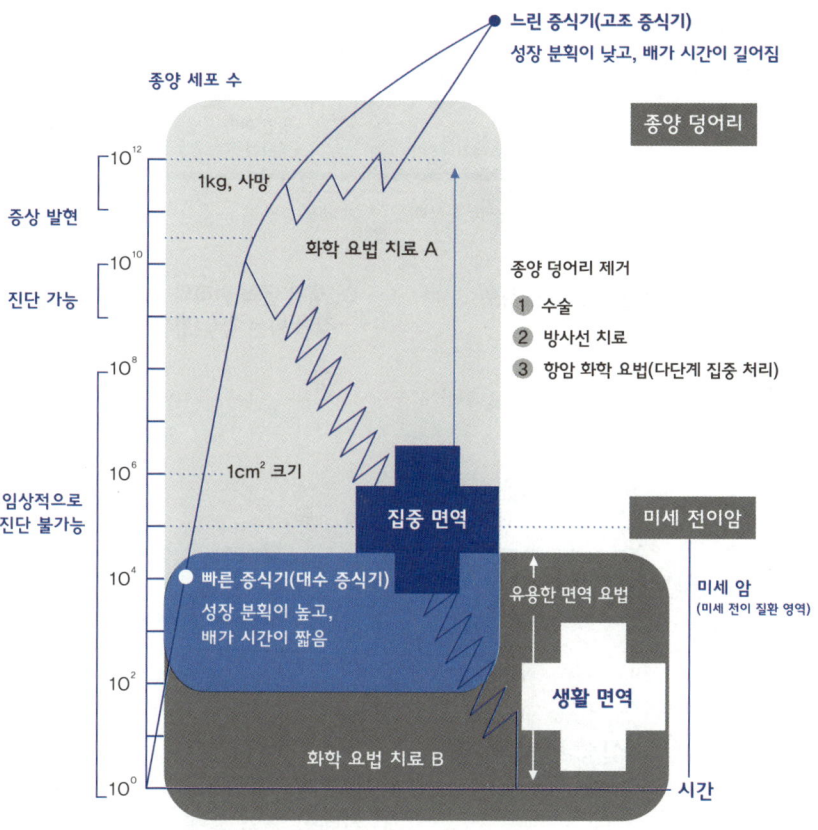

*참고 도서:
《Current Diagnosis & Treatment: Obstetrics & Gynecology》, Alan H. DeCherney, Lauren Nathan, et al.

집중 면역 관리와 생활 면역 관리를 병행하는 평생 면역 관리 모델

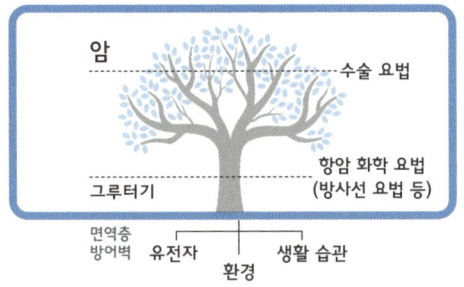

A. 면역 관리가 부재한 경우

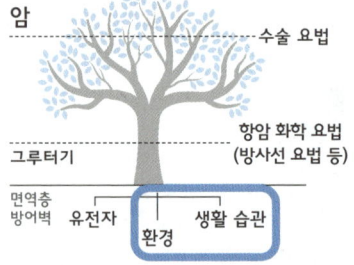

B. 생활 면역 관리만 하는 경우

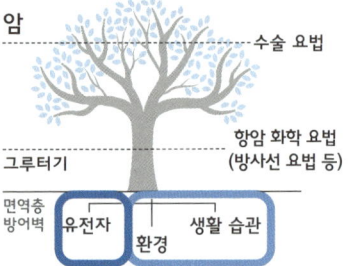

C. 생활 면역 관리와 집중 면역 관리를 같이 하는 경우(평생 면역 관리 모델)

집중 면역 관리
1. 칵테일 면역 요법
2. 칵테일 영양 요법
3. 칵테일 온열 요법

생활 면역 관리
1. 영양 면역 요법
2. 정신 면역 요법
3. 신체 활성화 면역 요법

재발을 체크하는 시스템이 아닌 재발을 막는 시스템으로

정기 검진만으로는 암 재발 위험에 제대로 대비할 수 없다. 이는 말 그대로 '소 잃고 외양간 고치는 격'이다. 암의 '재발 여부'는 단순히 운이나 팔자소관의 문제가 아니다. 무너진 면역 기능을 회복시키는 집중 면역 관리, 건강한 생활 습관 유지, 그리고 최상의 컨디션 유지를 위한 생활 면역 관리를 철저히 실천할 필요가 있다.

특히 항암 치료 전후, 방사선 치료 전후에는 집중 면역 관리가 필수적이며, 치료가 끝난 후에도 자연적인 회복에만 맡길 것이 아니라, 면역 검사를 통해 철저한 면역 관리에 들어가야 한다. 항암제나 방사선 치료를 받은 후, 면역 상태가 좋지 않은 환자들은 반드시 집중 면역 관리를 연장해 망가진 몸을 회복해야 한다. 회복 이후에도 스트레스, 감기, 또는 염증 질환에 자주 노출될 경우 집중 관리가 필요하다. 정기적인 면역 검사를 통해 암으로 발전하기 전에 이를 미리 차단하는 것이 핵심이다. 면역 검사 결과 면역 저하가 현저할 경우, 면역 강화 요법을 활용하여 면역력을 획기적으로 높이는 집중 면역 관리가 필요하다.

금연, 절주, 규칙적인 운동, 건강한 식습관 등 기본적인 생활 면역 관리는 말할 필요도 없다. 생활 습관 혁명을 통해 암에 걸리지 않는 시스템으로 신속히 전환해 암의 재발을 막아야 한다. 평생 면역 관리로 이어지는 생활 면역 관리만이 재발을 예방하는 가장 확실한 방법이다. 그러나 문제는 기존 의학 체계가 재발 여부를 체크하는 시스템이지, 재발을 예방하는 시스템은 아니라는 점이다.

부산 지역 대학 병원 의사들과 함께 독일에 '미슬토 면역 요법' 연수를 간 적이 있었다. 대부분 외과 교수들이었는데, 이들은 기존 치료 체계에 대해 불만이 많았다. 특히 진료의 세분화로 인해 초래된 비인간화를 신랄하게 비판했다. 외과 의사들은 수술만 한다. 혈액 종양 내과에서는 항암제만 사용한다. 치료 방사선과에서는 방사선 치료만 할 뿐이다. 각자 자신의 분야만 알고 있고, 자신의 분야만 진행한다. 협진 시스템조차 공급자 중심으로 제한된 시스템 내에서만 이루어지며, 환자 중심의 포괄적인 시각은 외면받고 있다.

암 치료는 통합 의학이자 융합 의학이다. 그러나 의사들은 대개 자신이 속한 전문 분야에서는 훌륭한 실력을 가지고 있음에도 불구하고, 통합적, 총체적, 전인적 시각이 부족한 경우가 많다. 이는 치료 영역의 지나친 세분화가 만들어 낸 비극이라고 할 수 있다.

그들은 암 발생의 심리적, 영적 요인에 대해 무지하다. 또한 암 환자의 면역 관리에 대해서도 무지하다. 무너진 몸에 항암제를 지속적으로 투여하기 위해 백혈구만 중요시하며, 백혈구 중에서도 감염을 막는 호중구에만 집착할 뿐, 면역 체계를 좌우하는 림프구는 간과하고 있다. 암 특유의 면역 상태를 나타내는 체온 변화, T 세포와 NK 세포의 상태나 활성도에 대해서도 제대로 알지 못한다. 림프구 수치가 낮다는 것이 무엇을 의미하는지조차 제대로 이해하지 못하고 있다. 또한 암 치료에서 식이 요법, 특히 파이토뉴트리언트와 필수 미량 영양소의 역할과 영향에 대한 이해가 부족하다. 무엇보다도 종양 유전학과 종양 면역학에 대한 지식이 결여되어 있다.

그들은 오직 치료에만 관심이 있을 뿐, 총체적인 면역 관리를 통해 암 재발을 막는 방법에는 무지하다. 이는 그들이 치료의 전문가일지언정, 재발을 막는 예방의 전문가는 아니기 때문이다. 나는 의사로서, 신체적 질병을 다룸에 있어서 환자의 심리적, 정서적, 영적 건강을 통합적으로 이해하는 관점을 갖추는 훈련을 받을 수 있었던 것을 다행으로 여긴다. 이러한 훈련은 암 치료에서 암 환자의 전인적 회복을 돕는 데 중요한 밑거름이 되었다. 또한 예방 의학, 환경 의학, 성인병 역학, 면역 치료 의학, 통합 의학, 생명 과학, 식품 영양학, 식품 공학, 그리고 영양 유전체 연구를 통해 통합적 접근을 하는 융합 의학의 길을 먼저 걷게 되었다. 나는 새로운 의학의 지평을 먼저 본 것일 뿐이다.

THE KEY
TO CANCER
TREATMENT 암 치료의 급소

4부

집중 면역 관리에 총력을 기울이라

들어가는 글

> 항암제 치료 및 방사선 치료 전후에
> 면역 증강을 위한 집중 면역 관리를
> 표준화해야 한다

내가 병원장으로 있는 사랑의병원에서 하루에 세 명의 특별한 환자들을 진료한 적이 있다. K 환자는 2차 암, M 환자는 전이암이 발생한 상태였고, Y 환자는 방사선 후유증으로 암이 발생한 상태였다. K 환자는 56세 여성으로, 10년 전 위암 수술을 받은 후 정기적으로 항암 치료를 받아 왔다. 그러나 10년 만에 유방암이 생긴 2차 암 사례였다. M 환자는 53세 여성으로, 유방암 수술 후 항암 치료를 받았으나 13년 만에 난소암이 발생한 사례였다. 그런데 조직 검사 결과, 난소암이 아니라 유방암이 전이된 상태로 확인되었다. Y 환자는 53세 여성으로, 4년 전 유방암 1기로 부분 절제 수술과 방사선 치료를 받았다. 그러나 방사선 치료를 받은 부위 바로 아래에 폐암이 발생한 사례였다.

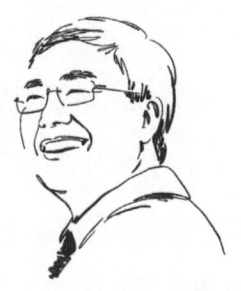

　이 세 환자 모두 예상치 못한 암 발병으로 큰 충격을 받은 상태였다. 사례만으로 판단해 보면, K 환자와 M 환자는 연령 증가로 인한 면역 저하, Y 환자는 방사선 후유증으로 암이 발병한 것으로 추정할 수 있다. 이 환자들을 보며 안타까움을 금할 길이 없었다. K 환자와 M 환자는 치료 후 5년 동안 열심히 했던 생활 면역 관리를 그 이후에 소홀히 한 탓에 암이 재발한 것으로 보였다. 암 치료 후 방심은 금물이다. 끝없는 평생 면역 관리만이 살길이다. 또한, 이들은 '암 제거 수술 후 5년 생존=완치'라는 잘못된 공식을 믿은 피해자들이기도 하다.

　인체는 30세를 기점으로 나이가 들수록 면역력이 점차 떨어진다. 50세는 암에 걸리기 가장 쉬운 상태인 '암 연령'에 해당한다. 요즘 '지속 가능성(Sustainability)'이라는 단어가 화두가 되고 있다. 이는 경영학에서 주목받는 개념이지만, 국가, 기업, 정책, 가정 등 모든 분야에서 지속 가능한 시스템 구축에 열을 올리고 있다. 암 환자의 경우도 이제는 5년 생존율이라는 단기 목표에만 집중하는 근시안적인 의학에서 벗어나, 10년, 20년간 암의 재발 없이 살아가는 지속 가능성에 초점을 맞출 필요가 있다.

　Y 환자는 정말 황당하고 안타까운 상황을 겪었다. 유방암 1기로 진단받아 방사선 치료를 받았는데, 치료 부위 바로 아래에 폐암이 발생했기 때문이다. 하지만 Y 환자처럼 항암 치료나 방사선 치료 후에 암이 재발하거나 전이되는 사례는 의외로 많다. 이는 면역력 저하로 인해 몸 안에서 잠재되어 있던 암세포가 표면으로 드러난 결과로 볼 수 있다.

　이제 기존의 항암 치료나 방사선 치료 방식에 근본적인 변화가 필요한 시점이다. 항암제 치료 및 방사선 치료 전후에 면역 증강을 위한 집중 면역 관리를 표준화해야 한다. 또한 단순히 시도해 본다는 식으로 항암제를 남발하는 것은 지양해야 하며, 피할 수 있는 방사선 치료는 신중하게 검토하여 환자의 상태에 따라 결정해야 한다.

　내가 만난 환자 중 55세 여성 환자가 있었다. 그녀는 다니던 병원에서 3기 다발성 골수종 진단을 받고 면역 요법으로 치료를 받겠다며 내원했다. 당시 혈색소 수치가 5.0까지 내려가 심한 빈혈로 인해 수혈에 의존할 수밖에 없는 상태였고, 전신 쇠약으로 매우 심각한 상황이었다. 하지만 그녀는 항암제를 강하게 거부하며 면역 요법만 받겠다고 고집했다.

　다발성 골수종은 예후가 매우 불량한 암이지만, 항암제에 잘 반응하는 암이다. 지금까지 경험한 것으로 미루어 보았을 때, 다발성

골수종의 경우 항암제와 면역 요법을 병행하면 좋은 결과를 기대할 수 있기 때문에 나는 항암제를 꼭 맞아야 한다고 권면했다. 그러나 환자는 끝까지 막무가내로 거부했다. 결과가 뻔히 예상되는 상황에서 환자가 계속 고집을 부리니 정말 어려운 일이었다. 다행히 지속적으로 설득한 끝에 환자는 마침내 항암제 치료를 받아들이기로 동의했고, 그 후에는 많이 회복된 상태에서 병행 치료를 받았다.

거듭 말하지만, 치료는 상식이다. 항암제가 무조건 나쁜 것도 아니며, 환자의 상태에 따라 적절히 활용될 수 있다. 이 환자의 경우가 바로 그런 사례이다. 이런 상황에서 항암 치료를 받지 않겠다는 것은 아집일 뿐이다. 면역 요법이 아무리 발달해도 항암제의 역할을 완전히 대체할 수는 없다. 치료 효과가 뛰어난 항암제는 마치 첨단 무기와도 같다. 최근에 개발된 표적 치료제 또한 환자에게 적합한 경우라면 반드시 사용해야 한다. 본인에게 맞는 치료법을 총동원하면서 '집중 면역 관리'를 병행한다면 최상의 결과를 기대할 수 있다.

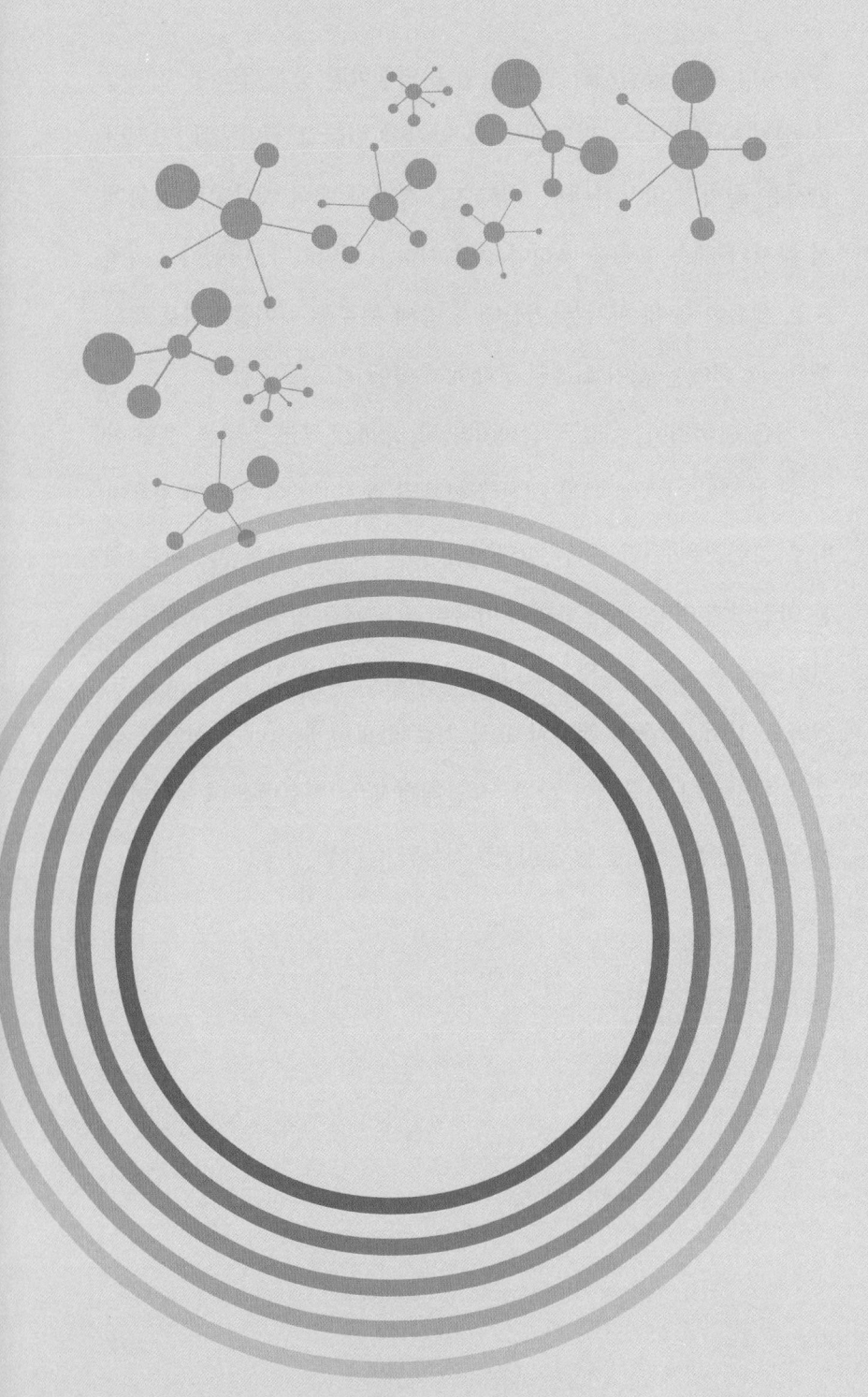

8장
집중 면역 관리

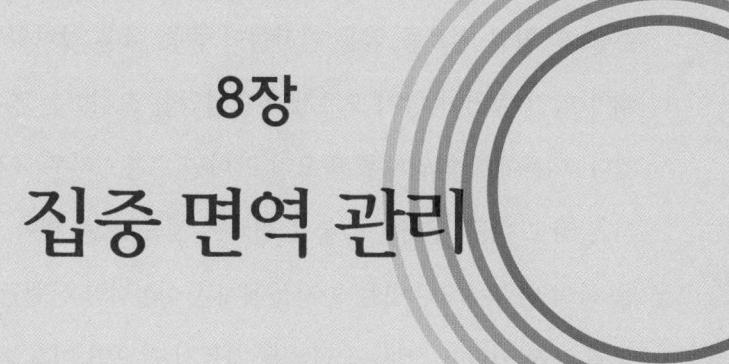
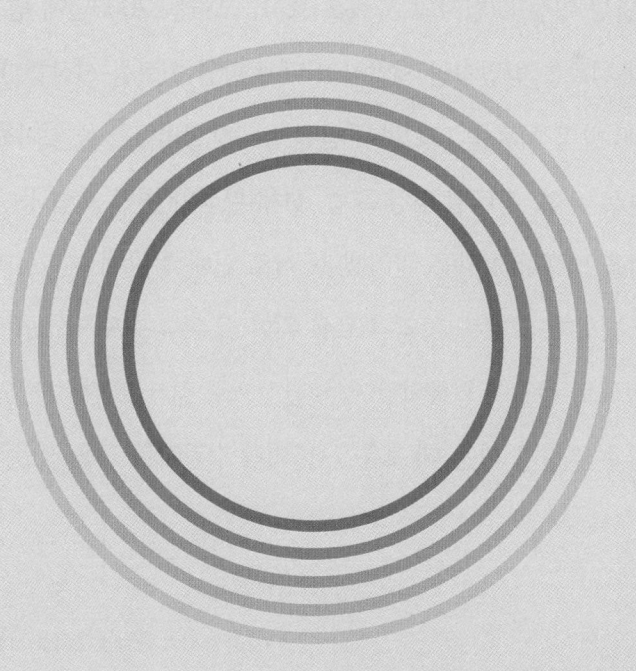

집중 면역 관리의 필요성

수술 후 항암 치료를 앞둔 환자들이 종종 나를 찾아와 항암 치료를 해야 할지 말아야 할지 모르겠다며 상담을 요청하는 경우가 종종 있었다. 이들에게 항암제를 맞으라고 하면 고통스러운 표정을 짓고, 맞지 말라고 하면 두려운 얼굴로 변하는 것을 보곤 했다. 이들과 상담을 하며 병원에 의존하는 환자들에게는 실질적인 선택권이 없다는 사실을 알게 되었다. 의사의 권유를 따르지 않으면 이후 치료를 포기해야 하는 상황에 놓이기 때문이다.

이러한 현실을 감안해 나는 불가피하게 항암제를 선택하는 환자들에게 부작용을 줄이고 항암제 내성을 방지하며, '미세 잔존 암'을 제거하기 위해 반드시 '집중 면역 관리'를 병행할 것을 권유한다.

1971년생 여성 K 환자의 사례를 보자. 그녀는 2000년에 림프종으로 항암 치료를 받았지만 재발하여 다시 항암 치료를 시작했다. 삼성병원에서 항암 치료를 12회까지 받던 중, '사랑의병원'을 찾아왔다. 이후 미슬토 요법, 칵테일 영양 요법, 신체 활성화 면역 요법 등 복합 면역 요법을 병행하며 암을 관리했다. 이로 인해 항암제 부작용이 현저히 감소했으며, 고용량 항암 치료를 위한 골수 추출도 단 3회 만에 성공할 정도로 건강이 회복되었다. 일반적으로 젊은 20대 초반의 환자들도 골수 추출을 하는 데 보통 7-15회가 걸린다는 점을 감안하면,

면역 요법의 효과가 매우 컸다는 사실을 알 수 있다. 면역 요법은 체내 면역 세포를 활성화하고 조직의 재생과 회복을 촉진하는 데 도움을 주기에 골수 기능 회복이나 재생 능력에 긍정적인 영향을 미친 것으로 판단된다. 이 사실은 삼성병원 의료진에게도 큰 놀라움을 주었다.

조혈모 이식과 고용량 항암제로 치료를 진행하던 삼성병원에서는 다른 치료 방법의 병행을 허용하지 않았지만, 그녀는 미슬토 요법 등 면역력을 끌어올리는 요법을 병행하며 끝까지 버텨 냈다. 그 결과, 적극적인 면역 관리 덕분에 그녀는 20년 넘게 건강한 주부로서 정상적인 생활을 이어 갈 수 있었다. 그러나 안타깝게도, 면역 관리를 병행하지 않고 대학 병원의 표준 치료 프로그램만 따르던 당시 다른 환자들은 대부분 유명을 달리했다.

그리고 10년 후에 우연히 그 환자를 다시 만나게 되었는데, 그녀는 면역 요법을 알려 준 나에게 깊이 감사하며, 이후 면역 요법 홍보대사를 자처했다. 이와 같은 사례는 집중 면역 관리를 통해 자신의 생명을 지켜 낸 대표적인 사례이다.

집중 면역 관리란?

면역 관리는 치료와 예방을 넘어 전반적인 건강을 유지하는 데 핵심적인 역할을 한다. 따라서 암 치료의 모든 과정에서 면역 관리는 필수적이다. 특히, 면역 체계를 단기간 내에 최적화하고 강화해야 하는 시기가 있는데, 이러한 시기에 암 치료 효과를 극대화하고 치료 과정에서 발생할 수 있는 부작용을 최소화하기 위해 전략적으로 설계된 면역 관리 방법을 '집중 면역 관리'라고 한다.

집중 면역 관리는 수술 전후 회복기, 항암 치료 시기를 포함하여 암 치료 전반에 걸쳐 신체적, 심리적 스트레스가 극대화되고 면역력이 급격히 저하되는 모든 시기에 적절히 활용되어야 한다. 특히, 암 치료 과정 중 환자들에게 가장 힘든 시기로 여겨지는 항암 화학 치료와 방사선 치료 기간 동안, 집중 면역 관리를 병행하면 치료로 인한 피로, 식욕 부진, 감염 위험 증가 등 부작용을 줄이고 환자의 신체가 치료를 견딜 수 있도록 돕는 데 결정적인 역할을 할 수 있다.

수많은 환자들이 면역력을 회복시키기 위해 노력함에도 불구하고 암이 재발하거나 전이되는 사례를 보며, 기존에 시행된 면역 복구 차원을 넘어 새로운 강력한 면역층을 구축하는 것이 얼마나 중요한지 다시금 깨닫게 되었다. 면역력의 회복이나 복구가 '-100'에서 '0'으로 만드는 것이라면, 면역력을 강화시키는 것은 '0'에서 '+100'을 만드는 것이다. 바로 이것이 집중 면역 관리의 핵심이다.

집중 면역 관리에는 개인의 상태와 암의 진행 정도에 따라 다양한 맞춤형 방법이 활용된다. 예를 들어, 환자의 면역 상태를 분석하는 과정에서는 혈액 검사, 면역 세포 수치 확인, 염증 지표 분석 등이 포함될 수 있다. 이를 통해 환자의 면역력 약화 원인을 파악하고, 이를 보완하기 위한 구체적인 계획을 전략적으로 수립한다.

가장 일반적으로 사용되는 방법 중 하나는 '면역 강화제(Immune Booster)' 투여이다. 이는 면역 세포의 활성화를 촉진하거나, 암세포와 싸우는 T 세포 및 자연 살해 세포(NK 세포)의 기능을 강화하는 성분을 제공한다. 예를 들어, 베타글루칸, 인터페론, 인터루킨 등의 면역 조절 물질이 사용되며, 이러한 성분들은 신체의 자연 방어 기전을 활성화하는 데 기여한다.

'고용량 비타민 C 요법'도 집중 면역 관리에서 중요한 방법 중 하나다. 고용량 비타민 C는 항산화 효과를 통해 체내 염증을 줄이고, 암세포의 성장을 억제하며, 면역 세포의 기능을 활성화한다. 정맥 주사 형태로 투여되는 비타민 C는 고농도로 혈액에 직접 주입되어, 암세포 주변의 산화적 스트레스를 증가시키고, 환자의 전반적인 면역력을 끌어올리는 데 도움을 준다.

또한, '생리 활성 물질(Bioactive Compounds)' 투여는 환자의 면역 체계를 강화하는 데 중요한 역할을 한다. 예를 들어, 식물 유래 생리 활성 물질인 파이토케미컬(Phytochemicals) 중에서 강황에 함유된 커큐민, 녹차의 카테킨, 그리고 홍삼의 진세노사이드와 같은 물질들은 암세포의 성장을 억제하고, 면역 반응을 조절하는 데 사용된다. 이러한 물질들은 자연 유래 성분이지만, 농축된 형태로 제공되어 치료 효과를 극대화한다.

최근 각광받는 방법으로는 '암세포 표적 면역 세포 요법(Targeted Immune Cell Therapy)'이 있다. 이는 환자 본인의 면역 세포를 체외에서 배양 및 강화한 뒤, 다시 체내로 주입하는 방식이다. 예를 들어, 'CAR-T 세포 요법'은 T 세포를 유전적으로 조작하여 암세포 표면의 특정 항원을 인식하고 공격하도록 설계된 치료법이다. 이와 함께, '종양 미세 환경 조절 치료(Tumor Microenvironment Modulation Therapy)'는 암세포가 생존하고 성장하는 환경을 변화시키는 데 초점을 맞춘다. 산소 공급, 혈관 신생 및 면역 억제 기전을 조절하여 암세포의 성장을 억제하고, 기존 치료의 효과를 극대화한다.

이와 같은 집중 면역 관리 방법들은 환자의 상태와 필요에 따라 단독으로 사용되거나, 항암 화학 치료나 방사선 치료와 병행하여 사용된다. 중요한 것은, 이러한 치료법들이 단순히 암세포를 제거하는 데 그치지 않고, 신체의 자연 방어 체계를 강화하여 재발과 전이를 방지하고, 환자의 전반적인 건강을 증진하는 데 목표를 두고 있다는 점이다.

최근 연구에서는 집중 면역 관리가 단순한 치료를 넘어, 암 환자의 장기적인 생존률을 높이는 데도 효과적이라는 결과를 보여 주고 있다. 예를 들어, 일부 암 환자들은 항암 치료 종료 후에도 면역 관리 프로그램을 꾸준히 병행하여 재발 위험을 낮추고 건강한 상태를 유지하고 있다. 특히, 개인의 유전적 정보와 라이프 스타일 데이터를 활용한 '정밀 의학(Precision Medicine)' 접근법이 면역 관리에 접목되면서, 환자 개개인의 면역 체계에 최적화된 치료 계획을 세울 수 있는 가능성이 열렸다. 이러한 맞춤형 면역 관리는 환자의 몸이 최상의 면역 상태를 유지하도록 돕는 동시에, 기존 치료법과의 시너지를 극대화하는 데 필수적이다.

매우 어려운 상황 속에서 암이 완치된 사람들은 단지 운이 좋아서 완치된 것이 아니다. 그들은 모두 자신만의 방식으로 면역 관리를 실천했다. 세상에는 면역 관리를 돕는 다양한 프로그램이 존재한다. 중요한 것은 그것을 체계적이고 실천적으로 활용할 수 있는지에 달려 있다. 요행을 바라는 면역 관리가 아니라, 환자의 상태에 맞는 맞춤형 면역 관리가 필요하다. 특히, 특정 상황에서는 집중 면역 관리를 위해 '융합 면역 치료법'과 같은 방법을 적시에 적용하는 것이 매우 중요하다.

집중 면역 관리가 필요한 상황

1. 수술 직후

수술 직후에는 수술 부위의 상처를 치유하기 위해 조직 재생 인자와 신생 혈관 촉진 인자가 활발히 분비된다. 그러나 이 과정에서 미세 잔존 암의 성장을 촉진할 가능성이 있으므로 반드시 집중 면역 관리가 필요하다.

2. 항암 치료 전후

- 항암 치료 전: 신체의 저항력을 극대화하기 위해
- 항암 치료 중: 치료로 인한 부작용을 줄이기 위해
- 항암 치료 후: 손상된 면역력을 회복하기 위해

3. 방사선 치료 전후

방사선 치료는 항암제에 비해 부작용이 덜하지만 면역 저하가 더욱 심할 수 있다.

- 방사선 치료 전: 면역력을 극대화하기 위해
- 방사선 치료 중: 정상 세포를 보호하기 위해
- 방사선 치료 후: 면역력을 회복하기 위해

4. 스트레스를 심하게 받을 때

일상적인 상태에서는 건강한 식생활, 규칙적인 운동, 스트레스 관리를 포함한 생활 면역 관리로 충분하다. 그러나 스트레스를 심하게 받을 때는 즉시 집중 면역 관리 모드로 전환해야 한다.

5. 감기, 독감, 대상 포진 등을 자주 앓을 때

   감기, 독감, 대상 포진 등을 자주 앓는 것은 면역력 저하의 신호일 수 있다. 이러한 경우 면역 검사를 통해 상태를 확인하고 집중 면역 관리를 실시해야 한다.

6. 고령으로 면역 저하가 현저할 때

   50세가 넘으면 자연적으로 면역력이 저하되기 시작한다. 따라서 정기적인 면역 검사를 통해 면역 상태를 점검하고 필요할 경우 집중 면역 관리를 시행해야 한다.

7. 재발의 신호가 있을 때

   다음과 같은 증상은 암 재발의 신호일 가능성이 있으므로 즉각적으로 집중 면역 관리를 시작해야 한다.
   - 이유 없이 몸이 이상하다고 느껴질 때, 특히 처음 암이 발병했을 때와 비슷한 증상이 나타날 때
   - 갑작스러운 체중 증가 또는 감소
   - 체온이 낮아지고 손발이 차가워질 때
   - 움직이기 싫고 운동할 의욕이 없을 때
   - 식생활에서 원칙 없이 내키는 대로 먹을 때

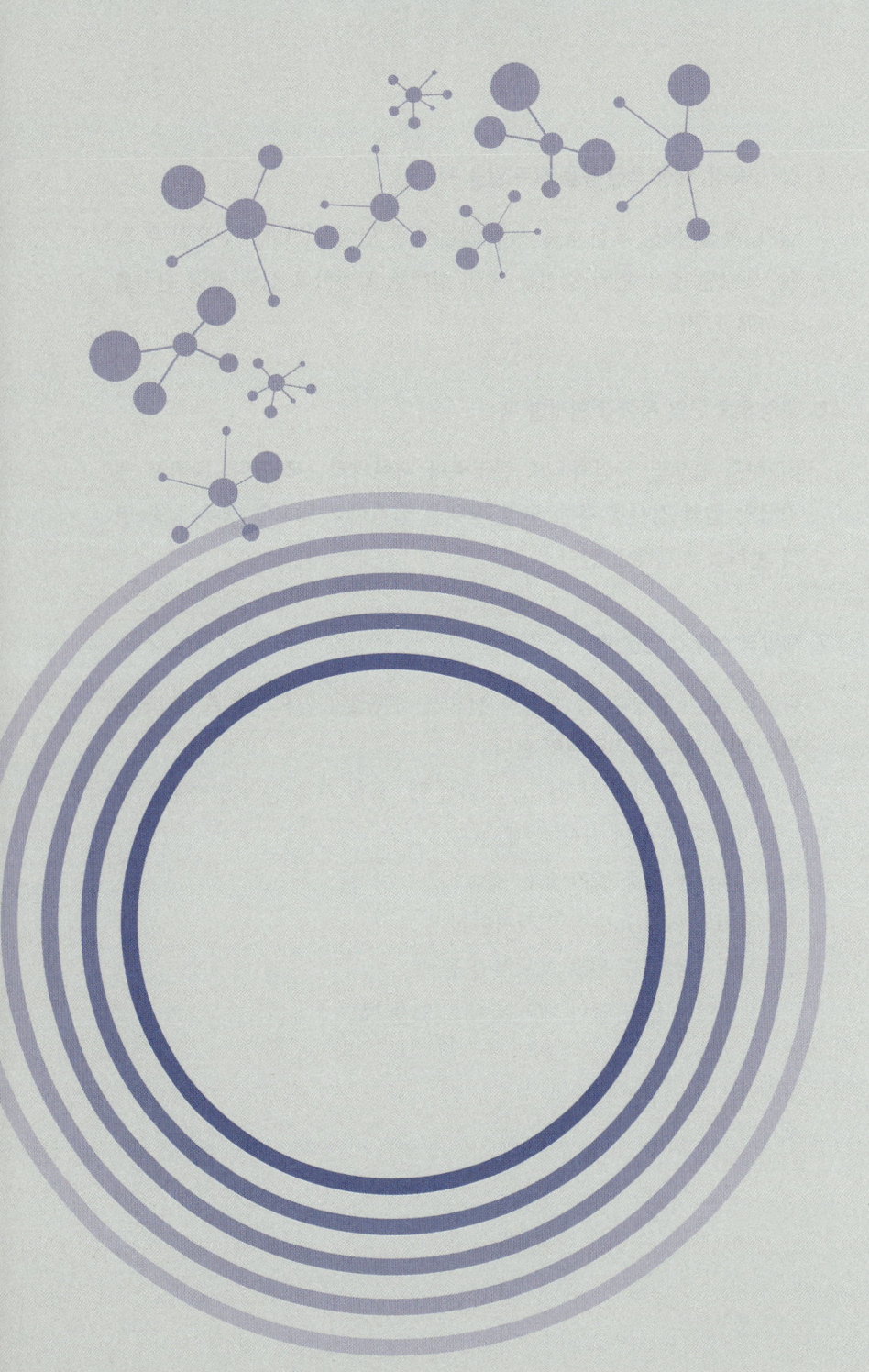

9장

집중 면역 관리를 위한
3가지 융합 면역 치료법

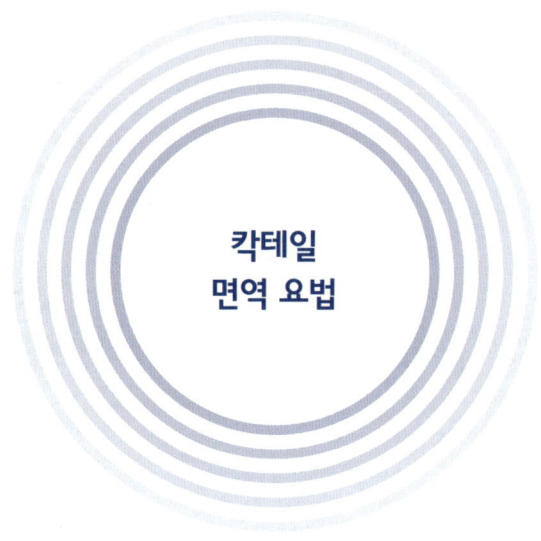

칵테일 면역 요법

미슬토를 기본으로 한 융복합 암 면역 치료법

'칵테일 면역 요법'의 핵심에는 미슬토 요법이 중요한 자리를 차지하고 있다. 미슬토 요법은 100년 이상의 역사를 가진 전통적인 면역 치료법으로, 암 치료를 포함한 다양한 질환을 관리하는 데 사용되어 온 안전하고 효과적인 방법으로 평가받는다.

이 치료법은 오랜 시간 동안 의사들에 의해 꾸준히 연구되고 발전되어 왔으며, 면역계를 활성화하고 체내 자가 치유 능력을 증진시키는 데 중점을 둔다. 특히 미슬토 요법은 치료 용량을 100배에서 1,000배까지 조절할 수 있는 특징이 있어서 환자의 상태와 질병 진행 정도에 따라 유연하게 적용할 수 있다는 강점이 있다. 이는 개별 환자 맞춤형 치료를 가능하게 하며, 치료의 안전성과 효과를 극대화하는 데 기여한다.

미슬토 요법과 병용하는 주요 주사 요법으로는 고용량 비타민 C 요법과 셀레늄 주사 요법이 있다. 고용량 비타민 C 요법은 강력한 항산화 작용으로 염증을 줄이고 면역력을 강화하며, 암세포의 성장을 억제하는 데 도움을 줄 수 있는 것으로 알려져 있다. 셀레늄 주사 요법은 세포 보호와 면역 기능 증진에 중요한 역할을 하며, 항암 치료의 부작용을 완화하는 데도 사용된다.

필요에 따라 추가적으로 아연, 비타민 D, 리포산(알파 리포산), 글루타티온 등의 성분이 포함되기도 한다. 아연은 면역 세포의 활성화와 조직 회복을 돕고, 비타민 D는 면역 조절과 항염 효과를 제공하며, 리포산은 강력한 항산화제 역할을 한다. 글루타티온은 해독 작용과 세포 보호를 강화하여 치료의 효과를 한층 더 높이는 데 기여한다.

이처럼 미슬토 요법을 중심으로 한 칵테일 면역 요법은 다양한 면역 및 항산화 성분들을 조합하여 환자의 건강 상태에 최적화된 치료를 제공함으로써, 전통적인 치료법의 한계를 보완하고 환자 개개인의 치유 가능성을 최대화하는 통합적인 접근 방식이다.

이 외에도 최근 의료계에서 큰 주목을 받고 있는 '면역 세포 치료'도 칵테일 면역 요법에 적극 활용된다. 면역 세포 치료는 환자 본인의 면역 세포를 추출하여 체외에서 배양 및 활성화한 후에, 다시 환자에게 주입하는 방식으로 진행된다. 이 치료법은 면역 세포의 기능을 강화하여 암이나 만성 질환과 같은 난치성 질병에 효과적으로 대처할 수 있도록 도움을 주는 것으로 알려져 있다. 특히 암 치료 분야에서는 기존의 화학 요법이나 방사선 치료에 비해 부작용이 적고, 환자의 면역 체계를 활용한다는 점에서 혁신적인 치료법으로 평가받고 있다.

그러나 면역 세포 치료는 아직 초기 단계로, 여러 가지 도전 과제를 안고 있다. 가장 큰 문제는 치료 비용이다. 환자 맞춤형으로 면역 세포를 배양하고 처리하는 과정이 매우 복잡하고 고가의 첨단 기술을 요구하기 때문에, 현재로서는 치료비가 지나치게 높아 일반 대중이 쉽게 접근하기 어려운 상황이다.

미슬토 요법

미슬토 요법은 현대 의학과 대체 의학의 개념을 통합한 새로운 형태의 '생물학적 면역 요법'이다. 미슬토라는 식물에서 추출한 자연 성분을 약재로 가공해 면역 체계를 자극하여 면역력을 높이는 '자연 유래 면역 요법'으로, 통합 의학의 대표적인 치료법 중 하나로 평가받고 있다. 이 요법의 원리는 20세기 초 독일의 저명한 의학자이자 철학자인 루돌프 슈타이너 박사에 의해 제시되었으며, 이후 스위스의 루카스병원에서 본격적으로 암 치료에 도입되었다.

현재 스위스의 루카스병원, 독일의 훔볼트대학 부속 병원, 바이오메드병원, 프리덴바일러병원, 튀빙겐 의대 부속 병원, 하이델베르크 의대 부속 병원, 비텐-헤르데케대학병원, 그리고 오스트리아의 비엔나 의대 부속 병원 등 중부 유럽의 약 400여 개의 병원에서 미슬토 주사액을 활용한 항암 면역 요법을 적용하고 있다. 이러한 병원들은 미슬토 요법을 암 치료에 중요한 통합적 접근법으로 사용하고 있으며, 환자들에게 새로운 치료 가능성을 제시하고 있다. 국내에서도 '사랑의병원'을 비롯하여 의대 부속 병원, 종합 병원, 암 전문 클리닉, 요양 병원 등 다양한 의료 기관에서 미슬토 요법을 활용하고 있다.

미슬토는 숙주 나무에 반기생을 하는 다년생 식물로, 땅에 뿌리를 내리지 않고 나무나 관목 위에서 자생한다. 이 식물은 모든 부위에서 광합성이 가능하며, 숙주 나무로부터 물과 미네랄을 흡수하여 생존한다. 우리말로 '겨우살이'라 불리며, 영어로는 '미슬토(Mistletoe)', 독일어로는 '미스텔(Mistel)', 한방에서는 '상기생'으로 불린다. 식물 분류학적으로는 '비스쿰 알붐(Viscum album L.)'이라는 학명을 가지며, '겨우살이과(Viscaceae 및 Loranthaceae)'에 속한다.

미슬토는 항암 및 면역 강화 물질을 다량으로 함유하고 있는 생약으로, 암세포의 성장을 억제하고 면역계를 활성화하는 데 효과가 있는 것으로 알려져 있다. 이처럼 한 식물이 항암 성분과 면역 강화 물질을 동시에 다량으로 함유하고 있다는 것은 매우 드문 사례로, 미슬토 요법의 가치를 더욱 부각시키고 있다. 미슬토에 함유된 주요 항암 성분 및 면역 강화 성분은 다음과 같다.

- **렉틴(Lectin I, II, III)**

가장 강력한 항암 성분으로 알려져 있으며, 당단백질의 일종으로 세포 간 신호 전달과 암세포의 성장을 억제하는 역할을 한다.

- **비스코톡신(Viscotoxin)**

폴리펩타이드 계열의 성분으로, 세포 독성 작용을 통해 암세포를 직접적으로 파괴하는 효과가 있다.

- **다당류(Polysaccharide)**

면역 조절 기능을 가진 탄수화물 성분으로, 면역 세포의 활성화를 통해 항암 작용을 돕는다.

- **알칼로이드(Alkaloid)**

항암 효과뿐만 아니라 면역 자극 작용을 통해 체내 방어 체계를 강화한다.

- **쿼르세틴(Quercetin)**

플라보노이드 계열의 강력한 항산화 성분으로, 암세포의 성장을 억제하고 산화 스트레스를 완화하는 데 기여한다.

이 성분들은 개별적으로도 항암 효과를 발휘하지만, 미슬토 요법에서는 이러한 성분들이 상호 작용을 하여 면역 강화와 항암 효과를 극대화한다. 이러한 특성 덕분에 미슬토는 복합적인 면역 치료제로서 중요한 역할을 한다.

미슬토 요법은 낮은 용량 투여 시에서는 재발 방지 및 면역 증강 효과를 나타내고, 높은 용량 투여 시에서는 암의 성장을 억제하고, 드물게는 암세포의 축소나 사멸과 같은 암 치료 효과를 나타낸다. 환자의 상태에 따라 낮은 용량에서도 좋은 결과가 나타나는 경우가 있는데, 이는 개인의 면역 상태와 암의 진행 상황에 따라 차이가 있다.

고용량 비타민 C 정맥 주사 요법

비타민 C를 정맥 주사로 투여하면 혈액을 통해 암세포 주변의 모세혈관까지 운반된다. 이 과정에서 암세포 주변에서 산화 반응이 발생하며, 산화된 비타민 C가 암세포 내부로 유입되어 암세포를 선택적으로 사멸시킨다.

암세포를 사멸시키는 데 필요한 비타민 C의 최적 혈중 농도는 400mg/dL 이상으로 알려져 있다. 그러나 이러한 혈중 농도는 경구용 비타민 C 제제로는 도달할 수 없다. 50-60g 이상의 비타민 C를 정맥 주사로 투여했을 때, 혈중 농도 400mg/dL 이상의 상태를 수십

분 동안 유지할 수 있다.

따라서 항암 목적으로 비타민 C 요법을 시행한다면 반드시 고용량 정맥 주사 요법으로 해야 한다. 이 방법은 암세포에 선택적으로 작용하여 정상 세포를 손상시키지 않으면서 효과적으로 암세포를 사멸시키는 데 유리하다.

셀레늄 주사 요법

셀레늄(Selenium)은 인체에 꼭 필요한 필수 미량 원소로, 여러 가지 중요한 생리적 기능을 수행하는 효소들의 핵심 구성 성분이다. 이러한 효소들을 '셀레늄 의존 효소 단백질'이라고 하며, 현재 인체에 최소 11종 이상 존재하는 것으로 알려져 있다.

그중 가장 대표적인 항산화 효소는 '글루타티온 과산화 효소(Glutathione Peroxidase)'이다. 이 효소는 과산화 수소와 같은 유해 산소나 자유기를 환원시켜 물과 알코올과 같은 무해한 화합물로 전환시키는 역할을 한다. 이는 인체의 항산화 방어 체계에서 중요한 역할을 수행하는 효소로 꼽힌다.

셀레늄이 결핍되면 이러한 효소들이 제대로 작동하지 못해, 유해 산소와 자유기가 제거되지 못하고 축적된다. 이로 인해 세포가 손상되고, 암으로 전환될 수 있는 환경이 조성될 위험이 높아진다. 이러한 이유로 셀레늄은 다양한 셀레늄 의존 효소 단백질을 통해 강력한 항산화 작용을 수행하며, 세포 손상을 예방하는 데 기여한다.

또한, 주사제로 제공되는 미네랄 형태의 셀레늄을 비타민 C 정맥주사와 함께 적절한 시간 간격을 두고 사용하면, 비타민 C 요법의 항암 효과를 더욱 증폭시킬 수 있다. 이와 같은 조합은 강력한 항산화 및 항암 작용을 통해 암 치료에 시너지 효과를 발휘한다.

면역 세포 치료

면역 세포 치료는 T 림프구, 수지상 세포, NK 세포와 같은 면역 세포를 증식 및 활성화한 후 다시 체내에 주입하는 치료법이다. 이 치료는 환자 자신의 세포를 이용하기 때문에 신체에 대한 부담이나 거부 반응이 적다는 점이 큰 장점으로 꼽힌다.

국내에서는 '사이토카인 유도 살해 세포(CIK)'와 '세포 독성 T 림프구(CTL)'를 활용한 면역 세포 치료가 주로 시행되고 있다. 일본에서는 T 세포, NK 세포, 신수지상 세포 백신을 활용한 복합 면역 세포 요법 등 다양한 방식으로 면역 세포 치료가 이루어지고 있으며, 치료 방법이 점차 확대되고 있다. 이러한 면역 세포 치료법은 암과 같은 난치성 질환의 새로운 치료 대안으로 주목받고 있다.

기타 칵테일 면역 요법에 사용되는 성분

- **아연과 비타민 D**

아연(Zinc)은 성장과 발달, 면역 반응, 신경학적 기능에 필수적인 역할을 하는 필수 미량 원소로, 최근 각광받고 있다. 아연은 강력한 항산화 효소인 '과산화물 디스무타아제(Superoxide Dismutase, SOD)'의 필수 구성 요소로 작용하여 항산화 작용을 돕는다. 이로 인해 세포 손상을 방지하고, 면역 체계의 기능을 강화하는 데 기여한다.

비타민 D는 주로 칼슘 흡수를 도와 뼈 건강을 유지하는 데 중요한 역할을 하는 것으로 알려져 있지만, 이 외에도 세포 분화와 면역계 조절에 핵심적인 역할을 한다. 최근 연구에서는 비타민 D가 암 예방 및 치료에도 효과적이라는 보고가 증가하고 있다. 특히 대장암, 유방암, 난소암과 같은 암이 발생하는 것을 억제하고 이러한 암을 치료하는 데 도움이 될 가능성이 있다고 하여 주목을 받고 있다.

- **리포산(Alpha-Lipoic Acid)**

리포산은 인체 세포의 미토콘드리아에서 당과 지질 대사에 관여하는 조효소로, 강력한 항산화 작용을 가진다. 특히 비타민 C와 E의 약 400배에 달하는 항산화력을 지니고 있어 체내 활성 산소의 증가를 효과적으로 억제한다. 이 외에도 중금속 해독, 공간 기억력 증진, 신경 전도 회복, 인슐린 감수성 증가, 혈관 확장 등 다양한 기능을 갖고 있는 것이 밝혀졌다. 또한, 리포산은 비타민 C의 세포 살해 능력을 증강시키는 효과가 있어 보조 면역 치료로 사용되고 있다.

- **글루타티온(Glutathione)**

글루타티온(GSH)은 글라이신, 글루타메이트, 시스테인 등 세 가지 아미노산이 결합하여 생성된 단백질로, 체내에서 자연적으로 합성된다. 강력한 항산화제인 글루타티온은 활성 산소와 자유기를 제거하여 세포 손상을 방지하는 항산화 작용을 수행하며, 중금속과 독소를 제거하는 해독 작용에도 기여한다. 또한, 면역 체계를 강화하여 바이러스를 제거하고 손상된 장기의 회복을 돕는 데 중요한 역할을 한다. 특히 글루타티온은 '혈액-뇌 장벽(Blood-Brain Barrier, BBB)'을 통과할 수 있어 뇌신경계로 전달되며, 뇌신경계 질환의 치료에도 효과적이다.

그러나 글루타티온은 분자량이 커서 장에서 흡수가 어렵기 때문에, 음식이나 영양제만으로는 효과를 기대하기 어렵다. 이를 보완하기 위해 글라이신, 글루타메이트, 시스테인 등 아미노산을 함께 섭취하거나, 글루타티온 전구물질인 NAC(N-아세틸 시스테인)나 리포산을 복용하여 경구 흡수를 돕는 방법이 사용된다. 더불어, 혈관 내 주사를 통해 직접 혈중 농도를 높이는 방식은 더욱 효과적인 글루타티온 보충 방법으로 활용된다.

칵테일 면역 주사 요법 사용 시 유의 사항: 면역 탈출과 면역 과잉

내가 20년 전에 미슬토 요법을 국내에 도입한 이후로 이제는 대부분의 대학 병원에서도 사용될 만큼 미슬토 요법이 보편화되었다. 이후 도입한 통합 칵테일 요법도 전국 요양 병원을 중심으로 점차 확산되고 있다. 초기에 '독일 한약을 수입했냐'는 핀잔을 들으며 시작했던 생물학적 면역 제제 미슬토 요법이 널리 퍼진 것을 보면 매우 뿌듯하다.

그러나 암과 면역에 대한 깊은 통찰 없이 제약 회사의 권유와 매뉴얼에 따라 처방되는 상황은 안타깝기 그지없다. 무조건적으로 시행하는 것이 아니라 종양 면역학에 대한 깊은 이해를 가지고 암의 진행 정도 및 환자의 면역 상태를 정확히 파악하여 처방하는 것이 무엇보다 중요하다. 특히 면역 요법을 시행할 때는 면역 탈출과 면역 과잉에 대한 이해가 필수적이다.

'면역 탈출(Immune Escape)'은 암이 면역 체계와의 싸움에서 면역 세포의 공격을 피하기 위해 펼치는 위장술을 말한다. 한 가지 면역 요법을 지속적으로 사용할 경우 암도 내성이 생길 수 있다. 아무리 면역력을 높여도 암이 이를 피해 간다면, 치료 효율은 현저히 떨어질 수밖에 없다. 이를 방지하기 위해서는 전략이 필요하다.

미슬토 요법은 휴식 기간을 두거나 강약을 조절하며, 경우에 따라 다른 미슬토 제품으로 교체하여 사용하는 것이 효과적이다. 또한, 다양한 면역 요법을 병합하여 암이 면역 체계의 공격을 예측하거나 회피하지 못하도록 해야 한다. 아울러 면역 및 유전자 검사 결과를 바탕으로 환자가 충분히 회복되었다고 판단되면, 생활 면역 관리를 강화하면서 칵테일 면역 치료의 빈도를 줄이는 것도 중요한 전략이다.

면역 탈출

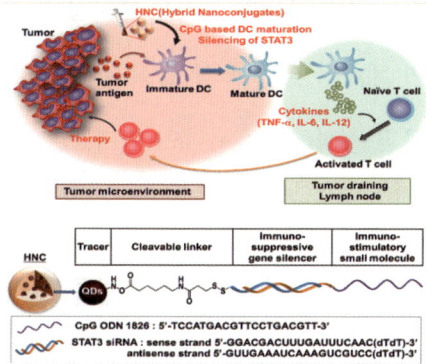

면역 요법 시 면역 탈출과 면역 과잉에 대한 이해가 필요

면역 탈출
암이 면역 체계의 면역 세포들을 교묘하게 피해 가는 위장술

면역 치료 시, 휴지기, 강약 조절 & 미슬토 주사 종류 교체

다른 면역 요법과의 병행 치료

면역 검사와 유전자 검사를 통해 면역 상태 확인

생활 면역 강화+칵테일 면역 농도 조절

암세포의 면역 탈출 현상으로 항암 치료와 면역 치료 중에도 암세포 증식 현상 발생

'면역 과잉(Immune Overactivation)'은 면역력이 충분히 양호한 상태에서 지나치게 면역력을 높이는 치료를 집중적으로 시행할 경우 발생할 수 있는 문제이다. 이 경우 환자가 갑자기 무기력감을 느끼거나, 오히려 면역력이 저하되어 감기나 대상 포진과 같은 질환에 쉽게 걸리는 경우가 있는데, 이와 같은 상황에서는 면역 저하와 면역 과잉 중 어느 쪽이 원인인지 함부로 판단해서는 안 된다.

면역 검사를 통해 정확한 원인을 파악한 후 적절히 대처하는 것이 가장 지혜로운 방법이다. 환자의 상태에 따라 치료 강도를 조절하거나, 면역 요법을 일시적으로 중단해 신체 균형을 회복시키는 것이 필요하다.

칵테일 면역 주사 요법은 적절한 조합과 강도 조절을 통해 암 치료에 효과적으로 활용될 수 있지만, 면역 탈출과 면역 과잉을 고려하지 않으면 치료의 효율이 떨어질 수 있다. 따라서 면역 요법은 암과 면역 체계의 복잡한 상호 작용에 대한 깊은 이해를 바탕으로 체계적이고 맞춤형으로 적용해야 한다.

면역 과잉

면역 요법 시 면역 탈출과 면역 과잉에 대한 이해가 필요

면역 과잉
면역력이 충분히 양호한 상태에서 한꺼번에 면역력을 높이는 치료를 집중하는 경우 발생하는 면역 현상

↓

무기력감, 면역력 저하 (감기, 대상 포진 등) 현상 발생

↓

면역 검사와 유전자 검사를 통해 면역 상태 확인

↓

면역 치료 방법 조정+생활 면역 강화

모든 면역계의 과활성화로 인한 면역 과잉 발생 시, 면역 상태 검사와 면역 정상화 시간이 필요

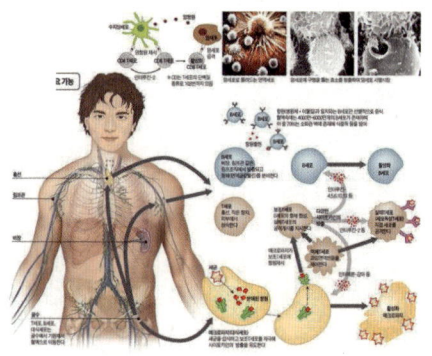

H-Solution

면역 탈출/면역 과잉을 막기 위한 영양 면역

영양 면역 2단계(DNA)
모든 DNA 영양 시스템 총동원

↑

영양 면역 1단계(Basic)
이뮨푸드+셀푸드+휴젠푸드

↑

건강 식생활+생식+알칼리수

통합 의학적 치료 전략

II. 통합 칵테일
- 이뮤코텔, 셀렌
- 미슬토, 자닥신
- 면역 칵테일
- 이뮨셀 배양 주사
- 고주파 치료
- 이뮨 챔버
- 산소 챔버

↑

I. 미슬토

칵테일(말기): Helixor
재발 방지: Abnova

Dr. Hwang's Solution

미슬토 요법의
구체적인 활용 방법

미슬토 요법의 효과 측정 및 부작용

미슬토 요법은 최소 6개월 이상의 치료를 받은 후에 효과를 평가하는 것이 바람직하다. 치료 과정에서 면역 수치가 일시적으로 상승하거나 하락하는 경우가 있는데, 이는 큰 의미를 가지지 않는다. 일반적으로 첫 번째와 두 번째 면역 검사 결과를 기준으로 삼아, 면역 수치가 지속적으로 상승하는지, 일정한 수준에서 유지되는지, 또는 감소하는지 관찰해야 한다.

그러나 면역 수치나 활성도의 변화보다 더 중요한 지표들이 있다. 다음에 열거한 지표들을 추가해 종합적으로 평가해야 하며, 단일 지표만으로 전체 면역 상태나 질병의 진행 상황을 정확히 판단할 수는 없다.

> - 환자의 주관적 증상 개선
> - 혈액 검사에서 암 표지자 변화
> - PET-CT, CT, MRI 등 영상 검사에서의 종양 크기 변화
> - 환자의 체온 변화

미슬토 요법의 부작용은 거의 없다고 알려져 있다. 그러나 일부 환자에게는 민감한 피부 반응, 예를 들어 붉은 반점, 멍울 등이 나타날 수 있다. 이러한 반응은 대개 일시적이며, 오히려 면역 반응의 일부로 간주되어 약물 용량을 결정하는 데 유용한 지표로 활용된다. 독일에서는 면역 수치(T 림프구, NK 세포 활성화)의 변화보다 피부 반응을 더 중요하게 여기는 경향이 있다. 심한 피부 반응이나 약물에 대한 예민한 반응이 있을 경우에는 이것이 면역 과잉으로 인한 증상일 수 있으므로 즉시 전문의와 상담해 용량 조정을 받는 것이 필요하다.

일부 환자는 미슬토 요법 이후 무기력해지거나 통증이 심해지는 경우가 있는데, 이는 면역 상태가 지나치게 높아져 인체가 부담을 느끼는 상황일 수 있다. 이러한 증상이 단순한 변화인지, 과잉 면역 상태의 표현인지는 전문가가 환자의 상태를 면밀히 관찰하여 판단해야 한다.

미슬토 요법의 구체적인 작용과 용도

미슬토 요법은 암의 종류, 진행 정도, 환자의 연령, 건강 상태 등에 따라 효과가 다를 수 있으나, 대체적으로 다음과 같은 작용을 한다.

---

1. 면역 기능 활성화: 특히 T 림프구(T 세포)와 같은 면역 세포를 활성화하여 암에 대한 저항력을 높인다.

2. 선택적 암세포 공격: 면역 체계의 활성화로 암세포만 선택적으로 공격하여 정상 세포에 대한 손상을 최소화한다.

3. 암세포 성장 억제: 암세포의 성장을 정지시키거나 지연시키며, 암의 전이 가능성을 줄인다.

4. 신체 회복과 컨디션 개선: 몸의 회복력을 높이고 전반적인 컨디션을 개선하여 삶의 질을 향상시킨다.

5. 식욕 및 체중 회복: 식욕을 증진시키고 체중 증가를 돕는다. 이는 항암 치료로 인한 영양 부족을 보완하는 데 유용하다.

6. 수면 상태 개선: 수면의 질을 향상시키고, 피로와 우울증을 감소시켜 정신적 안정감을 유지하는 데 도움을 준다.

7. 통증 완화: 진통제를 사용하지 않고도 통증을 약 70% 정도 감소시킬 수 있다.

8. 암세포 사멸 또는 축소: 경우에 따라 암세포를 사멸시키거나 종양 크기를 줄이는 효과를 나타낼 수 있다.

이러한 작용에 근거하여 미슬토 요법은 다음과 같은 용도로 활용된다.

1. 수술 전후: 암의 재발을 막기 위해 사용되며, 수술 중 전이를 줄이고 수술 이후 환자의 회복을 촉진하는 부수적인 이점도 있다.

2. 항암제, 방사선 요법과 병행: 항암제나 방사선 치료의 부작용을 줄이고 면역 체계의 기능을 유지하며 몸의 회복을 빠르게 돕는다. 이러한 병행 요법은 항암 치료의 장점과 면역 요법의 장점을 결합하여 치료 효과를 극대화한다.

3. 수술이 불가능한 경우: 면역 요법 단독으로 환자의 자연 치유력을 극대화하여 수명을 연장하고 고통을 줄이며, 삶의 질을 높이는 데 중요한 역할을 한다.

4. 암 부위에 직접 투여: 간암, 식도암, 림프선 전이암 등의 경우 암 부위에 직접 투여함으로써 암세포를 괴사시킬 수 있다.

5. 복강 내 및 흉강 내 투여: 복수나 흉수 제거 후 지속적으로 투여함으로써 복수와 흉수를 줄이는 데 효과적이다. 특히 흉수의 경우 부작용 없이 완전 흡수가 가능하다.

6. 고용량 정맥 투여: 암의 빠른 성장을 억제하고, 손상된 면역 체계를 신속히 회복시킨다. 고통이 심한 경우에도 진통제 없이 통증을 현저히 줄이고 환자를 편안한 상태로 만든다.

7. 말기 환자의 경우: 부작용 없이 암의 성장을 억제하며, 고통 감소, 식욕 증진, 수면 개선 등 환자의 전반적인 상태를 개선하여 수명을 연장하고 삶의 질을 높인다.

미슬토 요법은 암 치료의 보조적 치료로 활용되며, 특히 면역 기능을 강화하고 삶의 질을 향상시키는 데 효과적이다. 환자의 상태와 치료 목적에 따라 맞춤형으로 적용될 수 있다. 특히 면역을 강화하여 항암제 부작용을 최소화하는 데 중요한 대안을 제공한다.

미슬토 요법에 사용되는
제제의 종류와 사용 용량 및 용법

미슬토 요법은 초기, 중기, 말기를 막론하고 모든 종류의 암에 효과가 있으나, 특히 고형암(위암, 대장암, 폐암, 간암, 유방암, 자궁암 등)에 대해 뛰어난 치료 효과를 보인다. 또한, 우리나라 환자의 경우 혈액암, 다발성 골수종, 림프종, 뇌암, 골육종 등에서도 탁월한 효과를 나타낸다. 특히 소아 암 환자들에게는 항암제의 부작용을 최소화함으로써 치료 스케줄을 끝까지 잘 마칠 수 있도록 돕는 중요한 역할을 한다.

미슬토 요법은 초기, 중기, 말기 등 암의 진행 단계에 관계없이 모든 암에 긍정적인 효과를 보이지만, 암의 종류, 진행 정도, 조직학적 특성, 수술 여부, 항암제나 방사선 치료의 병행 여부, 환자의 성별, 연령, 면역 상태 등에 따라 효과가 개인별로 다르게 나타날 수 있다. 그러므로 미슬토 요법은 이러한 다양한 요인에 맞춰 환자 개개인의 상태에 따라 맞춤형으로 적용되어야 하며, 이를 통해 치료 효과를 극대화할 수 있다.

미슬토 제제는 독일과 스위스에서 개발된 5-6종의 제품이 사용되고 있다. 나는 그중에서도 가장 효과가 좋은 2가지를 복합적으로 활용하고 있다. 또한, 유럽인과 한국인의 신체적 특성이 다르기 때문에, 내가 독자적으로 개발한 한국형 프로토콜에 따라 치료를 진행하고 있다.

예를 들어, H사의 제제는 숙주에 따라 A와 M으로 나뉘며, 각각 1, 5, 10, 20, 30, 50, 100mg으로 구성되어 있다. 반면, A사의 제제는 A, M, Q 등으로 구분되며, 각각 5단위, 4단위, 3단위, 2단위로 나뉜다. H사의 제제는 말기 암 환자에게 효과적이며, A사의 제제는 재발 방지에 효과가 좋은 것으로 알려져 있다.

우리나라 암 환자들은 약물에 대단히 예민하여, 예를 들어 '1mg에서 5mg으로' 또는 '3단위에서 2단위로' 곧바로 증량하기 어려운 경우가 많다는 사실을 발견했다. 이러한 특성은 한국형 프로토콜을 개발하게 된 중요한 계기가 되었다. 또한, 주 3회라는 표준 주사 간격도 융통성 있게 적용하여, 매일에서 일주일에 2회까지 환자의 상태에 따라 주사 간격을 조정하는 방식을 도입했다.

노인이나 소아, 또는 주사에 민감한 환자들을 위해 미슬토에 소량의 진통제를 첨가하는 서비스를 시작했고, 환자들로부터 큰 호응을 얻었다. 이제는 이 방법을 모든 환자에게 보편적으로 적용하고 있다.

미슬토 요법을 사용하는 치료의 지속 기간은 재발 위험이 없다고 판단되는 경우 5년이 적합하나, 초기 환자는 1년, 중기 환자는 2년, 말기나 재발, 전이의 경우에는 지속적인 치료를 원칙으로 하고 있다. 그러나 이 기준 역시 환자의 개별적인 상태에 따라 달라질 수 있으므로, 상황에 따라 융통성 있게 분별하고 결정하는 것이 중요하다. 또한, 약물의 용량을 줄이는 과정 역시 환자 상태에 따라 개별적으로 시행하고 있다.

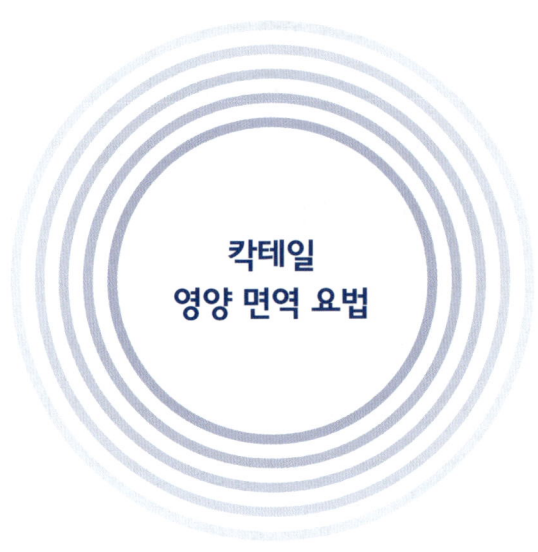

칵테일 영양 면역 요법

영양 면역의 중요성

과거에는 기본 생활을 유지하기 위한 5대 영양소 섭취에 중점을 두었고, 시간이 지나면서 안전하고 깨끗한 먹거리에 대한 관심이 증가했다. 최근에는 임상 영양학의 발전과 더불어 질병의 근본적이고 안전한 치료법을 모색하는 예방 의학 전문가들의 노력으로 영양에 대한 관점이 크게 변화하고 있다.

예방 의학 전문가들은 암 환자들의 식생활과 생활 습관을 추적 연구한 결과, 영양 상태의 문제점을 밝혀내는 동시에 암이 성장하는 환경이 영양 불균형과 매우 밀접한 관계가 있음을 확인했다. 이를 바탕으로 암을 예방하기 위해 필요한 영양소와 피해야 할 식습관을 규명하였으며, 이제 암은 치료가 어려운 질병에서 예방 가능한 질병으로 점차 인식되고 있다.

암 치료 중 영양 관리의 목적은 균형 잡힌 영양을 통해 환자의 건강을 유지하고, 수술, 항암 치료, 방사선 치료의 효과를 극대화하는 데 있다. 또한 영양 관리는 치료 과정에서 발생할 수 있는 다양한 부작용을 최소화하고 빠른 회복을 돕는 데 필수적인 역할을 한다. 특히 치료 과정에서 환자의 건강 상태와 영양 상태가 변화함에 따라 영양 면역은 점점 더 중요한 역할을 담당하게 된다.

암 치료 후에는 암의 재발을 방지하는 것은 물론, 치료 과정에서 발생한 2차 합병증을 예방하기 위해서도 집중적인 영양 관리가 필수적이다. 전암 단계, 암 치료 단계, 치료 후 재발 방지 단계에서 체계적이고 집중적인 영양 관리를 통해 영양 면역을 높인다면, 암 치료와 회복 과정에서 더욱 성공적인 결과를 얻을 수 있을 것이다.

"내가 먹은 것이 나의 몸을 만든다.(You Are What You Eat!)"라는 말은 영양 면역의 중요성을 가장 잘 표현하는 문구 중 하나이다. 좋은 영양은 건강한 세포의 성장을 촉진하여 질병이 발생하지 않는 체내 환경을 조성하고, 이로 인해 형성된 건강한 체력은 질병과 싸워 이길 수 있는 기반이 된다. 또한, 좋은 영양은 치료 후 신체가 정상 상태로 빠르게 회복되도록 돕고, 질병으로부터 자유로워진 이후에도 재발을 방지하는 데 중요한 역할을 한다.

영양 면역이 암 발생과 치료 과정에 미치는 영향

영양 면역은 암 예방과 치료의 핵심 요소로, 세포 단계부터 암세포 제거 및 치료 지원까지 모든 과정에서 중요한 역할을 한다. 영양 면역이 암 발생 과정과 치료 과정에 미치는 영향은 크게 세 가지로 정리할 수 있다.

첫째, 영양 면역은 전암 단계에서 DNA 손상과 돌연변이를 막고, 손상된 DNA를 정상 세포로 복구하는 데 중요한 역할을 한다. 이는 세포 분열의 초기 단계부터 영향을 미친다. 세포 분열 도입 단계에서는 충분한 에너지와 단백질, 레티노이드(비타민 A)와 같은 필수 미량 영양소가 필요하다. DNA 복제 단계에서는 엽산이 기본적으로 필수적이며, 손상된 DNA를 복구하기 위해 비타민 A, 비타민 D, 엽산, 코엔자임 Q10, 셀레늄 등이 도움을 준다. 이 과정 전반에서 포도당, 비타민 A, 비타민 B_{12}, 엽산, 철분, 아연과 같은 영양소가 중요한 역할을 한다.

둘째, 영양 면역은 손상된 세포를 제거하고, 손상된 세포가 복제되는 것을 막아 암 예방에도 기여한다. 영양 면역을 통해 에너지 공급을 제한하거나 오메가 3 지방산을 공급하여 암세포의 증식을 억제할 수 있다. 항산화와 항암 효과를 가진 커큐민, 라이코펜, 폴리페놀, 루틴, 쿼르세틴 등의 파이토케미컬은 손상된 세포의 자가 사멸 과정을 촉진하여 암세포를 제거하는 데 도움을 준다.

셋째, 영양 면역은 이미 생성된 암세포의 증식을 억제하고 치료를 지원한다. 체내 면역 시스템을 자극하여 면역 세포 활성을 촉진하고, 암 성장에 필요한 신생 혈관 형성을 억제하며, 치료 중 손상된 정상 세포의 빠른 복구를 돕는다. 이처럼 영양 면역은 암 예방과 치료 전반에 걸쳐 중요한 역할을 한다.

녹차에 함유된 EGCG와 플라보노이드, 콩의 제니스테인, 카레의 커큐민, 양파의 쿼르세틴, 포도의 레스베라트롤, 마늘의 알리신은 암세포 주변에 신생 혈관이 형성되는 것을 막는 데 도움을 준다. 또한, 면역 세포 활성화와 정상 세포의 빠른 회복을 위해 카로티노이드, 플라보노이드, 이노시톨, 테르펜, 폴리페놀 등의 항산화 영양소와 필수 아미노산이 풍부한 자연식품을 충분히 섭취해야 한다. 특히 엽산, 항산화 비타민, 카로티노이드와 같은 미량 영양소를 충분히 섭취했을 때 암 진단 후 생존율이 높아졌다는 연구 결과도 보고되고 있다.

이처럼 영양 면역은 전암 단계에서 암 예방에 효과적일 뿐만 아니라, 암 발생 후의 치료 단계와 치료 완료 후 재발 방지 단계에서도 보조 요법이 아닌 주요 치료 방법 중 하나로 점점 더 활용되고 있다. 암 치료는 환자의 가족력, 건강 상태, 영양 상태에 따라 가장 적합한 방법을 선택해 적용해야 하지만, 영양 면역 관리 수칙은 암 예방, 치료, 그리고 재발 방지를 위해 모든 환자가 기본적으로 지켜야 할 필수 사항임을 기억해야 한다.

주목받는 칵테일 영양 면역 소재

이제는 영양 면역을 중심으로 한 생물학적 치료의 시대가 도래하고 있다. 과거에는 과학적 검증이나 입증 없이 경험적으로 처방되고 사용되던 천연 물질들이 최근 여러 연구 결과를 통해 면역계, 순환계, 내분비계 등에 중요한 영향을 미친다는 사실이 밝혀지고 있다.

또한, 식품 및 영양 물질이 암을 유발시키는 주요 요인이라는 점에 대한 관심이 높아지고 있으며, 실용 가치가 높은 활성 성분을 식품 및 식물로부터 추출하고 분리하여 암의 재발 방지와 치료에 이용하려는 시도도 활발히 이루어지고 있다.

이미 개발된 합성 의약품은 사용량과 사용 빈도에 따라 체내에서 독성을 유발할 수 있음이 밝혀졌다. 이에 반해, 우리가 일상적으로 섭취하는 식품 성분은 기존 항암제와 달리 화학 요법 및 방사선 치료 이후 발생하는 부작용이 없으며, 세포 독성과 유전 독성이 없기 때문에 인체에 안전하게 사용될 가능성이 높다. 이러한 이유로, 천연 물질을 활용해 우수한 항암 치료제를 개발하려는 노력이 전 세계적으로 이루어지고 있는 실정이다.

사실, 이미 항암제로 사용되거나 면역 제제로 활용되고 있는 약물들의 대부분이 천연 식품 소재나 식물에서 유래된 것임을 고려하면 이는 결코 새로운 개념이 아니다. 예를 들어, 얼마 전 화제가 되었던 아프리카 버드나무에서 추출한 항암 물질은 혈액 공급을 차단하여 종양 세포를 사멸시키는 새로운 원리의 항암 약물로, 임상 시험에서 놀라운 효과를 입증하며 주목을 받았다.

또 다른 사례로는 상품명 '택솔(Taxol)'로 알려진 항암제가 있다. 이는 북미 태평양 연안에 서식하는 약용 식물인 '주목(Taxus brevifolia)'이라는 나무의 껍질에서 추출된 물질로, 특히 유방암과 난소암과 같은 여성 암을 치료하는 데 효과적이다. 빈카(Catharanthus roseus) 나무에서 얻을 수 있는 '빈카 알칼로이드(Vinca alkaloid)'는 혈액암을 포함한 다양한 암에 유효한 성분으로 알려져 있다.

또한, 버섯의 특수 성분을 약물화하려는 연구도 활발히 진행 중이다. 예를 들어, 운지버섯에서 추출된 크레스틴(PSK)은 항암제로 사용되고 있으며, 표고버섯에서 추출된 렌티난(Lentinan)은 각종 암 환자들에게 적용되고 있다. 이와 함께, 한약재로 널리 사용되는 복령(Poria cocos), 저령(Grifola umbellate), 영지(Ganoderma lucidum) 등의 버섯류와, 동충하초(Cordyceps sp.), 상황버섯(Phellinus linteus) 등에서도 항암 생리 활성 물질이 추출되어 연구가 진행되고 있으며, 그 결과가 주목받고 있다. 이러한 사례들은 천연 물질 기반의 항암 치료제가 암 치료와 면역 강화에 얼마나 중요한 역할을 하는지를 잘 보여 준다.

미국 국립암연구소의 피어슨(Pierson) 박사가 1990년부터 암을 예방할 수 있는 식품 개발을 목표로 연구를 시작하며 '기능성 식품(Functional Foods or Designer Foods)'이라는 용어를 처음 사용한 이후, 전 세계적으로 기능성 식품의 중요성이 강조되고 있다. 현재 미국, 일본, 유럽 연합뿐만 아니라 국내에서도 기능성 식품의 새로운 개념을 정립하고, 암 예방 및 치료를 위한 후보 물질로서 식품의 성분을 연구하는 것에 초점이 맞춰지고 있다.

Dr. Hwang's Solution

집중 면역 관리를 위한
면역 푸드 삼총사:
셀푸드, 휴젠푸드, 이뮨푸드

나는 2001년에 기업 부설 연구소인 생명과학연구원을 발족시켜, 영양 면역 소재 개발에 몰두했다. 오랜 연구의 열매로 파이토 식이 영양 복합체인 '셀푸드(Cell Food)', 유전자 복구 영양 복합체인 '휴젠푸드(Hugene Food)', 면역 증강 영양 복합체인 '이뮨푸드(Immune Food)'를 개발했다. 셀푸드, 휴젠푸드, 이뮨푸드는 다수의 연구 논문과 학술 자료를 바탕으로 파이토 영양소의 효능에 따라 분류된 항암 및 면역 활성 식품군 3가지에 붙여진 명칭이다.

이 제품들은 과학적 연구 방법론에 기반하여 개발되었으며, 실제 임상 현장에서 놀라운 효능을 경험하고 있다. 이제 기능성 식품은 암 예방과 치료를 위한 혁신적인 도구로 자리 잡고 있으며, 지속적인 연구와 개발을 통해 더 큰 가능성을 열어 가고 있다.

파이토 식이 영양 복합체, 셀푸드

셀푸드는 세포의 필수 영양소와 정상 세포의 생성 및 증식에 도움을 주는 것으로 알려진 파이토 영양소로 구성되어 있다. 일반적으로 통곡식, 야채류, 해조류, 버섯류, 과일류, 양질의 단백질, 불포화 지방산 등을 통해 6대 영양소와 50여 가지 미량 영양소를 골고루 섭취하는 것이 중요하다. 최근에는 컬러 푸드(빨간색, 노란색, 녹색, 보라색, 흰색), 저GI 식품, 저칼로리 식품 및 생식이 세포 대사에 긍정적인 영향을 미친다는 점에서 주목받고 있다.

면역 증강 영양 복합체, 이뮨푸드

이뮨푸드는 항암 효과와 면역 증진 효과를 보유한 파이토 영양소들로 구성된 식품군이다. 주요 성분으로는 아라비녹실란, 후코이단, 진세노이드, 미슬토, PSP(Polysaccharide Peptide), 사포닌, 플라보노이드, 폴리페놀, 베타글루칸, 밀크시슬, 카테킨, 이소플라본, 유산균, 비타민(A, C, D, E), 미네랄(아연, 셀레늄) 등이 있다.

이들 성분은 면역 체계를 활성화하고 암세포 성장을 억제하는 데 도움을 준다.

유전자 복구 영양 복합체, **휴젠푸드**

휴젠푸드는 영양 유전학적 영양소를 기반으로 하며, 질병 발생 전 단계에서 과메틸화 조절, 유전자 정상 발현, 항산화 작용을 통해 세포 복구 능력을 극대화하는 것으로 알려져 있다. 최근 의학 및 영양학 분야에서는 유전자와 질병 예방, 유전자와 필수 영양소 간의 연관성에 대한 연구가 활발히 진행되고 있다. 주요 성분으로는 라이코펜(토마토), EGCG(녹차), 커큐민(강황), 제니스테인(콩), 설포라판(브로콜리), 항산화 영양소(비타민 A, C, E, 아연, 셀레늄, 엽산) 등이 있으며, 이들 성분은 세포 손상을 방지하고 건강한 유전자 발현을 촉진하는 데 효과적이다.

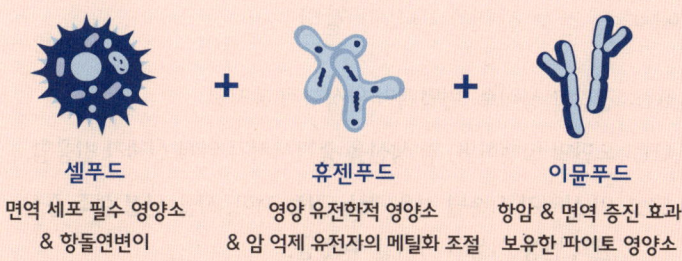

셀푸드
면역 세포 필수 영양소
& 항돌연변이

휴젠푸드
영양 유전학적 영양소
& 암 억제 유전자의 메틸화 조절

이뮨푸드
항암 & 면역 증진 효과
보유한 파이토 영양소

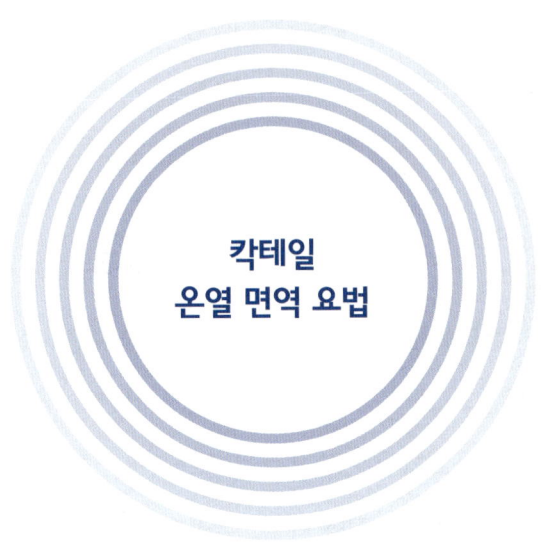

칵테일
온열 면역 요법

체온과 면역

독일에서는 암 환자의 면역 상태 점검을 위해 환자의 체온 측정을 의무화하고 있다. 이는 체온이 면역력과 밀접하게 연관되어 있으며, 암 환자의 치료 및 관리에 있어 중요한 지표로 활용되고 있기 때문이다. 체온에 따른 건강 상태는 다음과 같다.

- 36.5℃: 건강한 상태로, 면역력이 왕성하게 유지됨.
- 36.0℃: 오한이 발생하며, 열 생산을 증가시키기 위해 신체가 반응함.
- 35.5℃: 이 상태가 지속될 경우, 배뇨 기능 저하, 자율 신경 실조 증상, 면역 반응 이상이 나타날 수 있음.
- 35.0℃: 암세포가 증식하기에 가장 적합한 온도.

일반적으로 체온이 정상 체온보다 낮거나 불규칙하면 암에 걸릴 확률이 높아진다. 특히, 암 환자의 체온이 낮고 불규칙한 경우 면역 상태가 약하거나 불안정하다는 것을 의미한다. 평균 체온이 1℃ 떨어지면 면역력은 약 30% 감소하며, 반대로 평균 체온이 1℃ 올라가면 면역력이 약 30% 증가한다. 아보 도오루 박사 등이 저술한 《면역력 슈퍼처방전》에서는 저체온이 발생하는 구조를 다음과 같이 설명하고 있다.

> 자율 신경에는 교감 신경과 부교감 신경 두 가지가 있는데, 일상생활을 하거나 업무를 보는 등 활동 중에는 교감 신경이 우세하고, 음식을 먹거나 휴식을 취하는 동안에는 부교감 신경이 활발하다. 결국 이 두 신경이 적절히 균형을 이루도록 하는 것이 중요한 건강의 비결이다.
>
> 병이 생기는 원인은 자율 신경의 균형을 깨뜨리는 스트레스이다. 과로와 걱정은 물론, 약도 교감 신경을 긴장시키는 스트레스로 작용한다. 교감 신경이 지나치게 긴장하면 아드레날린이라는 호르몬이 분비되어 혈관이 수축하고, 혈류가 원활하게 흐르지 못해 온몸에 '혈행 장애'가 일어난다.
>
> 또 백혈구 중 아드레날린 수용체를 가진 과립구가 대량의 활성 산소를 방출하고, 이때 과립구는 제 기능을 다하기 위해 조직을 공격하여 염증을 일으킨다. 반대로 지나치게 편안한 생활은 부교감 신경을 우세하게 해 아세틸콜린이라는 호르몬의 분비를 촉진하고 이 호르몬의 영향으로 혈관이 확장된다. 이렇게 되면 혈류가 빨라

져 더 많은 혈액이 필요하므로 순환 장애가 일어난다.

둘 중 어느 쪽이든 혈액의 흐름이 나빠지면 체온이 내려가고 자연히 면역력도 떨어진다. 체온이 1℃ 내려가면 대사 기능은 12%, 면역력은 30%나 떨어진다. 냉증은 만병의 근원으로, 의욕을 앗아가 마음까지 차갑게 만들어 부정적 사고에 빠지게 한다. 게다가 또 다른 병을 초래하는 원인이 되기도 한다.

아보 도오루, 이시하라 유미, 후쿠다 미노루 공저, 《면역력 슈퍼처방전》

체온과 면역 상태의 관계는 정상인에게도 마찬가지로 적용되며, 체온 측정을 통해 자신의 면역 상태를 평가하고 암 발생을 미리 예측할 수 있다. 독일 연구자들은 체온이 저하되거나 불규칙한 특성을 보일 경우, 5년 이내에 암이 발생할 가능성이 높다는 점을 보고하고 있다.

암과 온열 면역 치료

온열 면역 치료는 항암 화학 요법이나 방사선 치료와 병행하여 주로 사용되는 치료법으로, 면역 체계를 자극하여 암 치료 효과를 극대화한다. 이 치료법은 종양 세포 내 혈액과 산소 공급을 증가시켜 방사선 치료와 화학 요법의 효능을 높이며, 연구에 따르면 병행 치료 시 효과가 33%에서 60%로 두 배 가까이 상승한다고 보고되었다. 또한, 면역 치료와 함께 사용할 경우 더욱 강력한 상승효과를 기대할 수 있다.

항암 약물이나 방사선 치료가 어려운 환자의 경우, 온열 면역 치료만으로도 암 치료 효과를 얻을 수 있다. 이 치료법은 면역 세포를 활성화하여 신진대사를 촉진하고, 암으로 인한 심한 통증을 완화함으로써 진통제 사용량을 줄이는 동시에 환자의 삶의 질을 크게 향상시킨다.

온열 면역 치료는 혈액암을 제외한 대부분의 고형암 치료에 적용이 가능하다. 특히 온열 치료 기기 중, 고주파 온열 치료기나 초음파 온열 치료기에는 '자동 초점 기능'이 장착되어 있어 암 조직이 위치한 부위를 탐지하여 그 부위에 열이 집중적으로 가해질 수 있도록 하여 치료 효과를 극대화할 수 있다. 이런 기능은 주변의 정상 조직에는 불필요한 열 손상이 발생하지 않도록 조절하여 안전하게 치료하는 데 도움이 된다. 또한 종양이 한 부위에 국한되지 않고 여러 부위에 퍼져 있는 경우, 자동 초점 기능을 통해 각 부위에 필요한 만큼의 열을 가하여 효과적으로 치료할 수 있다.

무엇보다도 온열 면역 치료는 부작용과 합병증이 거의 없는 안전한 치료법으로 널리 평가받고 있다. 기존의 항암 치료에서 흔히 나타나는 메스꺼움, 구토, 오심, 식욕 부진, 체중 감소, 소화 장애와 같은 부작용이나 탈모, 팔과 다리의 저림 같은 합병증이 보고되지 않았다. 이러한 특성은 온열 면역 치료가 환자의 전반적인 삶의 질을 유지하거나 향상시키는 데 중요한 역할을 한다는 점에서 큰 장점으로 꼽힌다.

고주파 온열 치료기의 등장

1995년경 독일에서 암 연구를 진행하던 중, 하거 박사의 병원에서 처음으로 고주파 온열 치료 현장을 목격했다. 그 당시에는 고주파 온열 치료법이 잘 알려지지 않았었는데, 이후에는 점차 효과를 인정받으며 의사들 사이에서 주목받기 시작했고, 그로 인해 세계적으로 확산되었다. 우리 병원에서도 고주파 온열 치료기를 설치한 이후 많은 환자들에게 긍정적인 반응을 얻고 있다.

물론 고주파 온열 치료기는 방사선 치료처럼 암에 치명적인 손상을 입히지는 않지만, 정상 세포를 보호하면서 암세포에만 선택적으로 타격을 준다는 점에서 미래의 의학으로 불릴 만하다. 다음은 네이버 건강백과 '암, 알아야 이긴다'(HIDOC 제공)에 실린 고주파 온열 요법에 대한 객관적인 평가이다.

> 우리나라에서는 1980년대 말부터 온열 치료를 종양 치료의 목적으로 시행하기 시작했으나, 당시의 기술적 수준으로는 몸 깊숙한 곳에 위치한 종양에 효과적으로 열을 전달하는 것이 어려워 효과를 볼 수 있는 사례가 제한적이었다.
>
> 그러나 최근 체내 깊숙한 곳에도 골고루 열을 전달할 수 있는 온열 치료 기기가 개발되면서 유럽에서는 많은 환자들에게 적용하고 있다. 특히 독일에서 치료에 적용하려는 움직임이 가장 활발한데, 2012년 발표된 자료에 따르면, 독일에서는 재발한 악성 뇌

종양 환자 140명에게 온열 치료를 적용하는 임상 연구가 진행되기도 했다. 이 연구의 대상자들은 암 치료로 다른 치료 방법이 없다고 한 환자들이었으며, 대부분은 온열 치료와 항암 치료를 병용했다(98명). 이들 중 가장 악성인 뇌종양 환자들의 온열 치료가 시작된 시점부터의 중앙 생존 기간이 6개월이었던 것은 꽤 주목할 만한 결과다.

또한 진행된 자궁 경부암과 직장암의 경우 단독 방사선 치료(항암 치료 병용 포함)보다 온열 치료를 함께 시행했을 때, 부작용이 증가하지 않고 국소 재발률도 감소했다는 연구 결과가 미국《방사선종양학회지》에 발표되기도 했다. 최근에는 수술이 불가능한 췌장암 환자에서 항암 치료와 온열 치료를 병행하는 임상 시험도 곳곳에서 진행되고 있다.

네이버 건강백과, HIDOC, '암, 알아야 이긴다'

그동안 온열 치료의 효과가 낮게 평가된 이유 중 하나는, 암세포를 죽이는 데 가장 효과적인 온도로 알려진 42℃ 이상의 높은 온도를 종양 부위에 전달하는 것이 어려웠기 때문이었다. 그러나 최근 개발된 최신 온열 치료 기기들은 종양 내부에서 직접 온도를 상승시켜 이러한 한계를 극복하고 있다. 온열 치료는 현재 암 치료 보조 요법으로 주목받고 있으며, 안전성과 효용성이 있어 환자들의 치료법으로 많이 사용되고 있다.

고주파 온열 치료의 효과

종양 내부의 온도를 40-41℃까지 충분히 상승시키면, 그 자체만으로도 암이 줄어들고, 열의 작용으로 면역 세포가 활성화된다는 연구 보고가 속속 발표되고 있다. 아직 초기 단계이지만, 유럽에서는 전신 온열 치료에 대한 관심이 다시 증가하고 있으며, 실제 임상에서도 전신 온열 치료를 적용한 일부 사례가 발표된 바 있다.

국내에 도입된 최신 온열 치료 기기는 국소 부위에 열을 전달하는 목적으로 설계되어 있으며, 큰 부작용 없이 복부, 흉부는 물론 뇌와 간 등 다양한 부위에 사용할 수 있다는 장점을 가진다. 또한, 동물 실험에서는 복부 깊숙한 곳까지 열을 전달해 적정 온도로 상승시킬 수 있음이 확인되었다. 환자가 감당할 수 없는 열감을 느낄 경우, 스스로 기기를 중단할 수 있는 기능이 있어 안전성이 높은 편이며, 이로 인해 국내에서 온열 치료를 받은 환자들 중 큰 화상 부작용이 보고된 사례는 없다.

현재 국내 대학 병원의 암 센터 등에서는 재발 또는 전이가 수차례 발생한 환자를 주 대상으로 하여 온열 치료를 방사선 치료 또는 항암 치료와 병행하거나, 경우에 따라 온열 치료만을 적용하기도 한다. 내가 직접 경험한 바로는 대부분의 환자들이 경미한 부작용으로 뜨거운 느낌이나 피하 지방이 뭉치는 느낌을 호소하기도 했지만, 이러한 증상은 소염제를 복용하거나 잠시 쉬면 회복되었다.

온열 치료를 큰 부작용 없이 시행했을 때, 예후가 좋지 않은 환자들임에도 불구하고 증상 완화 기간이 6개월 이상 지속된 환자가 전체의 25%에 달했다. 특히, 온열 치료만으로도 종양 수치가 감소하고 1년 이상 생존한 사례가 7건이나 있었다.

그러나 전이된 환자나 수차례 재발된 환자들이 온열 치료만으로 암이 완치될 것이라고 기대해서는 안 된다. 온열 치료를 시행하기 전에 의료진의 정확한 진단을 통해 치료 목적과 효과적인 방법을 명확히 하고, 안전한 지도 아래 사용해야 한다.

온열 치료의 비용은 인정 비급여로 병원마다 차이가 있지만, 대부분 1회당 약 30만 원 정도이며, 8-12회를 한 주기로 시행한다. 종양 크기가 감소하지 않더라도 종양 내 암세포가 괴사하여 종양 수치가 감소할 수 있으므로, 주기적인 검사와 진찰을 통해 온열 치료의 효과와 병의 진행 여부를 세밀히 확인하는 것이 중요하다.

부산대병원 통합의학센터 교수직을 역임하고, 대한통합암학회 이사장으로 활동하고 있는 김진목 교수는 고주파 온열 치료의 효과에 대해 다음과 같이 설명하고 있다.

> 기존의 항암제 치료나 방사선 치료의 문제점은 정상 세포까지 죽인다는 것이다. 정상 세포가 죽다 보니 기능의 제한이 오고 면역력이 떨어지게 된다. 고주파 암 온열 치료는 암세포만 괴사시키는 치료다. 독일에서 개발된 고주파 암 온열 치료 시스템은 인체

에 유용한 13.56MHZ 고주파를 이용해 42-43℃ 고온의 열을 암 조직에 선택적으로 가함으로써 종양이 괴사 또는 자살하도록 유도한다. 몸에 열이 가해질 때 정상 조직은 혈관이 확장되면서 상승된 열을 밖으로 끌어내 온도를 일정하게 유지하는 반면, 암 조직은 혈관이 확장되지 못하고 단단한 혈관에 조그만 혈전이 생기면서 종양으로 공급되는 영양분을 차단시키는 원리이다.

일본 온열종양학회 2007년 발표 자료는 방사선 치료와 온열 치료를 병행했을 때 반응률이 49.6%, 항암 화학 요법 및 방사선 동시 요법과 온열 치료를 병행했을 때 37.7%, 화학 요법과 병행 시 15% 및 단독 요법 시 7.5% 등의 임상 효과를 볼 수 있다고 보도했다.

이와 같이 항암 및 방사선 치료와 병행할 경우에는 치료 효과가 더욱 상승되며, 암 수술을 받기 전후, 암으로 인해 통증이 있는 경우, 현재 항암 치료 및 방사선 치료 중인 환자, 모든 항암 약물 치료 후 더 이상 치료받지 못하는 경우, 암이 재발되거나 다른 장기로 전이되어 치료가 곤란한 경우 등에서 탁월한 효과를 보이고 있다. 열을 이용한 이전의 치료법에 비해 고주파를 이용한 방법은 부작용도 비교적 적으며, 조직 깊숙한 곳까지 열을 전달할 수 있어 효과가 상대적으로 좋다. 암 자체의 크기를 줄이는 효과도 큰 것으로 보고되어 있다.

김진목, 《통합 암 치료 로드맵》

고주파 온열 치료는 높은 온도를 이용하여 암을 치료하는 방법으로, 암세포를 직접 사멸시키는 작용과 방사선 치료나 항암제 치료와 병행하여 효과를 증강시키는 작용으로 크게 나눌 수 있다. 특히 방사선 치료와 병합하여 사용할 경우 그 효과가 뛰어나며, 간암, 난소암, 대장암, 직장암, 식도암, 위암, 자궁암, 전립선암, 췌장암, 폐암 등 대부분의 암에서 부작용 없이 치료 효율을 높일 수 있다.

방사선 치료와 병합 시 고주파 온열 치료가 효과를 증대시키는 과정은 다음과 같다.

1. 세포의 핵 합성기(S-phase)는 방사선 치료에 매우 저항력이 강해 방사선 치료로는 잘 사멸되지 않으나, 고주파 온열 치료에는 매우 예민하게 반응한다. 온열 치료는 열 스트레스를 통해 암세포를 손상에 취약한 상태로 만들어 방사선 효과를 증대시키는 역할을 한다.

2. 암세포는 정상 조직에 비해 산소가 부족하여 '무산소성 해당 과정(Anaerobic Glycolysis)'을 거치면서 산성 대사를 활발히 진행한다. 이 과정에서 생성된 젖산(lactic acid)은 암 조직 주변의 pH를 낮춰 산성 환경을 조성한다. 이러한 특성 때문에 암 조직은 정상 조직보다 고주파 온열 치료에 더욱 민감하게 반응한다.

3. 영양 공급이 부족한 상태에 있는 암 조직은 혈류와 산소 공급이 원활하지 않아 생존 조건이 열악하다. 이러한 이유로 고주파 온열 치료로 가해지는 열 스트레스에 취약하다.

4. 암 조직은 정상 조직에 비해 혈관 구조가 불완전하고 혈류가 제한적이기 때문에 열이 쉽게 축적된다. 또한, 열을 받은 후에도 효율적으로 열을 방출하지 못해 가온 상태가 오래 유지된다. 이러한 특성 덕분에 암 조직은 고주파 온열 치료에 더욱 효과적으로 반응한다.

5. 고주파 온열 치료는 40-43.5℃에서 암 조직의 혈관을 파괴하여 치료 효과를 높인다. 정상 조직에서는 46℃ 이상에서만 이러한 작용이 발생하므로, 암 조직에서만 주로 이 효과가 나타난다.

6. 암세포는 방사선에 의해 손상된 DNA를 스스로 복구하려는 메커니즘을 가지고 있는데, 고주파 온열 치료는 암세포에 열 스트레스를 가해 이 복구 과정을 방해한다. 이를 통해 방사선 치료로 인한 세포 손상을 효과적으로 유지하며 암세포의 사멸을 촉진한다.

7. 38.5-41.5℃의 낮은 온도로 암 조직을 가열하면 혈류 개선과 산소 공급 증가로 방사선 치료의 효과를 증대시킬 수 있다. 방사선 치료는 산소를 필요로 하는데, 암 조직은 산소 부족 상태가 많아 치료 효과가 저하되기 쉽다. 온열 치료는 이러한 산소 결핍을 완화해 방사선 치료를 통해 암세포가 더욱 효과적으로 손상될 수 있도록 돕는다.

내가 시무하는 '사랑의병원'에서는 환자의 면역 상태를 체계적으로 관리하기 위해 체온 측정을 필수로 하고 있다. 온열 면역 치료의 효과를 극대화하기 위해, 국소 부위 암 치료를 목표로 암 조직에 열을 집중적으로 가하는 고주파 온열 암 치료와, 전신의 체온을 전반적으로 상승시켜 면역 체계를 활성화하는 전신 온열 요법을 병행하고 있다. 특히 전신 온열 요법은 심부 체온을 높여 몸 전체의 신진대사를 촉진하고 면역 반응을 강화하는 데 중점을 둔다. 이처럼 국소 부위를 정밀히 표적화하는 고주파 온열 치료와 전신 면역력을 높이는 전신 온열 치료를 통합적으로 적용함으로써 온열 면역 치료 효과를 극대화하고 있다.

전신 온열 면역 요법

전신 온열 면역 요법은 몸 전체를 가열하여 체온을 상승시키고, 이를 통해 면역 체계를 활성화하며 암 치료 효과를 증진시키는 치료법이다. 이 요법은 암세포에 직접 열을 가해 손상을 유도하는 동시에 체온을 높임으로써 면역 반응을 자극하여 신체의 자연 치유 능력을 강화하는 데 초점을 맞춘다.

이 치료법은 전신 가열을 통해 체온을 38.5-40.5℃까지 올리는데, 이때 암세포는 고온에 민감하여 손상되거나 사멸할 가능성이 높아진다. 또한, 체온 상승은 면역 세포(특히 T 세포와 NK 세포)의 활성을 증가시키고, 사이토카인(면역 조절 물질)의 방출을 촉진하여 암세포를 공격하는 신체의 면역 반응을 강화한다. 암 조직은 혈관 구조가 비정상적이고 대사가 활발하여 열에 더 취약한 특성이 있는데, 고온 환경에서는 암 조직의 혈류와 산소 공급이 증가해 방사선 치료와 항암제의 효과를 높이는 데 기여한다.

　전신 온열 면역 요법은 암세포를 직접 사멸시키는 데 효과적일 뿐 아니라, 자연 살해 세포(NK 세포)와 사이토카인의 활성을 자극하여 면역 체계를 전반적으로 강화한다. 특히, 방사선 치료 및 항암 화학 요법과 병행할 경우 치료 효과를 극대화할 수 있다. 암 조직의 산소 공급을 늘려 방사선 치료의 민감도를 높이고 약물 전달을 개선하며, 암으로 인한 만성 통증을 완화해 진통제 사용량을 줄이는 데도 도움이 된다. 이러한 치료법은 피로, 식욕 부진, 면역력 저하 등의 증상을 개선하여 환자의 전반적인 건강 상태와 삶의 질을 크게 향상시킨다.

　전신 온열 면역 요법은 혈액암을 제외한 대부분의 고형암(유방암, 폐암, 대장암, 간암 등)에 적용 가능하며, 항암제나 방사선 치료의 효과가 적거나 부작용이 심한 경우, 또는 면역력 저하로 인해 표준 치료가 어려운 경우에 사용하기 좋다. 특히, 재발 및 전이된 암 환자에게도 효과적으로 사용될 수 있다. 이 치료법은 부작용이 거의 없으며, 구토, 탈모, 면역 억제 등 전통적인 항암 치료에서 흔히 나타나는 부작용이 보고되지 않았다. 자동 온도 조절 기능과 지속적인 모니터링을 통해 안전하게 시행되며, 치료 중 발생할 수 있는 위험을 최소화한다.

Dr. Hwang's Solution

집중 면역 관리를 위한 융합 면역 암 치료 프로그램

융합 면역 암 치료 프로그램은 암 치료의 중점 기간인 40주 동안 시행되는 집중 면역 관리 프로그램으로, 암 치료와 면역 강화를 통합적으로 진행하는 것을 목표로 한다. 이 프로그램은 총 3가지 주요 면역 요법(칵테일 면역 요법, 칵테일 영양 요법, 칵테일 온열 요법)으로 구성되어 있으며, 치료는 환자의 질병 상태와 건강 상태를 고려하여 1-4단계로 조정된다. 필요한 경우 추가적인 면역 치료를 병행하여 치료 효과를 극대화한다.

이 프로그램은 암 발생에서부터 수술, 방사선 치료, 항암 치료 등 중점 치료가 이루어지는 핵심 기간 동안 환자의 면역력 증강과 건강 관리를 돕는 집중 케어 프로그램이다. 단기적인 생존율 향상보다는 지속 가능한 생존을 목표로 하며, 암 집중 치료 기간 이후 전이나 재발을 막는 데도 효과적으로 적용할 수 있는 프로그램이다.

융합 면역 치료 40주 플랜은 기본 옵션과 선택 옵션으로 구성되어 있다. 기본 옵션 프로그램은 칵테일 면역 요법, 칵테일 영양 요법, 칵테일 온열 요법의 세 가지 요법을 동시에 병행하는 방식이다. 그러나 환자의 건강 상태, 영양 상태, 암의 진행 상황, 항암 치료 경험에 따른 기피 반응 등 개별적인 요인을 고려하여, 주치의와 상담을 통해 기본 옵션과 별도로 마련된 두 가지 선택 옵션 중 하나를 선택할 수 있다. 이러한 맞춤형 접근법은 환자 개개인에게 최적화된 치료를 제공하기 위해 설계되었다.

융합 면역 암 치료 40주 플랜 구성

- **40주 플랜 1(기본 옵션 프로그램)**
칵테일 면역 요법+칵테일 영양 요법+칵테일 온열 요법

- **40주 플랜 2(선택 옵션 프로그램)**
칵테일 영양 요법+칵테일 온열 요법

- **40주 플랜 3(선택 옵션 프로그램)**
칵테일 영양 요법

	칵테일 면역 요법	 칵테일 영양 요법	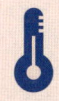 칵테일 온열 요법
1단계	**미슬토 요법** (항암 면역 주사) 항종양 효과 & 항암 치료 효과 극대화 생존 기간 연장, 삶의 질 향상	**파이토 식이 영양 복합체** (Cell Food) 면역 세포 필수 영양소 & 항돌연변이	**전신 온열 치료** (원적외선 온열 치료기 이뮨 챔버 온열 치료기)
	+	+	+
2단계	**칵테일 면역 주사 요법** (셀레늄+아연+고용량 비타민 C) 항암 효과, 해독 항산화 & 항노화	**유전자 복구 영양 복합체** (Hugene Food) 영양 유전학적 영양소 & 암 억제 유전자의 메틸화 조절	**국소 온열 치료** (고주파 온열 치료기)
	+	+	
3단계	**이뮨셀 면역 세포 치료** *면역 세포 배양을 통한 면역 세포 활성화	**면역 증강 영양 복합체** (Immune Food) 항암 & 면역 증진 효과 보유한 파이토 영양소	
	+	+	
4단계	**항암 치료** *필요에 따라 농도나 횟수 조절	**복합 생리 활성 영양소** (베타글루칸, 효소류, 효모류, 유산균, 비타민 & 미네랄, 오메 가 3, 이소플라본…등)	

THE KEY
TO CANCER
TREATMENT 암 치료의 급소

5부

생활 면역 관리로 평생 면역 관리에 도전하라

들어가는 글

'생활 습관 혁명'을 통한
'생활 면역 관리', '평생 면역 관리'가
암 예방과 암 완치를 보장한다

양평 서종면에 있는 서후리 숲은 참으로 아름답다. 수목 유전자 보존 지역이기도 한 이곳은 한국에서 보기 드문 자작나무 숲과 메타세쿼이아 단지 등 각종 수목이 잘 보존되어 있고, 다양한 곤충과 새들이 어우러져 살고 있다. 아침마다 새소리에 잠을 깨고 지천에 펼쳐진 꽃밭을 보면 마음이 설렌다. 양평 서종리 깊숙한 곳, 강원도 산골보다 더 깊숙한 이곳에서는 세상과 단절된 탓인지 생각 정리가 잘된다.

서후리 숲을 관리하는 여성분을 만난 적이 있다. 그분은 내가 만났을 당시, 약 15년 전쯤 유방암 수술을 받고 서후리 숲으로 오게 되었다. 항암제 치료를 한 번 진행하고 도저히 감당할 자신이 없어서 이 숲으로 오게 된 것이었다. 그분의 말에 따르면, 이곳에 온 첫날부터 숨이

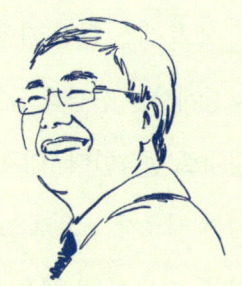

쉬어지기 시작했다고 한다. 자연 속에 살며 맑은 공기를 쐬고 좋은 물을 마시고 자연식을 하며 신체가 활성화되고, 숲을 관리하는 일을 하며 내면까지 치유된 것이다.

의도한 것은 아니지만, 그분은 서후리 숲속에 살면서 자연스럽게 생활 면역 관리 시스템 속으로 걸어 들어간 것이다. 또한 내가 아는 환자 중에 '편백나무 숲에서 석 달을 지내자 암 표지자가 반으로 줄었다'고 이야기를 하는 분도 있었다. 이들은 환경을 바꾸고 자신의 몸을 바꾸는 생활 습관 혁명의 결과인 생활 면역 관리를 통해 암을 극복한 분들이다. 내가 생각하는 가장 이상적인 치료를 경험한 셈이다.

지친 몸과 마음이 안식을 얻으면 면역 체계가 회복된다. 항암 치료라는 '융단 폭격'을 받고도 몸이 회복되는 것을 보면 경이로움을 금할 길이 없다. 치유의 기적은 외부의 약물을 통해 일어나는 것이 아니라 몸 안에서 일어난다. 항암제가 재발의 위험을 줄여 주는 것이 아니다. 건강식, 신체 활성화, 스트레스 관리, 체온 관리 등 생활 면역 관리를 통해 필사적으로 면역력을 높이고자 할 때 재발의 위험을 줄일 수 있다.

스트레스 환경 가운데 있으면 어떤 치료도 효과가 없다. 스트레스 환경에서는 신경의 균형이 무너지고 면역 세포가 약화되어 암세포가 멋대로 성장한다. 더구나 면역력을 현저하게 저하시키는 항암제나 방사선 치료가 스트레스로 작용할 때 그 파괴력은 엄청나게 증폭될 수 있다. 따라서 암 치료에 있어서는 '생활 습관 혁명'과 '생활 면역 관리'를 통해 몸과 마음을 건강하게 유지하는 것이 무엇보다 중요하다. 이는 암 치료의 완성인 '재발 방지'의 핵심 요소라고 할 수 있다.

대부분의 암유전자는 선천적으로 생기는 것이 아니라 후천적으로 생기며, 이 유전자 변이는 생활 습관 혁명으로 복구가 가능하다는 것이 최근 후생 유전학 덕분에 밝혀졌다. 생활 습관과 환경의 변화로 인해 후천적으로 생긴 암유전자를 생활 습관 혁명으로 바꿀 수 있다는 사실은 암 예방과 암 재발 방지에 획기적인 전환을 가져오기 시작했다. 암유전자에 대한 이와 같은 새로운 통찰은 '통합 의학'에서 '융합 의학'으로 넘어가며, 암 치료에 새로운 전기를 마련하게 되었다.

버니 시겔은 "불치의 병은 없다. 불치의 삶이 있을 뿐이다."라고 말했다. 암 재발 방지에 왕도는 없다. 한 방에 해결할 수 있는 식품이나 약, 치료법은 없다. 평생 적절한 면역 관리를 통해 최상의 면역을 유지하면서 생활 습관 혁명을 통해 후천적 돌연변이에 의한 유전자를 복구시켜 암에 걸릴 수 없는 내부 시스템을 만들어 가는 것이 무엇보다 중요하다.

암 완치에 이르는 유일한 길은 평생 면역 관리이다. 먹고, 자고, 움직이는 일상적 활동 속에서 바른 생활 습관을 형성하는 '생활 습관 혁명'에 도전하는 것이다. 생활 습관 혁명을 통해 '생활 면역 관리'를 하며 평생 면역 관리에 힘쓰는 것만이 암 예방과 완치를 보장하는 최선의 방책이다.

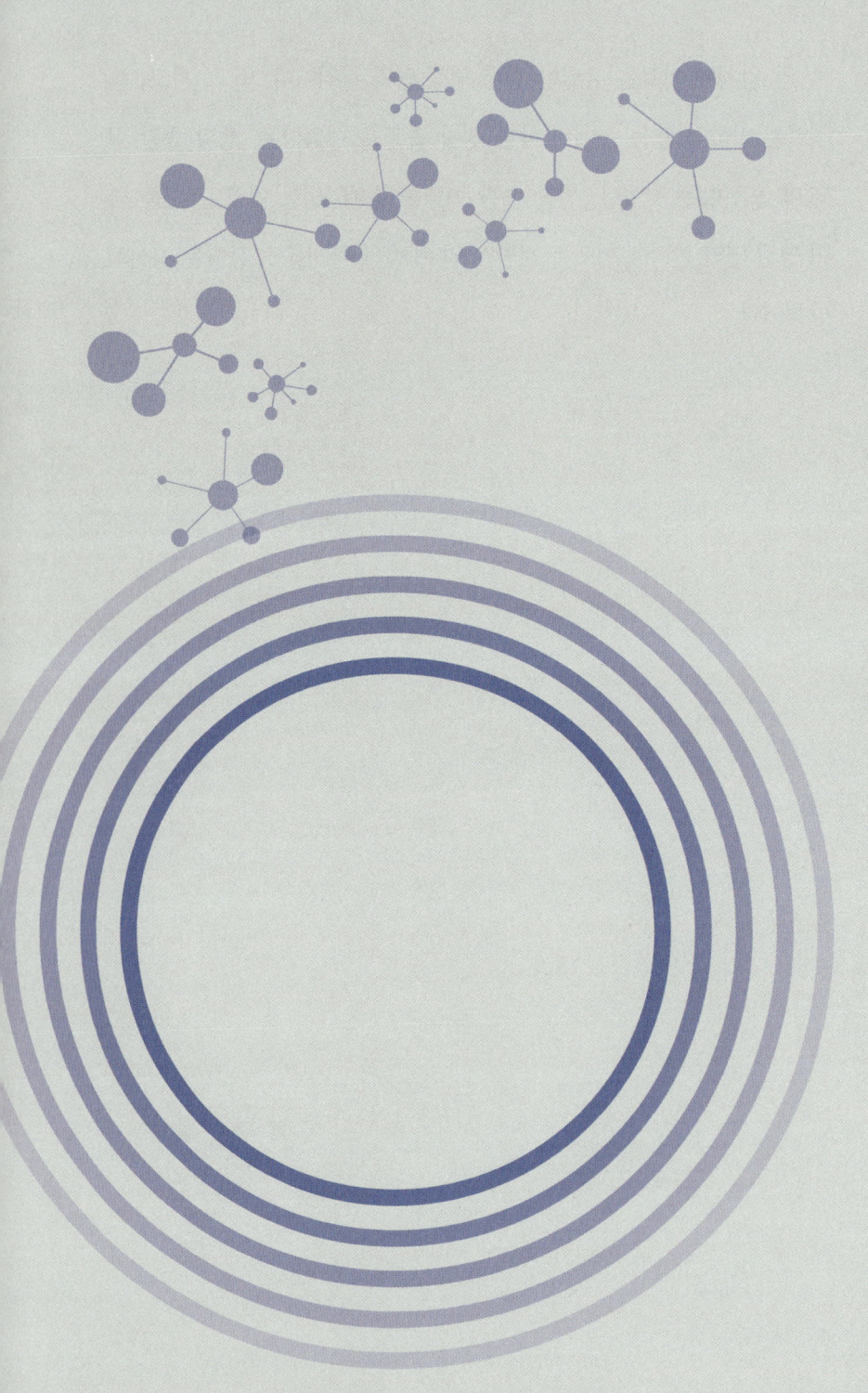

10장

자연 면역 요법으로 몸의 자연 치유력을 높이라

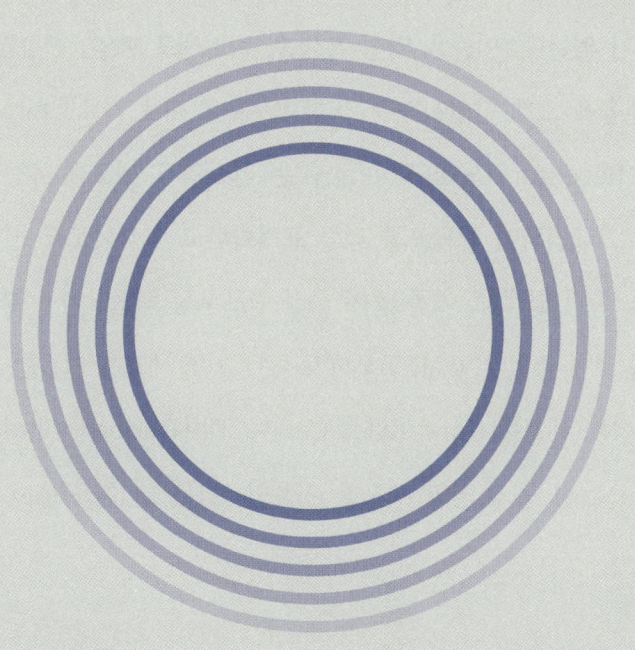

현대 의학의 면역 치료가
이루어 낸 성과

현대 의학에서 면역 치료는 인체의 면역 시스템을 활용하여 암을 비롯한 다양한 질환을 치료하거나 관리하려는 접근법으로, 최근 많은 관심을 받으며 연구의 초점이 되고 있다. 면역 치료는 기존의 화학 요법이나 방사선 요법이 가진 부작용을 줄이고, 질병의 근본 원인과 맞서 싸우는 새로운 전략으로 주목받고 있다.

현대 면역 치료는 다양한 암종에서 뛰어난 성과를 보이며 기존 치료법을 보완하거나 대체하는 역할을 하고 있다. 대표적인 예로, '면역 관문 억제제(Immune Checkpoint Inhibitors)'는 면역 체계가 암세포를 인식하지 못하도록 하는 억제 신호를 차단하여 암세포를 공격하도록 유도한다. 대표적으로 PD-1, PD-L1 억제제 및 CTLA-4 억제제가 있는데, 이들은 악성 흑색종, 비소세포 폐암, 신장암 등에서 생존율을 크게 향상시켰다. 또한 'CAR-T 세포 치료(Chimeric Antigen Receptor T-cell Therapy)'는 환자의 T 세포를 유전적으로 재프로그래밍하여 암세포를 직접 표적화하고 공격하도록 설계된 방법으로, 특정 혈액암, 예를 들어 급성 림프구성 백혈병에서 획기적인 결과를 보여 주었다. CAR-T 외에도 체내 면역 세포를 이용한 치료법으로는 NK 세포(Natural Killer Cell)나 TIL(Tumor-Infiltrating Lymphocytes) 등의 면역 세포를 이용한 '이뮨 셀 치료(Immune

Cell Therapy)'도 널리 활용되고 있다. '암 백신(Cancer Vaccines)'은 암 발생을 예방하거나 이미 존재하는 암세포를 억제하기 위한 치료로 자궁 경부암과 같은 바이러스 연관 암에서 효과를 보이고 있다.

이 외에도 현대 의학에서 주로 활용되는 면역 치료 방법을 예로 들면, 면역 세포를 활성화하고 암세포의 증식을 억제하는 신호를 강화하는 '인터페론 치료(Interferon Therapy)', 면역 세포 간의 신호 전달을 증폭시켜 면역 반응을 강화하는 '인터류킨 치료(Interleukin Therapy)', 특정 암세포 표적을 겨냥하여 면역 반응을 유도하는 '단클론 항체 치료제(Monoclonal Antibodies)' 등이 있다.

현대 면역 치료의 가장 큰 장점은 표적성과 개인 맞춤 치료 가능성이다. 면역 치료는 암세포를 특정적으로 공격하며, 건강한 세포를 상대적으로 덜 손상시킨다. 이는 기존의 화학 요법이나 방사선 요법이 암세포뿐 아니라 정상 세포에도 큰 피해를 준다는 점과 대조적이다. 또한, 환자의 유전자와 면역 상태에 맞춘 개인화된 치료가 가능하여 효과를 극대화할 수 있다. 더 나아가 면역 치료는 암세포를 기억하는 면역 기억 세포를 생성하여 재발 위험을 낮추는 데 도움을 준다. 이러한 점에서 치료 종료 후에도 지속적인 효과를 기대할 수 있다는 점이 큰 장점으로 꼽힌다.

그뿐만 아니라 면역 치료는 암 치료에 국한되지 않고 자가 면역 질환, 감염병, 신경계 질환 등 다양한 분야에서 활용될 수 있는 가능성이 크다. 이처럼 다양한 질환에 응용될 수 있다는 점은 면역 치료의 앞날을 더욱 밝게 해 준다. 초기 면역 치료는 부작용 관리가 어렵다는 단점이 있었지만, 최근에는 연구와 기술의 발전으로 면역 억제제나 항염증 요법 등을 활용하여 면역 치료의 부작용을 최소화하는 방향으로 개선되고 있다.

현대 의학의 면역 요법의 한계

현대 의학에서도 대체 의학의 장점을 인정하며 여러 가지 면역 요법을 병행 치료로 활용하고 있고, 암 완치율을 높이기 위한 새로운 치료 방법을 연구하는 데 막대한 비용을 투자하고 있다. 현대 의학의 면역 치료는 기존의 화학 항암제를 사용하는 '화학 요법(Chemotherapy)'과는 근본적으로 다른 접근 방식을 취한다. 체내 면역력을 증가시키거나 억제하여 면역 기능을 조절하는 '생물학적 제제(BRM, Biological Response Modifier)'를 활용하는 생물학적 접근 방식에 기반을 두고 있다.

'생물학적 제제'는 암 환자의 신체 반응과 면역력을 조절하여 암세포의 성장과 증식을 억제하는 데 중요한 역할을 한다. 예를 들어, 면역 관문 억제제는 암세포가 면역 체계를 회피하지 못하도록 면역 억제 신호를 차단하여 T 세포가 암세포를 더 효과적으로 공격할 수 있도록 돕는다. 또한 CAR-T 세포 치료는 환자의 면역 세포를 유전적으로 재설계하여 특정 암세포를 표적으로 삼아 공격하게 한다. 암 백신은 암세포를 인식하고 제거할 수 있도록 면역 체계를 활성화시킨다.

화학 항암제를 사용하는 화학 요법이 특정 화학 물질을 이용해 암세포를 직접 공격하거나 세포 분열을 억제하는 것에 초점을 맞추는 데 반해, 생물학적 제제를 사용하는 면역 치료는 신체의 자연 면역 체계를 강화하거나 조절하여 암세포를 억제하거나 제거하도록 유도한다.

화학 요법은 빠르게 분열하는 암세포를 직접적으로 공격하는 데 효과적이지만, 암세포와 함께 정상 세포도 손상시켜 심각한 부작용(탈모, 소화기 장애, 면역력 약화 등)을 초래할 수 있다. 반면, 생물학적 면역 요법은 생물학적 제제를 이용해 면역 세포(T 세포, NK 세포 등)를 활성화하거나 암세포를 표적화하여 정상 세포에 대한 손상을 최소화하면서 암세포를 제거하는 방식을 택한다. 이러한 생물학적 접근 방식은 특히 암의 재발 가능성을 줄이고 장기적인 치료 효과를 기대할 수 있다는 점에서 강점으로 작용한다.

그러나 생물학적 면역 치료 역시 단점이 없는 것은 아니다. 생물학적 면역 치료가 모든 암에 효과적인 것은 아니며, 면역 체계에 과도한 반응을 유발할 경우 사이토카인 폭풍과 같은 부작용이 발생할 수 있다. 또한, 생물학적 제제는 복잡한 개발 과정과 높은 생산 비용으로 인해 접근성이 제한될 수 있다.

현대 의학은 다양한 면역 요법을 활용하며 암 치료의 새로운 가능성을 열었지만, 여전히 일부 한계를 드러내고 있다. 현대 의학의 면역 요법은 면역 물질이나 면역 세포를 인위적으로 만들어 몸에 주입하는 방식이 주류를 이루는데, 이 과정에서 몇 가지 문제가 발생할 수 있다. 인위적으로 주입된 면역 물질은 일시적으로 효과를 보일 수 있으나, 장기적으로는 인체의 자연적인 면역 물질 생산 능력을 저하시킬 가능성이 있다. 이는 면역 체계의 균형을 교란시키고, 면역력을 약화시키는 결과를 초래할 수 있다는 우려를 낳는다.

예를 들어, 생물학적 제제 중 BCG나 피시바닐(Picibanil)과 같이 면역 물질의 생성을 자극하는 사례도 존재하지만, 대부분의 경우 부작용이 크고 치료 효과에 비해 비용이 과도하게 높아 실용성이 떨어지는 문제를 안고 있다. 부작용으로는 면역 과잉 반응이나 염증, 기타 예상치 못한 면역학적 부작용이 보고되고 있으며, 이는 환자의 건강에 심각한 영향을 미칠 수 있다.

또한, 외부에서 주입한 물질로 면역력을 증강시키는 것은 암 치료의 거시적 접근이 아니라 암 자체를 직접 겨냥하는 미시적 접근 방식에 의존함으로 인해 한계를 드러낸다. 이러한 방식은 면역 체계가 자연적으로 회복하고 균형을 이루도록 돕는 대신, 단기간에 특정 목표를 달성하기 위해 면역 체계를 조작하는 데 초점을 맞춘다. 이로 인해 면역 물질의 자연 생산 능력이 손상될 가능성이 있으며, 장기적인 치료 효과를 보장하기 어렵다.

현대 의학의 면역 치료는 암 치료에 있어 혁신적인 발전을 이루었으나, 여전히 부작용, 비용, 그리고 면역 체계의 복잡성을 다루는 데 있어 여러 도전 과제에 직면하고 있다. 면역 치료의 효과를 지속적이고 안정적으로 유지하기 위해서는 면역 체계의 자연적 회복과 균형을 지원하는 보다 종합적이고 장기적인 접근법이 필요하다. 이러한 방향으로의 발전이 이루어진다면, 면역 치료는 암뿐만 아니라 다양한 질환 치료에 있어 더욱 강력한 도구가 될 것이다.

자연 면역 요법이 답이다

현대 의학의 발전에도 불구하고, 암과 같은 만성 질환의 치료에서 면역 요법의 중요성은 갈수록 주목받고 있다. 특히 '자연 면역 요법(Natural Immunotherapy)'은 외부에서 인위적으로 면역력을 높이는 물질을 주입하거나 조작하는 대신, 인체 본연의 면역력을 활성화하여 스스로 질병에 대응하도록 돕는 방식이다.

이러한 경향에 따라, 최근에는 면역 요법의 원리를 보완 대체 의학과 접목하여 보다 안전하고 효과적으로 암을 치료하려는 자연 면역 요법이 제시되고 있다. 암 치료와 관련하여 자연 면역 요법은 암세포를 단순히 제거하거나 공격하는 것을 넘어, 암이 생길 수 없는 건강한 환경을 만드는 데 초점을 둔다. 이러한 치료법의 핵심은 인체 본연의 치유력으로서의 면역력을 강화하여 암세포와 적극적으로 싸우게 하고, 암세포가 더 이상 성장할 수 없는 상태로 만드는 것이다. 특히, 인체의 저항력을 강화하여 항암제의 부작용에 견딜 수 있는 힘을 기르는 동시에, 암세포가 더 이상 생존할 수 없는 건강한 몸 상태를 유지하도록 돕는다.

자연 면역 요법은 인체 본연의 면역력을 강화하여, 암 환자의 몸 안에서 면역 세포가 스스로 자연스럽게 활성화될 수 있도록 돕는다. 암이 발생하기까지의 원인을 제공한 것은 환자 본인이기 때문에, 환자는 자신의 몸 환경을 스스로 변화시켜 면역력을 높여야 한다. 부작용 없이 면역력을 활성화하고, 활성화된 면역 세포가 스스로 암세포를 찾아내어 제거하도록 돕는 방법, 즉 '외부로부터의 면역 치료'가 아닌 '내부로부터의 면역 치료'인 것이다.

이를 위해 환자 스스로 자신의 생활 방식을 변화시키는 것이 무엇보다 중요하다. 균형 잡힌 식사, 규칙적인 운동, 스트레스 관리는 자연적으로 면역력이 활성화될 수 있는 환경을 만들어 주는 대표적인 방법들이다. 또한 자연 면역 요법은 단순히 질병을 억제하거나 증상을 완화하는 데 그치지 않고, 질병이 발생하는 근본적 원인을 해결하는 데 주력한다. 생활 습관이나 환경적 요인을 개선함으로써 재발 가능성을 줄이고 건강을 유지할 수 있도록 돕는다. 이와 더불어 자연 면역 요법은 한방, 아로마 테라피, 침술 등 보완 대체 의학과 연계되어 부작용이 적고 안전한 방법으로 질병을 관리하는 데 활용된다.

자연 면역 요법으로서의 생활 면역 관리

생활 면역 관리는 이러한 자연 면역 요법의 연장선상에 있다. 생활 면역 관리는 우리의 일상적인 습관과 환경을 조정하여 면역력을 지속적으로 강화하는 접근법으로, 누구나 실천할 수 있는 자연 치유 중심의 건강 관리 방식이다. 이는 특정 질병의 치료뿐만 아니라, 질병 예방과 전반적인 건강 증진에도 효과적이다. 특히 면역력 저하의 주요 원인으로 지목되는 불균형한 식습관, 운동 부족, 스트레스와 같은 요인들을 개선하는 데 중점을 둔다.

일상생활 속에서 면역력을 높이는 습관을 기르는 생활 면역 관리와 관련된 주된 면역 요법으로 세 가지를 들 수 있다. 첫 번째는 '영양 면역 요법'이다. 신선한 채소와 과일, 단백질, 필수 지방산 등이 골고루 포함된 균형 잡힌 식단은 면역 세포의 기능을 강화하는 데 필수적이다. 항산화 성분이 풍부한 식품은 세포 손상을 방지하고 염증을 줄이는 데 도움을 준다. 예를 들어, 비타민 C와 같은 항산화 물질은 백혈구의 활동을 촉진하여 면역 반응을 강화한다. 반면, 설탕이나 트랜스 지방이 많은 음식은 염증을 유발하고 면역력을 약화시키므로 섭취를 줄이는 것이 좋다.

두 번째는 '운동 면역 요법'이다. 규칙적인 신체 활동은 면역 세포의 순환을 촉진하고 염증을 줄이며, 스트레스를 완화하는 데 큰 역할을 한다. 중등도 강도의 운동, 예를 들어 걷기, 요가, 또는 가벼운 유산소 운동은 면역력을 증진시키는 데 효과적이다. 그러나 과도한 운동은 오히려 면역력을 약화시킬 수 있으므로 적절한 강도와 빈도를 유지하는 것이 중요하다.

세 번째는 '정신 면역 요법'이다. 정신 면역 요법은 스트레스와 정신 건강 관리의 중요성을 강조한다. 스트레스는 면역력을 약화시키는 가장 큰 요인 중의 하나로, 만성 스트레스는 면역 세포의 기능을 억제하여 질병에 대한 저항력을 떨어뜨린다. 따라서 명상, 호흡 운동, 또는 감사 일기 쓰기 등과 같이 마음의 안정을 찾는 활동을 통해 스트레스 관리에 도움을 얻을 수 있다. 또한 친밀한 대인 관계를 통해 사랑과 공감을 나누는 활동도 심리적 안정과 함께 면역력을 강화하는 데 도움이 된다.

결론적으로, 자연 면역 요법으로서의 생활 면역 관리는 우리의 일상 생활을 면역 강화 중심으로 재설계하는 것이다. 이는 단순히 질병 치료를 넘어, 질병 예방과 지속 가능한 건강을 추구하는 데 이상적인 접근법이다. 자연 면역 요법의 원리를 기반으로 영양, 운동, 정신 건강을 조화롭게 관리하면, 인체는 스스로 건강을 회복하고 유지할 수 있는 강력한 힘을 얻게 된다. 이러한 작은 실천들이 쌓여 궁극적으로 암과 같은 질병을 예방하고, 건강하고 활기찬 삶을 이루는 데 기여할 것이다.

잘 먹고, 잘 자고, 잘 움직이는 생활 습관 혁명을 통한 생활 속 면역 강화의 중요성

암의 3대 특성은 불규칙성(형태), 통제 불능(내적 본질), 폐쇄성과 파괴성(대외적 성향)으로 요약된다. 첫째, 암세포는 크기와 형태가 비정상적이고 제멋대로 형성된다. 둘째, 정상적인 세포 분열 속도를 벗어나 자신의 종말을 향해 통제 불능 상태로 빠르게 증식한다. 셋째, 암세포는 다른 세포와의 소통이 완전히 단절되어 자폐증 환자와 같은 특징을 보이며, 자신뿐만 아니라 주변의 정상 세포까지 파멸로 몰아넣는 파괴적인 성향을 지닌다.

이러한 암의 본질을 깊이 이해한다면, 암과 싸워 이기는 비결은 의학적 치료를 통해 암세포를 제거하는 것을 전제로 한 '생활 습관 혁명'에 있다는 것을 알 수 있을 것이다. 암 치료 후 규칙적이고 절제된 건강한 생활 방식을 회복하는 것이 필수적이다. 여기에는 아픔과 분노를 극복함으로써 건강한 인간관계와 소통 능력을 회복하고, 따뜻한 사랑의 관심을 주고받는 것을 통해 정서적 안정감을 찾는 것이 포함된다. 또한 우울감과 피해망상에서 벗어나 섬김과 나눔을 실천하는 삶으로 나아가는 것도 중요하다.

암 치료는 단순히 약물이나 수술에 의존하는 것이 아니라, 생활 전반의 변화를 통해 치료 효과를 극대화하고 재발을 예방하는 통합적 치료로 접근해야 한다. 잘 먹고, 잘 자고, 잘 움직이는 생활 습관 혁명은 암 환자의 면역력을 강화하고, 신체와 마음의 회복을 도와 건강한 삶으로 나아갈 수 있게 하는 중요한 열쇠이다. 환자가 스스로 자신의 생활 습관을 변화시키는 일에 책임 있는 주체가 되는 것이야말로 치유와 회복의 프로세스를 이끌어 가는 데 가장 큰 동력을 제공한다.

잘 먹으라

암 환자의 회복과 면역 강화를 위해 균형 잡힌 식사와 건강한 식습관은 필수적이다. 음식은 단순히 에너지를 제공하는 것을 넘어 몸과 마음을 치유하고 면역 체계를 강화하는 중요한 도구이다. 신선한 자연식품과 균형 잡힌 영양 섭취는 면역 세포의 활발한 활동을 지원하며, 암세포의 성장을 억제하는 환경을 조성한다.

가공식품과 인스턴트식품을 피하고, 항산화 성분이 풍부한 신선한 채소와 과일, 견과류, 생선, 고품질 단백질을 섭취하라. 특히 브로콜리, 당근, 시금치, 베리류, 녹차 등은 세포 손상을 방지하고 면역력을 높이는 데 효과적이다. 암 치료 과정에서 체력이 저하되기 쉬우므로 충분한 칼로리를 확보하되, 포화 지방과 정제된 설탕은 줄이는 것이 좋다.

또한 수분을 충분히 섭취하는 것이 중요하다. 하루 8잔 이상의 물을 섭취하여 신진대사를 원활하게 하고 체내 독소를 배출하며, 세포 기능을 최적화하라. 음식은 환자의 몸 상태와 치료 과정에 따라 조정될 필요가 있으니, 전문가의 조언을 받아 개별적인 영양 계획을 세우는 것도 중요하다.

잘 자라

수면 시간은 암 환자가 신체와 면역 체계를 회복하는 데 있어 가장 중요한 시간이다. 깊은 잠을 자는 동안 몸은 손상된 세포를 복구하고 염증을 완화하며, 면역 세포가 활발히 작동할 수 있는 환경을 만든다. 질이 좋은 잠을 충분히 잘 때 피로가 풀리고 정신적 스트레스가 완화되며, 암세포와 싸울 수 있는 강력한 방어 막을 구축할 수 있게 된다.

암 환자는 치료 과정 중에 수면 장애를 경험하기 쉬운데, 이를 극복하기 위해 하루 7-8시간의 숙면을 목표로 해야 한다. 규칙적인 수면 시간을 설정하고, 밤에는 조명을 어둡게 하여 숙면을 유도하라. 특히, 자기 전에 스마트폰이나 TV와 같은 전자 기기의 사용을 줄이고, 카페인이 포함된 음료 섭취를 제한하는 것이 중요하다.

수면 전에 따뜻한 물로 샤워를 하거나 차분한 음악을 들으며 이완 시간을 가지는 것도 도움이 된다. 암 환자는 심신의 안정을 유지하는 것이 치료 효과를 높이는 데 큰 도움이 되기 때문에 수면 환경이나 수면 습관을 세심하게 관리하는 것이 좋다.

잘 움직이라

암 환자는 규칙적인 신체 활동을 통해 면역력을 강화하고 암 치료 과정에 필요한 체력을 유지해야 한다. 운동은 단순히 신체를 움직이는 것을 넘어, 체내 산소 공급을 원활히 하고 면역 세포가 암세포를 신속히 찾아 제거할 수 있도록 돕는다. 또한, 스트레스를 줄이고 치료 과정에서 발생할 수 있는 우울감이나 불안을 완화하는 데도 효과적이다.

암 환자는 과격한 운동보다 몸 상태에 맞춘 적당한 운동을 선택해야 한다. 매일 20-30분 정도의 유산소 운동(걷기, 가벼운 조깅, 자전거 타기 등)을 실천하라. 근력 운동도 병행하여 근육량을 유지하고 전반적인 체력을 증진하는 것이 좋다. 체력이 낮거나 항암 치료 중이라면, 의자 스트레칭이나 짧은 산책처럼 가벼운 움직임부터 시작하라.

운동은 단지 체력 향상만이 아니라, 치료 과정 중 느낄 수 있는 무력감에서 벗어나 삶에 활력을 불어넣는 데 중요한 역할을 한다.

규칙적인 운동 습관을 형성하면 암 치료 후에도 건강한 생활을 유지하며 재발 위험을 줄일 수 있다. 작은 실천이 큰 변화를 만들어 낸다는 점을 명심하라.

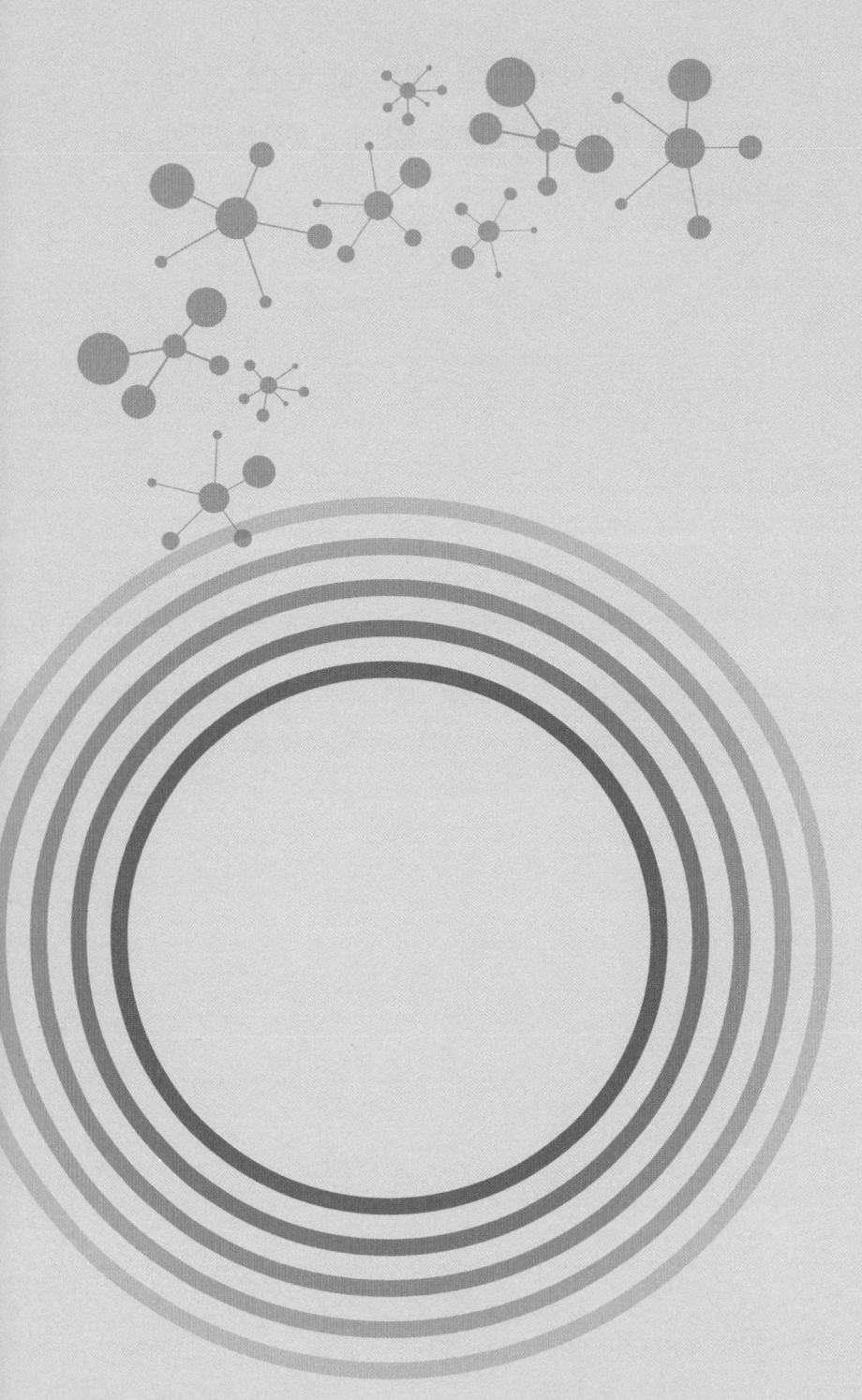

11장
영양 면역 요법

무엇을 먹느냐, 어떻게 먹느냐가
면역력을 좌우한다

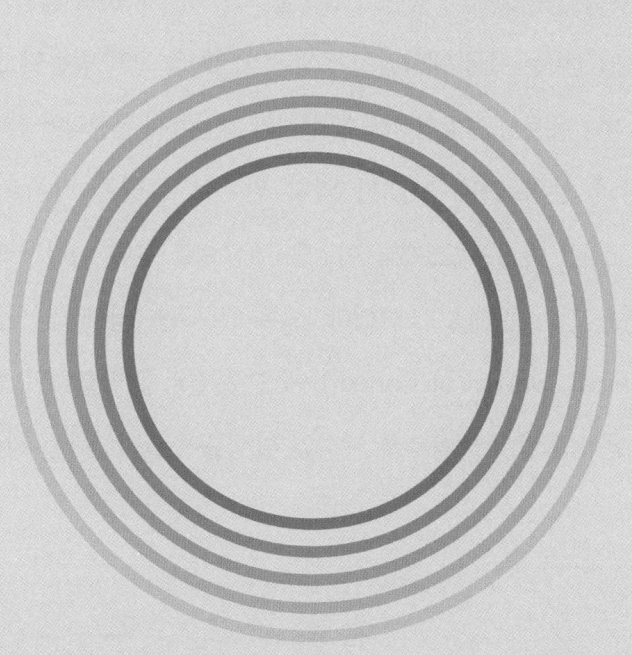

건강한 식사는
암 치료의 시작이다

잘못된 식습관과 자연식이 아닌 식생활은 암 발생의 주요 요인 중 하나다. 월터 윌렛(Walter Willett) 하버드대학교 의대 교수는 식사가 건강에 미치는 장기적 영향을 연구하며 "전체 암의 3분의 1 이상이 식습관과 관련이 있다"고 밝혔다. 그는 "건강한 식습관이 금연 및 규칙적인 신체 활동과 결합될 경우 그 잠재적 영향은 엄청나다"고 강조했다. 특히 대장암에 대해 "건강한 라이프 스타일의 일환으로 올바른 음식을 선택하면 최대 70%까지 예방할 수 있다"고 설명했다.

식생활과 직접적인 관련이 있는 암에는 대장암, 전립선암, 유방암, 위암, 췌장암, 담낭암, 자궁 내막암 등이 있다. 대장암은 90%, 전립선암은 75%, 유방암은 50%의 높은 연관성을 보이며, 30-40대 젊은 여성에게 주로 발생하는 자궁 내막암도 식생활의 영향을 크게 받는다. 이런 암들은 고기와 동물성 지방의 과도한 섭취와 밀접하게 관련되어 있다.

식습관과 암의 관계에 대한 역학 연구로 유명한 리처드 돌(Richard Doll) 박사는 23개국 여성을 대상으로 육류 섭취량과 대장암 발생률 간의 관계를 조사했다. 그는 1975년 《국제 암 학회지(International Journal of Cancer)》에 연구 결과를 발표하며, 하루 섭취하는 육류의 양이 많을수록 대장암 발생률이 높아진다는 사실을 밝혔다.

암의 종류에 따른 식생활 연관성

암의 종류	사망률(%)	식생활 연관율(%)	
		돌-페토 연구 (1981)	윌렛 연구 (1995)
폐암	28	20	20(10-30)
대장암	11	90	70(50-80)
유방암	8	50	50(20-80)
전립선암	7	타 암종 병기	75(20-80)
췌장암	5	50	50(10-50)
위암	5	35	35(30-70)
자궁 내막암	1	50	50(50-80)
담낭암	1	50	50(50-80)
후두암, 자궁 경부암, 구강암, 식도암	6	20	20(10-30)
기타 암	28	10	10
추정 평균치		35	32(20-42)

- 리처드 돌(Richard Doll)과 리처드 페토(Richard Peto) 박사는 암 사망의 위험 요인에 대한 광범위한 고찰을 통해, 미국에서 발생하는 암 사망의 약 35%(10-70%)가 영양 요인에 기인한다고 추정했다.
- 윌렛(Willett) 교수는 다양한 과학적 자료를 바탕으로 약 32%(20-42%)의 암 사망이 영양 요인에 의해 예방 가능하다는 점을 제시했다.

암세포는 바이러스나 병원성 미생물처럼 외부에서 유입된 것이 아니라, 내 몸을 이루고 있던 정상 세포가 변형된 것이다. 그 원인은 매우 다양하다. 자외선이나 방사선과 같이 높은 에너지를 가진 광선, 반응성이 강한 독성 산소 화합물(활성 산소), 유전자를 변이시키는 독성 물질, 암 발생 유전자를 가진 바이러스 등이 정상 세포의 돌연변이를 유발한다. 여기에 우리가 매일 섭취하는 식사도 암 발생의 중요한 원인이 될 수 있다.

그렇다면 암을 유발하는 식사는 어떤 것일까? 첫째, 직접적으로 정상 세포의 돌연변이를 일으키는 화학 물질이 포함된 식사이다. 둘째, 그 자체로는 돌연변이를 유발하지 않더라도, 신체의 신진대사 과정에서 돌연변이 물질로 전환되는 성분이 포함된 식사이다. 셋째, 신체의 균형을 무너뜨려 면역력을 저하시키고 독성 물질 배출 속도를 늦추는 식사이다.

따라서 암을 치료하거나 예방하기 위해서는 정상 세포의 돌연변이를 유발하는 물질이 포함된 식사와 신체의 불균형을 초래하는 식사를 최대한 피해야 한다.

식생활 습관 혁명으로
암을 이기는 영양 면역 요법

암 치료의 성패는 '면역 세포와 암세포의 전쟁에서 어느 쪽이 이기느냐'에 달려 있다. 특히 면역력은 무엇을 먹느냐에 따라 크게 좌우된다. 식단의 선택에 따라 몸의 면역 상태가 개선되기도 하고, 반대로 악화되기도 한다. 생활 면역 요법의 핵심은 바로 영양 면역 요법이다.

암 치료 후 영양 상태가 불량하면 면역력이 약화되고, 항암제와 방사선 치료로 인한 부작용이 심화될 수 있으며, 재발률도 높아질 수 있다. 이를 방지하기 위해서는 적극적인 영양 공급을 통해 면역력을 높이고, 암이 재발할 수 없는 환경을 만드는 것이 매우 중요하다. 암의 종류와 상태에 따라 차이가 있겠지만, 영양의 균형을 잘 유지하고 암 재발을 막는 요소를 적절히 투입하는 것이 항암제보다 더 중요한 경우도 많다.

식이 요법에 대한 논의가 나오면 많은 의사들이 알레르기 반응을 보인다. 이는 식이 요법을 비과학적 접근으로 간주하기 때문이다. 하지만 나는 이 같은 접근법을 생활 속 면역 관리를 위한 영양 면역 요법이라고 정의한다. 영양 면역 요법은 단순히 암의 재발을 막는 데 그치지 않는다. 최상의 신체 상태를 유지하도록 돕고, 결핍된 영양소를 보충하며, 암 치료 과정에서 나타날 수 있는 부작용을 완화하는 데도 기여한다.

더 나아가 영양 면역 요법은 환자의 회복 속도를 빠르게 하고, 면역력을 지속적으로 유지하도록 돕는 데 결정적인 역할을 한다. 이를 통해 암 치료 과정뿐만 아니라 치료 이후의 삶의 질도 크게 향상시킬 수 있다.

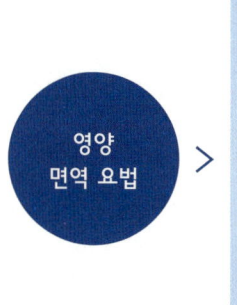
- 암 재발 예방 및 최상의 신체 유지
- 암 치료에 따른 체력과 면역력 저하 방지
- 암 환자의 영양 결핍 및 악액질 예방
- 암 치료에 따른 부작용 경감
- 암 환자의 빠른 회복과 지속적 면역 증진

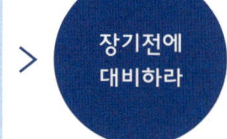

모든 암 환자는 누가 권하지 않아도 자연스럽게 식이 요법을 시작한다. 항암제 투여로 체력이 극도로 저하된 환자나 식욕이 없는 말기 암 환자를 제외하고, 일반식을 유지하는 암 환자는 거의 찾아보기 어렵다. 암에 걸리면 대부분의 환자들은 생채식이나 자연식 위주의 식생활로 전환하며, 이를 통해 스스로 식사 혁명을 이루게 된다. 이는 마치 어려운 상황이 닥쳤을 때 본능적으로 소식이나 금식을 선택하듯이, 암에 걸리면 자연스럽게 치료식인 생채식을 선호하게 되는 인간 본능의 일종이라고 할 수 있다.

1982년 미국 국립암연구소의 '식이 요인과 암'에 관한 연구 위원회는 그동안 연구된 미세 영양소 및 화학적 예방 요법에 관한 역학적 연구를 통해 β-카로틴이나 셀레늄 그리고 비타민 C 및 비타민 E와 같은 항산화 물질이 풍부한 음식의 섭취와 암 발생은 서로 역상관관계에 있음이 보고되었다. 구체적으로 비타민 A나 카로티노이드 혹은 다른 미세 영양소를 풍부히 함유하고 있는 채소나 과일을 많이 섭취한 군에서 폐암 발생이 낮았다는 전향적 코호트 및 환자-대조군 연구 결과가 나왔다.

    과일이나 채소의 섭취가 구강암, 인두암, 후두암, 식도암, 위암, 대장암, 방광암 그리고 자궁 경부암의 발생 위험을 감소시킨다는 전향적 혹은 후향적 역학 연구 결과도 발표된 바 있다. 콩과 같은 두류의 섭취가 암 위험을 줄인다는 역학적 증거는 비록 제한되어 있기는 하지만, 두류의 소비가 높은 아시아 국가에서 유방암과 대장암의 발생이 낮은 점을 감안한다면 가능성이 있는 것으로 보인다. 콩에는 항암 작용을 하는 단백질 분해 효소 저해제, 파이토스테롤 그리고 이소플라본 같은 물질이 다량 함유되어 있는 것으로 알려져 있다.

    인체 내에서 칼슘은 대장 상피 세포의 과도한 증식과 분화를 억제하는 것으로 알려져 있다. 역학적 연구 결과들은 칼슘의 섭취가 대장암 혹은 직장결장암의 위험을 감소시켜 준다고 보고하고 있다. 대장암 고위험군을 대상으로 한 임상 실험의 결과도 칼슘 보조제의 투여가 대장 세포의 증식을 현저히 감소시키거나 대장암 전구 증상인 선용종의 발생을 억제하는 것으로 보고하고 있다.

《종양학》, 서울대학교출판부

    영양 면역 요법은 암 치료 과정에서 가장 중요한 보조 요법 중의 하나이다. 식이 요법의 기본 원칙은 암을 유발하는 발암 물질을 철저히 차단하면서, 최상의 영양을 체내에 공급하는 것이다. 이를 위해 과도한 동물성 지방, 인공 식품, 인스턴트식품 등의 섭취를 피하고, 가능하면 자연식 중심의 식사를 하며 최상의 컨디션을 유지하는 것이 중요하다.

많은 환자들이 음식 섭취가 암세포에도 영양을 공급할 수 있다고 오해하여 음식 섭취를 등한시하거나, 채식만을 맹목적으로 고집하여 영양 부족 상태에 빠지곤 한다. 이러한 행동은 무지에서 비롯된 것으로, 면역력을 약화시키고 몸의 균형을 무너뜨리는 결과를 낳는다.

나는 환자들에게 식이 요법을 철저히 지도하며, 가능한 한 자연식을 통해 다양한 영양소를 풍부하게 섭취하도록 권장하고 있다. 그러나 항암제 투여나 방사선 치료로 인해 인체가 과도한 손상을 입은 경우에는 식단에 지나친 제한을 두지 않고, 환자가 좋아하는 일반식을 섭취하도록 지도한다. 이는 환자가 체력을 유지하여 치료 과정을 잘 견딜 수 있도록 돕기 위함이다. 환자의 상태와 필요에 맞게 유연하게 접근하는 것이 영양 면역 요법의 핵심이라고 할 수 있다.

영양 면역 요법의 탁월성

영양 면역 요법은 암 재발을 예방할 뿐만 아니라, 암 치료로 인한 체력, 면역력 저하를 방지하여 암 환자에게 영양 결핍이나 악액질이 발생하지 않도록 돕는 최상의 면역 요법이다. 또한, 암 치료 과정에서 발생할 수 있는 부작용을 완화하고 환자의 빠른 회복과 지속적인 면역 증진을 지원하며, 부작용이 없고 평생 실천할 수 있다는 점에서 큰 장점을 가진다.

암 치료 과정이 길어질수록 환자의 체력과 신체 기능은 급격히 저하되며, 면역력도 함께 떨어질 위험이 크다. 따라서 암 치료 과정에서는 환자의 영양 상태를 철저히 관리하는 것이 필수적이다. 암 치료를 받는 환자는 음식물 섭취에 어려움을 겪는 경우가 많아 영양실조에 쉽게 빠질 수 있다. 이러한 상태가 지속되면 체력이 고갈되어 전신이 쇠약해지는 악액질로 이어질 수 있으며, 이는 치료 불가능 상태로 악화되어 생명까지 위협받게 될 수 있다. 따라서 암 환자는 수년에 걸친 치료 과정뿐만 아니라 완치 후의 사후 관리까지 대비하여 장기적인 관점에서 충분히 준비해야 한다. 영양 면역 요법은 암 환자의 영양 상태를 유지하고 면역력을 활성화하여, 장기적인 암 치료와 회복 과정을 효과적으로 보조하는 데 탁월한 방법으로 평가된다.

현재 전 세계 많은 나라에서 다양한 영양 면역 요법 프로그램이 암 치료법에 도입되고 있다. 대표적으로 영국 브리스톨 암 센터의 BCHC 요법, 멕시코 오아시스병원의 레트릴 요법, 멕시코 메르디안 병원의 거슨 요법, 캐나다 호퍼 박사 병원의 영양 요법 등이 잘 알려져 있다. 이들 병원에서 처방하는 방법과 명칭은 각각 다르지만, 그 기반은 생채식과 항산화 물질을 포함한 파이토케미컬 성분을 충분히 섭취하여 체내 항산화 작용과 면역력을 강화하는 데 있다. 이러한 접근법은 암 치료와 회복 과정에서 면역력을 강화하고, 건강한 몸 상태를 유지하는 데 중추적인 역할을 한다.

세계 주요 나라의 영양 면역 요법

영국 브리스톨 암 센터(BCHC 요법)	멕시코 메르디안병원(거슨 요법)
• 주스나 생과일, 생채소 섭취 • 동물성 식품, 유제품, 염분, 정제 당질 식품 제한 • 비타민과 미네랄, 효소 등의 원활한 섭취를 위하여 날식품을 70% 이상 섭취	• 거슨 박사에 의해 시도 • 육식, 우유 및 가공식품, 설탕, 소금 등 제한 • 순수 유기 농법으로 재배한 생채소, 샐러드와 녹즙만 섭취
멕시코 오아시스병원(레트릴 요법)	캐나다 호퍼 박사 병원(영양 요법)
• 상어 연골 추출물, 커피 관장 병행 • 소금, 동물성 지방, 가공식품 제한 • 유기 농법으로 재배된 다양한 100% 생채소와 과일 섭취 • 주스 요법을 통한 비타민과 미네랄 섭취	• 비타민 A, C, E, 셀레늄 등의 영양 보충제 다량 투여(Mega vitamin therapy) • 소고기, 유제품 제한 • 저지방, 복합 당질, 고섬유소(곡식, 두류, 채소 등) 위주의 식사 권장

암 치료에서 영양 면역 요법은 단순히 환자의 영양을 관리하기 위한 식이 요법 프로그램을 의미하지 않는다. 이는 항산화 작용이 강력한 비타민과 미네랄, 그리고 신선한 채소나 과일에 함유된 파이토케

미컬과 같은 천연 성분을 충분히 섭취함으로써 암 치료를 돕고 재발을 방지하는 것을 목표로 한다. 영양 면역 요법의 효과는 크게 다섯 가지로 구분할 수 있다.

첫째, 암 재발을 예방하고 최상의 신체 상태를 유지하게 한다.

둘째, 암 치료로 인한 체력과 면역력 저하를 방지한다.

셋째, 암 환자가 영양 결핍에 빠지거나 악액질로 진행되는 것을 예방한다.

넷째, 암 치료 과정에서 발생할 수 있는 부작용을 완화한다.

다섯째, 암 환자의 빠른 회복을 돕고, 지속적으로 면역력을 증진시킨다.

영양 면역 요법의 핵심은 자연식이다

유기농 농산물과 자연식품의 이점

적어도 근대화 이전까지는 일반적으로 식품이라 불리는 음식물에 독성 성분이 함유된 경우가 거의 없었다. 이는 인간이 수천 년 동안 식재료를 엄선하여 섭취해 온 결과이다. 그러나 근대화 이후, 식품 원료에 다양한 가공이 이루어지면서 의도하지 않은 돌연변이 유발 물질이 발생하기 시작했다. 예를 들어, 감자를 튀길 때 생성되는 아크릴아미드와 재료가 탈 때 생기는 벤조피렌이 대표적이다. 또한, 유전자 변형 생물(GMO, Genetically Modified Organism)은 여전히 안전성이 완전히 검증되지 않은 상태이다.

식물은 외부 환경에서 살아남기 위해 병원균, 해충, 자외선 등의 스트레스 요인에 대응하여 다양한 방어 물질을 생산한다. 예를 들어, 폴리페놀과 플라보노이드는 외부의 위협에 맞서 식물을 보호하는 데 중요한 역할을 하며, 이러한 물질은 인간에게도 항산화 효과를 제공하여 건강에 도움을 준다. 그러나 화학 비료와 농약을 사용해 재배된 작물은 외부 스트레스를 덜 받기 때문에 방어 물질을 덜 생산할 가능성이 있다는 연구 결과가 일부 존재한다. 예를 들어, 자연환경에서 자란 식물이 유기농으로 재배된 경우, 특정 항산화 물질의 함량이 더 높은 것으로 보고된 바 있다.

순도 높은 정제 과정을 거친 가공식품도 마찬가지다. 예를 들어, 천일염에는 염화 칼슘, 염화 마그네슘, 염화 칼륨, 미네랄 등 건강에 유익한 성분이 포함되어 있다. 그러나 짠맛을 강화한 일반 소금에는 염화 나트륨 외에 다른 성분이 거의 포함되지 않는다.

그렇다면, 왜 100% 유기농 식품을 섭취하고 최고의 자연환경에서 살았던 선조들의 평균 수명은 40세에 불과했을까? 이는 불규칙한 영양 공급 때문이다. 보릿고개가 보여 주듯이 영양 섭취가 크게 부족했던 시기가 있었고, 농작물의 생산성과 저장성이 낮아 영양 섭취가 불규칙했다. 최고의 유기농 식품을 섭취하고 최적의 자연환경에서 살더라도 절대적인 영양 공급이 부족하다면 건강을 유지하기 어렵다. 건강을 위해서는 적절한 영양이 꾸준히 공급되어야 한다.

영양 면역 요법의 핵심은 몸에 필요한 영양소를 적절히 제공하는 것이다. 이때 사용되는 식품은 유기농, 친환경, 또는 최대한 자연에 가까운 재료여야 한다. 다행히도 요즘에는 이러한 조건을 충족하는 건강식품을 쉽게 구할 수 있다. 다만 제품을 선택할 때는 제조 공정과 유통 과정에서 품질 관리 및 위생 관리가 제대로 이루어지고 있는지 철저히 확인해야 한다. 식재료가 아무리 좋아도 제조 과정이 비위생적이라면 오히려 독이 될 수 있다.

암에 걸리기 쉬운 신체는 암을 치료하기도 어렵다. 따라서 암을 예방하는 식사와 암을 치료하는 식사는 거의 동일하다. 최대한 자연식에 가까운 식품을 선택해야 한다.

자연식이 항암제 부작용을 줄인다

암을 치료하는 방법은 다양하지만, 가장 대표적인 방법으로는 수술 요법, 항암 화학 요법, 그리고 방사선 요법이 있다. 그러나 이러한 항암 치료법은 모두 부작용을 동반한다는 점이 문제이다. 특히 항암제는 암세포뿐만 아니라 정상 세포까지 공격하여 체력을 저하시키고 면역력을 약화시키며, 심한 통증을 유발할 수 있다. 이러한 부작용으로 인해 일부 환자들은 치료를 중단하거나 포기하기도 한다. 또한 환자 본인뿐만 아니라 가족들 역시 심각한 정신적 고통을 겪게 되기 때문에 전체적으로 삶의 질이 크게 저하될 수 있다.

항암 화학 요법은 암세포를 공격하는 과정에서 정상 세포도 손상시켜 다양한 부작용을 초래한다. 대표적인 부작용으로는 골수 기능 저하가 있는데, 이는 적혈구, 백혈구, 혈소판의 생산을 억제하여 빈혈, 백혈구 감소증, 혈소판 감소증을 유발할 수 있다. 또한, 위장관 장애로 인해 구역, 구토, 설사, 식욕 부진 등이 나타나며, 심한 경우 장 점막 손상으로 장 출혈과 감염이 발생할 수 있다. 탈모도 흔한 부작용으로, 세포 분열이 활발한 모낭이 손상되어 발생한다. 신경계 이상으로는 지각 장애, 근무력증, 신경 마비 등이 있으며, 심장 부작용으로 심근염과 심부전이 나타날 수 있다. 이 외에도 비뇨기계 문제로 신기능 부전이나 방광염이 발생할 수 있다.

이러한 항암제의 부작용을 줄이기 위한 다양한 방법이 제시되고 있다. 특히 식이 요법에 관한 연구가 활발히 진행되고 있으며, 그중에서도 자연식의 대표라고 할 수 있는 생식이 가장 주목할 만한 성과를 보이고 있다. 2008년 국제 과학 저널 《암 예방 연구(Cancer Prevention Research)》에 발표된 논문에 따르면, 생식을 섭취한 실험군에서 적혈구, 백혈구, 혈소판 등 모든 혈구 세포가 증가하는 양상이 관찰되었다. 이는 생식이 골수 기능을 저하시킬 수 있는 항암제의 부작용을 완화시키는 효과를 가진다는 점을 보여 준다.

이 연구 결과는 특정 약물이 아닌 우리가 일상적으로 섭취할 수 있는 자연식품이 암을 예방할 뿐 아니라 암 치료 과정에서 발생할 수 있는 부작용을 경감시키는 데 도움을 줄 수 있다는 점에서 큰 주목을 받았다. 물론 자연식만이 유일한 해답은 아니다. 시중에서도 면역계를 보완하고 각 장기의 기능을 지원하는 다양한 제품들을 쉽게 구할 수 있다. 중요한 것은 이러한 다양한 정보를 활용하여 암 환자의 치료와 삶의 질 향상에 실질적인 도움을 줄 수 있는 최적의 방법을 찾는 것이다.

영양 면역 요법을 위한 최상의 자연식품 패키지: 셀푸드 생식과 알칼리 이온수

통합 의학의 길에 들어서면서, 암 환자들이 가장 큰 고민으로 여기는 것이 바로 식이 요법이라는 사실을 알게 되었다. "도대체 무엇을 먹어야 암이 재발하지 않을까?"라는 그들의 절박한 질문에 답을 찾는 과정에서, 나는 1997년 분말 생식 제품의 개발 및 론칭에 성공했다.

생식은 동결 건조라는 식품 공학적 기술을 활용하여, 암 환자에게 적합한 파이토 영양소를 한데 모은 결과물이다. 이를 통해 저칼로리 고효율의 살아 있는 영양 밥상이자 면역 밥상으로 자리 잡았다. 물론 나는 생식을 처음 개발한 창안자는 아니다. 다만 나는 생식을 과학화하고 보편화하여 암 환자들이 생식을 쉽게 접하고 시도해 볼 수 있도록 돕는 역할을 했을 뿐이다. 개발된 이후 '셀푸드 생식'이라는 닉네임으로 보급되며, 생식은 수많은 암 환자들의 식이 요법에 대한 고민을 해결해 주고, 그들의 무너진 몸을 회복시키는 도구로 자리매김했다. 암 환자들뿐만 아니라 일반 대중들의 사랑을 받는 대표 건강 먹거리 식품으로 성장한 생식은 개발자인 나에게 크나큰 자부심을 안겨 주었다.

내가 설립한 생명과학연구원에서는 지난 25년 동안 셀푸드 생식의 과학적 근거를 연구하며, 다수의 논문을 발표했다. 특히 주목할 만한 점은 셀푸드가 유전자 돌연변이를 차단하는 역할을 한다는 것과 이미 진행 중인 암 발생을 억제하는 효과가 있다는 것이다.

더욱 놀라운 사실은 셀푸드가 유전자를 복구시키는 탁월한 영양 요법이라는 점이 확인되었다는 것이다. 오래전 연구에서는 셀푸드가 암 억제 유전자 p53의 발현을 효과적으로 촉진하는 능력을 실험적으로 증명했다. 이를 통해 생식을 활용한 암 예방이 단순히 초기 예방에 그치지 않고, 암 재발 예방의 영역으로까지 확대될 수 있음을 확인할 수 있었다.

p53은 세포 이상 증식을 억제하고 암세포가 사멸되도록 유도하는 역할을 담당하는 유전자로, '항암 유전자'라고 불린다. p53 유전자가 제 기능을 하지 못하면 분열과 성장, 그리고 소멸을 규칙적으로 반복하는 세포가 돌연변이를 일으켜 비정상적으로 분열만을 반복함으로써 암세포가 된다고 알려져 있다. 그리고 암세포의 약 80% 정도는 p53 유전자가 변이 또는 상실되었기 때문에 생기는 것으로 확인되기도 했다.

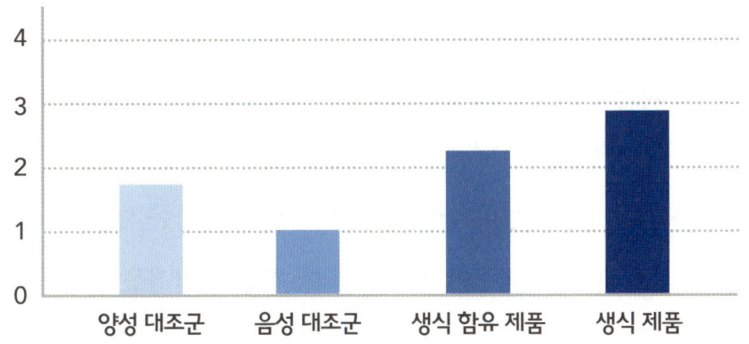

[참고 문헌] Mouse를 이용한 생식과 JUVO의 대장암 예방 효력 시험:
부산대학교 식품영양학과 의료식품네트워크센터 박건영 교수

위의 표에서 확인할 수 있는 것과 같이 실험을 통해 생식을 섭취한 군이 대조군에 비해 p53 mRNA가 3배가량 많이 발현하는 놀라운 결과를 얻을 수 있었다. '생식 섭취로 항암 유전자의 발현을 증가시켜 주었다'는 것은 생식을 통해서 암 발생을 막을 수 있다는 것을 말한다. 결국, '생식이 유전자를 바꿔서 암을 막을 수 있다'는 사실을 입증할 수 있는 중요한 결과를 얻게 된 것이다.

암 억제 유전자 p53의 변이는 대장암 환자의 70%, 폐암 환자의 50%, 유방암 환자의 40%에서 나타나며, 이 외에도 위암, 방광암, 자궁 경부암, 식도암, 간암, 췌장암, 전립선암, 피부암, 백혈병 등 대부분의 암과 강한 연관성을 가진 것으로 알려져 있다. p53 유전자의 발현은 암 예방과 치료에서 결정적인 역할을 하며, 셀푸드 생식이 이러한 유전자의 발현을 촉진한다는 점은 암 예방과 치료에 있어서 새로운 희망을 제시하는 중요한 발견이다.

우리는 올바른 식생활을 유지하기 어려운 인스턴트 환경 속에서 살아가고 있다. 바른 식생활은 포기할 수 없는 중요한 요소지만, 이를 실천하는 것은 현실적으로 쉽지 않다. 아무리 좋은 방법이라도 실천하지 못하면 아무 소용이 없기에, 실행 가능한 환경을 만들어 주는 것이 무엇보다 중요하다. 일반 식품을 통해 충분한 양의 파이토케미컬을 꾸준히 섭취하는 것이 현실적으로 어려운 상황에서 생식이 등장했다는 것은 큰 의미가 있다.

생식은 항산화, 항염증, 면역 강화, 독소 배출, 유전자 복구 등 암 예방의 주요 메커니즘에 작용하는 요소들을 포함하고 있어, 암 예방을 위한 최상의 식품이라는 자부심을 가져 볼 만하다. 물론 꼭 분말 생식 제품이 아니더라도, 암 예방을 위해 생채식, 천연식, 자연식을 실천하는 것이 필요하다.

암 환자의 식생활에서 '좋은 식품' 못지않게 중요한 요소가 바로 '좋은 물'이다. 암 환자는 반드시 좋은 물을 마셔야 한다. 우리 신체의 약 70%가 물로 이루어져 있으며, 물 자체가 최고의 영양분이기 때문이다. 암 환자에게 적합한 물은 다음에 열거한 여섯 가지 조건을 갖춘 물이다.

생식이 유전자를 바꾼다

최근 후생 유전학 영역에서 영양 유전체 연구가 활발히 진행되면서, 그 메커니즘의 실체를 풀어 가는 실마리가 밝혀지고 있다. 영양 유전체 연구가 더욱 정교하게 발전한다면, 음식만으로도 암을 정복할 수 있는 새로운 시대가 올 것이라는 나름대로의 확신을 갖게 되었다. 이러한 가능성이 내가 영양 유전체 연구에 몰입하게 된 계기다.

세계 각지에서는 이 명제에 대한 연구가 오래전부터 이루어지고 있었다. 그중에서도 2013년 매사추세츠 의과 대학에서 《셀(Cell)》지에 발표된 논문은 흥미로운 사실을 제시하고 있다. 꼬마 선충에게 좋은 음식과 나쁜 음식을 각각 먹인 뒤 유전자를 비교한 결과, 87가지 유전자가 다르게 나타났다. 이는 섭취하는 음식에 따라 대사가 달라지고, 세포 유전자에도 영향을 미친다는 사실을 실험적으로 입증한 것이다. 이 논문은 '좋은 음식은 유전자를 긍정적인 방향으로 변화시키고, 나쁜 음식은 유전자를 부정적으로 변질시킨다'는 점을 밝혀내며, 식이 요인이 얼마나 중요한지 보여 주었다.

더 놀라운 사실은 다음과 같은 점이다. 건강에 해로운 음식을 소량만 먹어도 유전자 발현에 큰 영향을 미칠 수 있다. 그러나 건강에 이롭지 않은 음식을 섭취하더라도, 건강에 좋은 음식을 조금이라도 함께 섭취하면 유전자 발현에 긍정적인 변화를 이끌어 낼 수 있다는 것이다.

또 다른 실험 결과도 흥미롭다. 두 종류의 유전자 조작 쥐를 만들어 진행한 실험이었다. 살이 찌고 암에 잘 걸리며 수명이 짧은 A 쥐에게는 후성 유전체에 긍정적인 영향을 주는 성분이 함유된 음식을 먹였고, 날씬하며 암에 잘 걸리지 않고 수명이 긴 B 쥐에게는 후성 유전체에 나쁜 영향을 미치는 음식을 먹였다.

이후 두 쥐에게 새끼를 낳게 한 결과, A 쥐는 건강한 새끼를 낳았고, B 쥐는 건강하지 않은 새끼를 낳았다. 이 실험은 음식이 신체에 미치는 영향을 넘어, 후손에게까지 영향을 끼친다는 사실을 입증했다.

(Environmental Health Perspectives, 2006, 114(4), 567-572.)

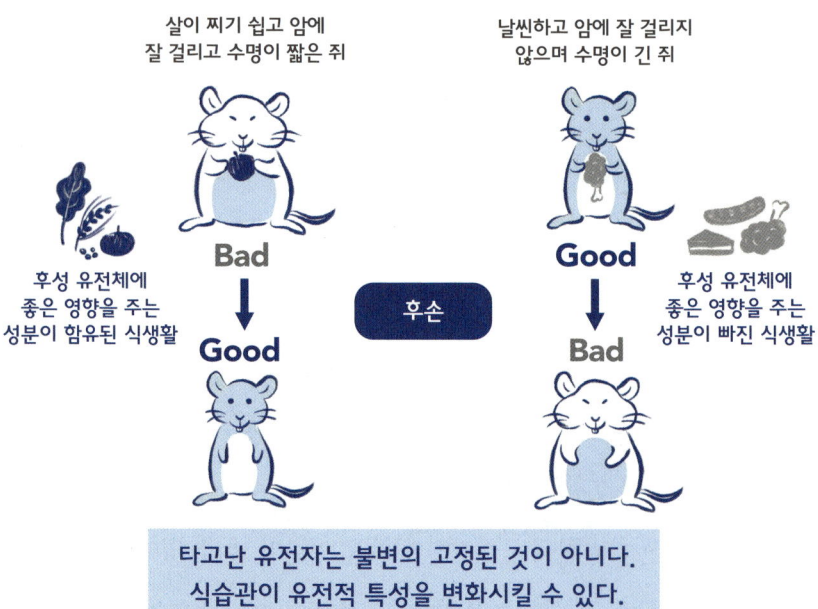

'아비 생쥐(Avy Mouse)' 실험을 통해 얻은 후성 유전학적 발견

천연 암 예방 물질인 파이토케미컬의 신비

'화학적 암 예방'이 아니라 '천연적 암 예방'

요즘 전 세계적으로 '화학적 암 예방'이 주목받고 있다. 이는 힘겨운 암 치료를 받기 이전에 암을 확실히 예방할 수 있는 방법을 찾으려는 학자들의 노력에서 비롯된 것이다. 연구를 통해, 자연식품 안에 약 400여 종의 암 예방 물질이 들어 있다는 놀라운 사실이 밝혀졌다. 《뉴스위크》에서도 보도된 바와 같이, 비타민보다 훨씬 더 중요한 '파이토케미컬(Phytochemical)'이 자연에 존재한다는 점이 큰 관심을 받고 있다.

파이토케미컬, 흔히 '천연의 영양제'라고 불리는 이 물질은 체내 독소를 배출하는 강력한 청소 도구로 작용한다. 파이토케미컬은 식물에만 존재하는 물질로, 다양한 기전을 통해 암을 예방한다. 예를 들어, 강력한 항산화제로 작용하여 정상 세포가 활성 산소의 영향으로 암세포로 변형되는 것을 방지하며, 암 형성을 억제하는 효소를 활성화시킨다. 또한, 식품 속 성분이 체내에서 발암 물질로 전환되는 과정을 차단하고, 암세포의 자동 사멸 과정인 '세포 자멸사(Apoptosis)'를 유도한다. 그뿐만 아니라, 파이토케미컬은 강력한 항산화, 항돌연변이 작용을 하며, 발암 유전자를 억제하고, 면역 기능을 증진시키는 것으로 알려져 있다.

파이토케미컬은 빨간색 또는 오렌지색을 띠는 과일과 채소류, 잎이 넓은 녹색 채소류, 버섯류, 해조류, 콩류, 견과류, 곡물류 등에 다량 함유되어 있다. 마늘, 생강, 녹차, 고추, 토마토와 같은 자연식품에는 암 예방과 치료에 유용한 파이토케미컬이 풍부하게 들어 있다. 이처럼 자연식품 하나하나가 각기 중요한 역할을 하므로, 암을 적극적으로 예방하려면 이러한 파이토케미컬이 풍부한 자연식품을 꾸준히 섭취하는 것이 매우 중요하다.

파이토케미컬의 종류와 기능

파이토케미컬	식품원	인체에 미치는 유효 기능
카로티노이드(Carotinoid)	오렌지색 과일, 채소, 녹색 잎채소, 당근, 토마토, 시금치	항산화 작용, 항돌연변이, 발암 유전자 억제, 면역 기능 증진
플라보노이드(Flavonoid), 이소플라본(Isoflavone), 사포닌(Saponins)	녹색, 노란색 잎채소, 파슬리, 셀러리, 콩과 콩 가공식품	항산화 작용, 발암 유전자 억제, 에스트로겐 유사체, 면역 조절 기능
폴리페놀(Polyphenolics)	크랜베리(Cranberry), 라즈베리(Raspberry), 블랙베리(Blackberry), 로즈메리(Rosemary), 오레가노(Oregano), 타임(Thyme)	항산화 작용, 항박테리아, 요도 감염 억제
카테킨(Cathechins)	녹차	항돌연변이, 발암 유전자 억제

이소티오시아네이트 (Isothiocyanates), 인돌(Indoles)	십자화과 채소, 브로콜리, 양배추	항돌연변이
알리신(Allicin)	마늘, 양파, 부추	발암 유전자 억제, 항박테리아, 콜레스테롤 저하 기능
리모넨(Limonene)을 비롯한 테르페노이드 (Terpenoids)	감귤, 캐러웨이(Caraway) 씨앗	포유류 종양 발암 유전자 억제
파이토스테롤 (Phytosterols)	호박 씨앗	전립선염 증상 완화
커큐민(Curcumin)	심황	항염증 작용
살리실레이트 (Salicylates)	포도, 대추야자, 체리, 파인애플, 오렌지, 살구, 오이, 버섯, 고추, 주키니(Zucchini)	혈관계 질환 예방, 유전자 발현 조절
엘-도파(L-dopa)	두류	파킨슨병 치료
난소화성 다당류 (Non-digestible Carbohydrates)	아티초크(Artichoke), 치커리(Chicory), 옥수수, 마늘, 귀리, 기타 과일과 채소류	미생물총 성장 촉진, 콜레스테롤 저하 기능

암을 예방하기 위해 자연식품에 함유된 파이토케미컬을 충분히 섭취하려면 엄청난 양의 채소와 과일을 먹어야 한다. 이에 학자들은 자연식품에서 화학 물질만 추출하거나 합성하여 섭취하면 동일한 효과를 낼 수 있을 것이라는 가정 하에 합성 물질을 개발했다.

당근과 녹황색 채소에 많은 베타카로틴은 폐암을 예방하는 중요한 파이토케미컬로 알려져 있다. 그런데 합성된 베타카로틴이 폐암 예방에 효과가 있는지 알아보기 위해 임상 실험 연구가 진행된 적이 있다.* 이 실험 연구에서는 흡연자 및 석면 노출자를 대상으로 베타카로틴과 비타민 A를 합성 제제로 만들어 투여한 그룹과 위약(비투여) 그룹을 비교했다. 실험 결과, 합성 베타카로틴을 투여한 그룹에서는 폐암 발생률이 오히려 증가했다.

이 연구는 의료계에 혼란을 준 변수가 되었다. 모든 베타카로틴이 반드시 폐암을 막아 주는 것이 아니라는 점 때문이다. 자연식품을 통한 베타카로틴 섭취가 폐암 예방을 비롯하여 건강에 긍정적인 영향을 미친다는 역학 연구들은 존재하지만, 화학적으로 합성된 베타카로틴은 그렇지 않음이 판명된 것이다.

이 실험 결과는 암 예방을 위해 자연 그대로의 천연 식품을 섭취해야 한다는 점을 다시 한번 강조한다. 화학적 합성 물질은 암 예방 효과를 보장하지 않을 뿐 아니라, 경우에 따라 암 발생을 악화시킬 가능성도 있다. 이와 같은 점을 고려해, 나는 '화학적 암 예방'이라는 표현에 대해 다소 반대의 입장을 갖고 있다. 이 표현은 자연식품 속의 화학 물질이 암을 예방한다는 의미를 담고 있는데, 실제로는 자연식품 그 자체가 지닌 천연성이 암을 예방하는 것이지 특정 화학 물질이 암을 예방하는 것이 아니다.

자연으로 돌아가는 것이 정답이다. 암 예방의 올바른 접근 방식은 '화학적 암 예방'이 아니라 '천연적 암 예방'인 것이다. 자연식품의 천연 상태가 암 예방의 핵심이기 때문에, '식생활을 통한 천연적 암 예방'이라고 표현하는 것이 더 적합하다고 본다.

* Omenn, G. S., Goodman, G. E., Thornquist, M. D., Balmes, J., Cullen, M. R., Glass, A., ... & Barnhart, S. (1996). Effects of a combination of beta carotene and vitamin A on lung cancer and cardiovascular disease. New England Journal of Medicine, 334(18), 1150-1155.

파이토케미컬의 항산화 효과는 여러 종류를 한꺼번에 골고루 먹었을 때 상승 작용이 일어난다

파이토케미컬의 항산화 효과는 과일이나 채소를 먹을 때 어느 한 가지 종류를 많이 먹는 것보다 여러 종류를 골고루 먹어야 폭발적인 상승 작용을 한다. 다음의 표에 나타난 데이터는 암과 생활 습관병, 노화 등을 막아 주는 항산화 효과를 측정한 결과를 나타낸 것이다. 이 데이터를 통해 오렌지, 사과, 포도, 블루베리를 같은 용량으로 각각 따로 섭취하는 것보다 함께 섭취하는 것이 항산화 작용을 더 높인다는 것을 알 수 있다.

따라서 한 가지 채소나 과일을 많이 먹기보다 다양한 종류를 골고루 섭취하는 것이 중요하다. 60가지 이상의 순 식물성 천연 식재료가 들어간 생식 제품은 탁월한 항산화 상승효과를 기대할 수 있는 식품이다. 분말 생식 제품은 한 포당 중량이 30-40g이고 칼로리는 160kcal인 저열량 식품이다. 칼로리 제한식 혹은 소식용으로 섭취하기 용이한 생식 제품은 적은 양으로 다양한 종류의 파이토케미컬의 폭발적인 상승효과를 얻을 수 있는 식품이다.

항산화 작용의 상승효과

• 다양한 과일, 채소를 함께 섭취하는 것이 중요

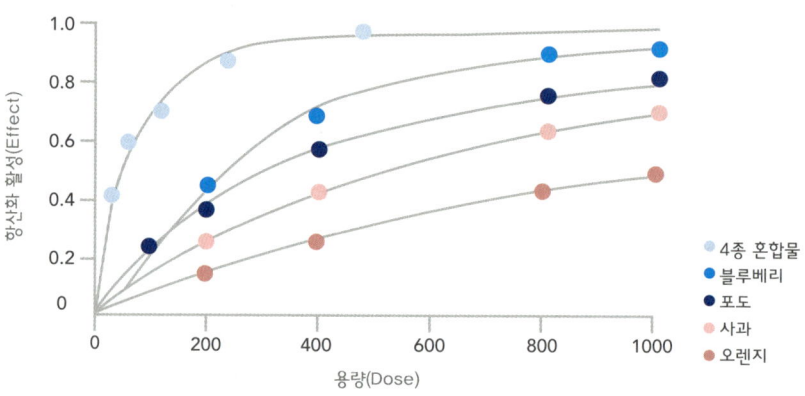

Ref. Rui Hai Liu. Potential synergy of phytochemicals in cancer prevention: mechanism of action. J. Nutr. 134:3479S-3485S. 2004

- 오렌지, 사과, 포도, 블루베리 및 혼합물에 대하여 용량별로 항산화 활성을 측정함.

- 오렌지, 사과, 포도, 블루베리를 각각 섭취하는 것보다 함께 섭취하는 것이 같은 용량 섭취에 대하여 항산화 작용을 더 높여 줌.

- 따라서 한 가지 채소나 과일을 많이 섭취하기보다 다양한 종류를 골고루 섭취하는 것이 중요함.

최고의 영양 면역 요법은
DNA 영양 면역 요법

DNA 영양 면역 요법이란?

내가 20년 동안 연구해 온 영양 면역 요법의 결정체는 DNA 영양 면역 요법이다. DNA 영양 면역 요법은 건강 불균형의 원인을 제거하고 필요한 영양을 공급하여 최적의 건강 상태를 유지하도록 돕는 개인 맞춤형 식이 요법이다. 과학적인 접근을 통해 영양을 섭취하며, 각 개인의 건강 상태에 맞게 적용할 수 있다. 이 요법은 암 예방과 치료를 위한 새로운 식이 요법으로, 세 가지 단계로 구성되어 있다.

1단계(D: Detoxification)는 몸에 쌓인 독소를 제거하고 신체를 정화하는 '디톡스 요법'이다. 이를 통해 몸속 환경을 맑고 깨끗하게 만들어 암 치료와 면역력 강화를 위한 기반을 다진다. 2단계(N: Nutrition)는 몸에 해로운 음식 섭취를 제한하고, 가장 이로운 영양소를 집중적으로 공급하는 '영양 균형 요법'이다. 이는 몸에 필요한 영양소를 최적의 비율로 제공하여 신체 기능을 강화하는 데 초점을 맞춘다. 3단계(A: Activation)는 신체 활성화를 통해 정상적인 신체 시스템을 회복하고 면역력을 극대화하는 '신체 활성화 요법'이다. 암 환자를 위한 영양 면역 요법은 이 세 가지 목표인 해독 작용, 영양 공급, 신체 기능 활성화가 조화를 이루어야 한다. 이러한 영양 면역 요법의 '삼위일체'가 갖추어질 때, 영양을 통해 최상의 면역 시스템을 구축할 수 있다.

이처럼 3단계로 구성된 DNA 영양 면역 요법은 암 치료와 예방을 위한 최상의 전략을 마련하는 방식이다. 항산화제 성분, 비타민 요법, 면역 활성도가 높은 버섯 추출물 등을 필요에 맞게 조합하여 시너지 효과를 극대화하는 일종의 '칵테일 식이 요법'이라고 할 수 있다. 식품은 저마다 서로 다른 영양소와 생리 활성 물질을 함유하고 있어, 체내에서 각기 다른 항암 기전을 발휘할 수 있다. 어떤 식품도 모든 기능과 역할을 똑같이 수행하지는 않기 때문에, 각 식품의 고유한 기능을 최대한 활용하여 면역 세포를 지원하고 암세포에 대응할 수 있도록 해야 한다.

특히, 식품의 종류에 따라 함유된 항암 물질이 다양하기 때문에 여러 종류의 식품을 번갈아 섭취하는 것이 중요하다. 이는 마치 다양한 쓰임새를 가진 여러 종류의 탄환을 장전하는 것과 같다. 총알의 구경이나 탄피의 길이에 따라 쓰임새가 다르듯이, 신체에도 적재적소에서 활용할 수 있는 최상의 품질을 가진 영양소와 생리 활성 물질을 준비하는 것이 필수적이다. 이를 통해 면역력을 강화하고 암 치료와 예방에 효과적으로 대응할 수 있다.

암 치료에서 DNA 영양 면역 요법은 암의 발생, 증식, 전이 원인을 해결하기 위해 균형 영양식, 면역 강화 성분, 신생 혈관 차단 성분을 복합적으로 처방하여 신체의 건강 상태와 면역 기능을 최상의 상태로 활성화시킴으로써 암 치료 효과를 극대화한다. 특히, 암 환자가 화학 요법과 방사선 치료를 받는 동안 DNA 영양 면역 요법을 병행하면, 치료 과정에서 발생하는 독성과 부작용을 최소화할 수 있다. 이 요법은 암 환자의 T 세포, NK 세포와 같은 백혈구뿐만 아니라 보체, 인터류킨, 인터페론, 면역 글로불린 등의 면역 물질을 증가시켜 면역력을 정상화시킨다. 면역력이 정상화되면 환자의 삶의 질이 향상되고, 생존율 또한 상승하게 된다.

DNA 영양 면역 요법의 가장 큰 장점은 면역력을 근본적으로 증가시킨다는 점이다. 이로 인해 특정 암에만 효과가 있는 것이 아니라 모든 종류의 암과 질병에도 효과를 발휘한다. 특히 치료가 어렵고 재발 가능성이 높은 암, 예를 들어 백혈병, 복수암, 위암, 간암, 비소세포 폐암, 골수종, 유방암, 대장암, 비인두암, 피부 조직구 림프종 등에서도 탁월한 효과를 보인다.

DNA 영양 면역 요법의 단계별 프로그램

인체는 정밀한 시스템이므로, 이에 맞는 과학적인 영양 접근이 필요하다. DNA 영양 면역 요법은 체내 항상성을 유지하는 데 필요한 영양소를 단계별로 공급하는 과학적인 식이 요법이다.

1단계(D): 디톡스 영양 요법(Detoxification)

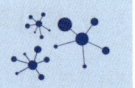

농약, 첨가물, 환경 호르몬 등 환경 오염과 해로운 먹을거리, 불규칙한 식생활은 체내에 독소를 직접적으로 축적시킨다. 이러한 독소가 몸에 쌓이면 만병의 원인이 된다. 인체가 처리할 수 있는 범위를 넘어서 지나치게 많은 독소가 축적되면, 우리 몸에 적신호가 켜지게 된다. 이 독소들은 체내 항상성을 방해하며 건강을 무너뜨리는 주된 요인으로 작용한다. 따라서 우리 몸에도 대청소가 필요하다.

디톡스 영양 요법은 기본적으로 체질을 개선하는 과정이다. 이는 몸의 바탕을 바꾸는 첫 단계로, 체내에 쌓인 독소를 제거하는 데 초점을 맞춘다. 독소가 제거되면 신진대사가 마치 순풍에 돛을 단 듯 원활하게 작동하게 된다. 우리 몸을 청소해 주는 가장 효과적인 도구는 바로 채소와 과일에 함유된 파이토케미컬이다.

종류	기능	추천 식품
파이토케미컬	• 체내 독소를 배출시키는 강력한 청소 도구 • 강력한 항산화제 • 암을 차단하는 필수 성분	신선한 채소와 과일, 콩류, 곡류, 견과류
유산균	• 장내 유해균 억제 • 장내 유익균 증식	발효 식품, 건강 기능 식품
식이 섬유 효소	• 체내 독소 배출 • 정장 작용	생채소류, 생과일류, 건강 기능 식품
물	• 체내 독소 배출 • 항산화 효과	알칼리 이온수

2단계(N): 영양 균형 요법(Nutrition)

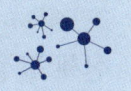

현대인에게 영양소 불균형은 매우 심각한 문제로 대두되고 있다. 필요한 영양소는 부족한 반면, 필요하지 않은 영양소는 과잉 섭취되고 있다. 이러한 불균형의 주된 원인은 불규칙한 식습관과 가공식품 위주의 식단이다. 영양 균형 요법은 이러한 영양소 불균형 상태를 극복하고, 체내 영양의 균형을 맞추는 데 초점을 둔다. 반드시 필요한 영양소의 섭취를 늘리는 동시에, 과도하게 섭취하고 있는 불필요한 영양소는 줄임으로써 신체의 건강 상태를 개선한다.

종류	기능	추천 식품
칼슘	• 신체의 생리 조절 기능 • 골격과 치아 구성	우유 및 유제품, 해조류, 멸치, 건강 기능 식품
단백질 아미노산	• 신진대사에 도움 • 체내 유해 부산물 제거 • 근육 형성	고기, 생선, 계란, 콩류, 담백한 육류, 건강 기능 식품
비타민 미네랄	• 에너지 대사 • 암 치료 부작용 경감	신선한 채소와 과일, 건강 기능 식품
불포화 지방산	• 혈행 원활 • 콜레스테롤 개선 • 두뇌 영양 공급	견과류, 씨앗류, 생선, 건강 기능 식품

3단계(A):
신체 활성화 영양 요법(Activation)

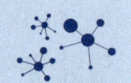

우리 몸의 기관은 크게 면역계, 호르몬계, 순환계로 나눌 수 있다. 그러나 독소가 쌓이고 영양소 불균형이 지속되면, 신체 각 기관의 활성도가 저하되어 다양한 질병에 노출될 위험이 높아진다. 따라서 신체 활성도를 높여 모든 기관이 정상적으로 기능할 수 있도록 돕는 것이 중요하다.

사실, 디톡스 영양 요법과 영양 균형 요법의 궁극적인 목적도 신체를 활성화시키는 데 있다. 이 단계에서는 각 신체 기관의 활성도를 높이고 정상적인 기능을 지원하기 위해 기능 강화 영양소의 섭취가 필수적이다.

종류	기능	추천 식품
다당체	• 면역 세포 활성화 • 면역 균형 유지	미강, 키토산, 동충하초, 아가리쿠스버섯, 상황버섯, 건강 기능 식품
비타민 C	• 스트레스 대응 • 면역력 강화 • 암 발생과 악화를 방지하는 항산화제	신선한 과일류, 건강 기능 식품
사포닌	• 면역력 증진 • 항종양 효과	인삼, 홍삼, 발효 홍삼, 산삼, 산삼 배양근, 건강 기능 식품
이소플라본 비타민 E	• 호르몬 균형 유지 • 항산화 작용 • 혈액 순환 원활	콩과 콩 가공식품, 달맞이꽃 종자유, 식물성 기름, 건강 기능 식품

DNA 영양 면역 요법을 복합적으로 구현하는 생식

몸의 구석구석과 장을 깨끗하게 청소하는 생식(Detoxification)

아삭아삭하게 씹히는 섬유질은 침과 소화액의 분비를 자극하여, 입안에서부터 소화 과정이 원활하게 진행될 수 있도록 돕는다. 또한, 체내에 축적된 독소나 발암 물질 등을 체외로 배출시키는 데 중요한 해독 작용을 한다. 따라서 생식을 통해 섬유질을 충분히 섭취하는 것이 권장된다.

실제로 미국 국립암협회(NCI)가 발표한 식사 지침에 따르면, 하루 20-30g 정도의 섬유질 섭취가 권장된다. 섬유질이 풍부한 식품으로는 도정하지 않은 곡류, 채소, 과일, 해조류 등이 있으며, 이러한 식품을 균형 있게 섭취하면 소화와 해독에 큰 도움이 된다.

천연 비타민과 미네랄, 식물성 생리 활성 물질이 풍성한 생식(Nutrition)

시금치를 데치면 푸른빛의 물이 우러나고, 당근을 삶으면 주황빛이 녹아 나온다. 이는 채소를 조리하는 과정에서 식물이 지닌 비타민, 미네랄, 항산화제, 그리고 식물성 생리 활성 물질이 손실되거나 파괴되기 때문이다. 따라서 채소나 과일은 가능하면 신선한 상태의 생식으로 섭취하는 것이 좋다. 이렇게 하면 천연 비타민과 미네랄을 자연스럽게 섭취할 수 있다.

천연 항산화제와 식물성 생리 활성 물질은 자연에서 쉽게 얻을 수 있는 천연 면역 물질이지만 열을 가하면 쉽게 구조가 변형되거나 효과를 잃게 된다. 천연 비타민, 미네랄, 그리고 식물성 생리 활성 물질은 인체에 빠르게 흡수되며 강력한 에너지와 면역력을 제공하는 원천이 된다. 특히 암 환자의 경우, 생식을 통해 항산화제와 식물성 면역 기능을 하는 생리 활성 물질, 천연 비타민과 미네랄을 섭취함으로써 면역력을 효과적으로 강화할 수 있다.

자연 그대로 담아 효소가 살아 있는 생식(Activation)

열을 가한 화식은 더 이상 있는 그대로의 자연 상태의 것이 아니다. 식품에 열을 가하면 복잡한 화학 반응을 거쳐 전혀 새로운 물질로 변형되기 때문이다. 인류가 불을 발견하고 음식을 가열하기 시작하면서, 식품의 성분들은 분해되고 재배열되어 새로운 물질로 변형되었다. 이 과정에서 일부 성분은 산화되거나 변이되며, 독성을 가진 물질로 바뀌기도 하고, 때로는 발암 물질이 생성되기도 한다. 더군다나, 열을 가한 음식에서는 효소가 파괴되기 때문에 독소 물질을 분해하거나 소화를 돕는 기능도 상실된다.

식물에는 신진대사의 촉매제인 효소가 풍부하게 함유되어 있다. 효소는 풀을 자라게 하고 열매를 익게 하며, 맛을 풍성하게 하고 생물을 성장시키는 데 필수적인 역할을 한다. 또한 음식물의 소화, 흡수, 대사 작용을 도와 생명 활동에 필수적인 역할을 한다. 효소 없이는 우주의 어떤 생물도 생명을 지속할 수 없다. 그러나 이러한 효소는 열을 가하면 파괴되어 본래의 기능을 잃게 된다.

생식은 효소가 살아 있는 상태로 제공되기 때문에, 식품 자체에 소화를 돕는 힘이 내재되어 있다. 생식을 섭취하면 살아 있는 효소 덕분에 소화, 흡수, 대사가 원활하게 이루어지게 되는데, 이는 건강하고 활력 있는 몸을 만드는 데 도움을 준다. 특히 암 환자의 경우, 부적절한 식사와 암 치료로 인해 장운동이 저하되어 소화되지 못한 음식물 찌꺼기와 노폐물이 장 속에 남아 독소 물질로 작용할 수 있다. 이러한 독소는 암을 악화시킬 위험이 있기 때문에 효소가 살아 있는 식사를 하여 장 건강을 회복하고 소화와 대사를 원활히 하는 것이 암 치료와 관리에 필수적이다.

암 예방과 재발 방지에 도움이 되는 생식

생식은 세 가지 체계적인 단계를 거쳐 유전자 변이와 암 재발 방지에 기여한다. 첫 번째 단계는 식생활 습관을 개선하여 독소(발암 물질)의 유입을 줄이는 것이다. 두 번째 단계는 유입된 독소를 무독화하거나 체외로 배출하는 과정이다. 세 번째 단계는 독소가 세포에 침투했더라도 유전자 변이를 억제하고, 변형된 세포를 제거할 수 있도록 면역 기능을 강화하는 단계이다.

1단계: 외부에서 유입되는 돌연변이원을 차단하는 단계

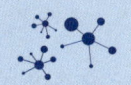

외부에서 유입되는 독소 중 유전자를 변이시킬 수 있는 것을 '돌연변이원(Mutagen 또는 Carcinogen)'이라고 한다. 대표적인 돌연변이원으로는 탄 음식에서 발생하는 것으로 알려진 벤조피렌(Benzopyrene)이 있다. 이러한 독소는 세포의 DNA와 결합하여 DNA 돌연변이를 유발하며, 돌연변이가 된 세포 중 일부는 불멸화되어 암세포로 성장하게 된다.

생식은 열을 가하여 가공하지 않고 동결 건조를 통해 식품을 분말화한 것으로, 독소를 제거하는 데 뛰어난 기능을 가진다. 최근 연구에 따르면, 실험동물에게 대장암을 유발하는 아족시메탄(AOM, Azoxymethane)을 생식과 함께 섭취시켰더니 돌연변이가 된 세포 수가 급격히 감소하는 것으로 나타났다. 이를 통해 생식과 같은 천연식(자연식)이 독소를 배출하여 세포의 돌연변이를 억제할 수 있다는 사실을 알 수 있다.

2단계: 세포의 유전자 돌연변이를 억제하는 단계

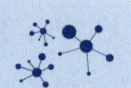

신체로 유입되는 독소를 완전히 차단하는 것은 현실적으로 불가능하다. 따라서 체내로 들어온 독소가 세포를 변이시키지 못하도록 억제하는 것이 더 중요하다. 유전자 돌연변이에 의해 암세포는 계속 발생할 수 있으며, 특히 자살 유전자의 변이가 일어나면 암세포로 발전하는 경우가 많다. 결국, 세포의 유전자 돌연변이를 억제하는 것이 암 재발을 막는 핵심 과제가 된다.

천연 물질들이 복합적으로 함유된 생식과 같은 자연식의 돌연변이 억제 기능에 대한 연구가 진행되고 있으며, 생식 섭취에 따라 25-50% 정도의 돌연변이 억제 효과가 있는 것으로 나타났다. 천연 물질이 독소 배출 기능을 갖고 있다는 것은 이미 잘 알려진 사실이지만, 천연 물질이 돌연변이를 억제하거나 감소시키는 데 어떻게 세부적으로 작용하는지는 아직 완전히 규명되지 않았다. 그럼에도 불구하고 천연 물질이 돌연변이를 억제한다는 점은 입증되었으며, 이를 통해 암 예방 및 암의 추가적인 재발 억제가 가능하다는 결론을 내릴 수 있다.

유전자 돌연변이는 외부 독소의 침입으로 발생하기도 하지만, 산소를 호흡하는 생물에서 공통적으로 발생하는 독성 산소 분자인 활성 산소에 의해 DNA가 산화되어 일어나기도 한다. 활성 산소는 암 재발의 주요 원인 중 하나로 꼽힌다. 체내에는 이러한 독성 산소 분자를 제거할 수 있는 항산화 시스템이 존재하지만, 이 시스템만으로는 충분하지 않기 때문에 외부에서 항산화 성분을 섭취해야 한다.

생식에는 비타민류와 파이토뉴트리언트인 폴리페놀, 플라보노이드, 안토시아닌 성분이 풍부하게 포함되어 있다. 이러한 성분들은 생체의 항산화 방어 시스템을 활성화하는 데 도움을 줄 수 있으며, 생식을 장기간 섭취하면 이러한 방어 시스템이 강화된다는 연구 보고도 있다.

3단계:
면역 기능을 강화하여 암세포를 이기는 단계

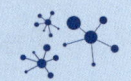

일상생활에서 하루에 적게는 100-500개, 많게는 1,000개 이상의 정상 세포가 유전자 돌연변이에 의해 변형되어 암세포로 변화되는 '발암(Carcinogenesis)' 과정이 진행된다고 한다. 하루에도 이렇게 많은 세포에 발암 과정이 진행되는데, 왜 모든 사람에게 암이 발생하지 않는 것일까? 이는 신체의 마지막 방어 체계인 면역계가 작동하기 때문이다.

정상 세포가 변형되어 발암 과정이 시작되면, 신체의 면역계는 다양한 방어 체계를 가동하여 변이된 세포를 제거하는 과정을 시작한다. 즉, 독소(발암 물질)로 인해 방어 체계가 손상된 곳을 최종적으로 복구하는 역할을 하는 것이 면역계이다.

수술, 화학 요법, 방사선 요법 등을 통해 암을 치료하더라도, 이는 어디까지나 인간의 눈에 보이는 암세포를 제거하는 데 그친다. 눈에 보이지 않는 암세포를 제거하는 것은 최종적으로 면역계의 몫이다. 이러한 이유로, 암의 재발을 막는 과정에서 면역계의 역할은 매우 중요하다. 생식은 면역계를 강화하는 다양한 파이토케미컬을 공급함으로써 면역력을 증진시키는 데 도움을 준다.

암 환자를 위한
DNA 영양 면역 요법 가이드

1. **위장관이 약할 때는 소량씩 섭취하라**

    위장이 약하거나 질병이 심한 경우, DNA 영양 면역 요법을 한꺼번에 적용하기보다는 하나씩 순차적으로, 그리고 소량씩 시행하는 것이 좋다. 아무리 좋은 방법이라도 무리하면 안 되며, 반드시 몸 상태를 고려하여 적용해야 한다. 개인에 따라 DNA 영양 면역 요법을 적용하는 과정에서 예민한 반응이 나타날 수 있지만, 대부분의 경우 일주일 정도 지나면 적응이 이루어지고 이러한 반응은 줄어들거나 사라진다.

2. **'나'를 위한 치료임을 기억하라**

    나 자신이 치료의 주체라는 생각을 가지고 DNA 영양 면역 요법을 철저하게, 집중적으로 실천해야 한다. DNA 영양 면역 요법이 나에게 중요한 치료 방법이며, 내 세포를 건강하게 하는 식사라는 인식을 가지면 그 효과는 더욱 커질 것이다.

3. **꾸준히 지속적으로 실시하라**

    암이라는 질병이 수년에 걸쳐 생긴 것처럼, DNA 영양 면역 요법도 꾸준히 지속적으로 실천해야 한다. 우리 몸의 세포는 끊임없이 새롭게 생성되므로, 새롭게 형성되는 세포에도 DNA 영양 면역 요법이 꾸준히 적용되어야 한다.

4. **현대 의학과 병행하라**

    영양 면역 요법에만 의존해서 현대 의학의 장점을 살릴 수 있는 기회를 놓쳐서는 안 된다. DNA 영양 면역 요법은 현대 의학의 부작용을 줄이고 그 효과를 상승시키는 데 기여한다. 따라서 현대 의학과 DNA 영양 면역 요법을 병행하면 더 나은 치료 효과를 기대할 수 있다.

5. 즐거운 마음으로 실시하라

엄격한 식이 요법이 때로는 부담이 될 수 있으므로, DNA 영양 면역 요법이 스트레스로 작용해서는 안 된다는 점을 명심해야 한다. 암 치료 과정에서 입맛을 잃은 경우에는 자신이 좋아하는 음식을 허용하여 기분 전환을 돕는 것이 좋다. 환자의 식생활에서 가장 중요한 것은 최상의 컨디션을 유지하는 것임을 잊지 말아야 한다.

6. 건강 상태에 맞게 단계별로 실시하라

DNA 영양 면역 요법은 자신의 건강 상태에 맞게 시행해야 한다. 건강 전문가와 상담해 자신에게 적합한 방법을 결정하고, 실천한 내용을 식사 일기에 기록하면 큰 도움이 된다.

7. 생활 습관도 건강하게 바꾸라

DNA 영양 면역 요법은 암을 유발하는 생활 방식을 건강을 유지하는 생활 방식으로 바꾸는 것을 기본 전제로 한다. 생활 습관을 건강하게 전환하는 것이 장기적인 건강 유지의 핵심이다.

식사는 단순히 영양 공급만을 위한 것이 아니다
즐겁게 식사하는 것이 중요하다

대부분의 암 환자가 영양 불균형 상태에 있다는 사실을 알고 있는가? 최근 연구에 따르면, 암 환자의 영양실조 유병률은 20%에서 80%까지 다양하게 보고되고 있다. 또한, 암 환자의 약 10%에서 20%는 암 자체보다는 영양실조로 인해 사망하는 것으로 알려져 있다.

암 환자는 장기간 치료로 인해 체력이 저하되면서 식욕이 떨어지고, 이로 인해 영양 부족에 시달리게 된다. 또한, 암세포가 자라면서 정상 세포의 영양분을 빼앗아 가기 때문에 체중 감소가 발생한다. 따라서 암 환자는 반드시 영양을 보충해야 한다.

암 진단 후 식욕이 감소하는 것은 흔한 일이다. 따라서 영양 면역 요법을 위해 먹는 몸에 좋은 음식과 함께 환자가 좋아하는 음식을 먹는 것이 중요하다. 암을 예방하거나 재발을 막기 위해 몸에 좋은 음식을 먹는 식생활 원칙을 지키고, 장기간 치료를 받거나 체력 보강이 필요할 때는 먹고 싶은 음식을 함께 섭취하는 것이 좋다. 체력이 저하된 환자가 먹고 싶은 욕구를 지나치게 억누르면 그것이 오히려 스트레스로 작용하여 암을 극복하는 데 걸림돌이 될 수 있다. 어느 날 갑자기 특정 음식이 먹고 싶다면, 적절한 양을 섭취하는 것이 좋다. 단, 이때 몸에 좋은 음식도 함께 먹어야 한다.

제대로 먹고 잘 먹어야 암을 이길 수 있다. 특정 음식만을 고집하기보다는 다양한 음식, 그리고 입맛에 맞는 음식을 골고루 먹어야 한다. 수술이나 항암제 치료가 끝난 후 암 환자들에게 '잘 먹는 것이 중요하다'고 말한다. 반드시 식이 요법을 해야 한다며 불안해하고 스트레스를 받기보다는, 즐겁게 다양한 음식을 섭취하는 편이 좋다. 암 환자의 식사는 반드시 즐거워야 한다.

암 환자들에게 식이 요법을 처방하면 흔히 "몸에는 좋겠지만 식욕이 없어요. 하지만 몸에 좋다고 하니 억지로라도 먹을게요."라고 말한다. 그러나 아무리 좋은 자연식이나 생채식을 한다고 해도, 그 과정에서 스트레스를 받는다면 효과는 반감될 수 있다. 식사는 즐겁게 해야 암 치료에 도움이 된다. 식이 요법을 할 때 스트레스를 받지 않고 즐겁게 할 수 있다면 엄격하게 실천하는 것이 좋지만, 만약 스트레스가 된다면 환자가 정말 먹고 싶은 음식을 섭취하는 것도 필요하다.

최선의 방법은 양쪽을 모두 조화롭게 취하는 것이다. '맛있는 것'과 '몸에 좋은 것'이 반드시 갈등 관계에 있는 것은 아니다. 암 환자들이 자연식을 꾸준히 섭취하다 보면 점차 자연의 맛에 익숙해지고, 이를 즐기게 될 가능성이 크다. 시간이 지나면서 요리법도 다양해지고 자연식이 점점 더 맛있고 좋게 느껴져서 결국 암 회복에도 긍정적인 영향을 미칠 수 있다.

다만, 소화기 계통의 암과 같이 음식과 발병이 밀접하게 연관된 경우에는 더욱 주의가 필요하다. 과식, 절인 음식, 과도한 동물성 지방과 단백질, 인스턴트식품, 식품 첨가물 등은 암유전자의 변이를 촉진하고 질병을 악화시킬 수 있다. 특히 동물성 지방은 유방암, 대장암, 췌장암과 같은 암의 주요 위험 요인으로 작용하며, 비만 역시 암 발생과 재발의 주요 위험 요소이다. 이러한 경우에는 식생활 관리에 각별히 신경 써야 한다.

'맛있는 것'과 '몸에 좋은 것'을 함께 섭취하라는 권고는 식생활이 단순히 영양을 공급하는 것을 넘어, 정서적 만족과 인간관계의 풍요로움과도 밀접하게 연결되어 있음을 의미한다. 좋은 사람과 함께 즐겁게 대화하며 식사하는 것은 보약보다 훨씬 나은 효과를 낼 수 있다. 식생활이 신체적으로뿐만 아니라, 정서적, 사회적으로도 양분을 공급하는 중요한 수단이라는 사실을 잊어서는 안 된다.

모든 환자는 정상적인 인간으로 대우받으며, 정상적인 인간관계를 유지하면서 질 높은 삶을 살고 싶어 한다는 점을 기억해야 한다. 따라서 암 환자에게 중요한 것은 얼마나 철저히 식이 요법을 따랐는지가 아니라, 식생활을 통해 최상의 컨디션을 유지하고 면역력을 높이는 것이다. 본질적인 것과 비본질적인 것을 혼동해서는 안 된다.

특히 식욕이 없는 환자들은 식이 요법에 얽매이기보다는 입맛을 돋우는 음식을 우선적으로 섭취해야 한다. 몸에 좋은 음식을 먹는 것보다 더 중요한 것은 환자가 식생활을 통해 적절한 체중과 최상의 컨디션을 유지하는 것이다. 또한 항암제 치료나 방사선 치료를 받는 동안에는 영양 손실이 심하기 때문에 제한 없이 먹고 싶은 음식을 섭취하는 것을 권장한다. 식사는 신체적 회복뿐 아니라 마음의 평안과 삶의 질을 높이는 데 중요한 역할을 한다.

Dr. Hwang's Solution

생활 속 면역력 강화 요법 ①

영양 면역 요법

영양 면역 관리에 도움을 주는 식생활 지침

면역 세포를 구성하는 원료와 면역 세포의 활동에 필요한 에너지 및 조절 물질은 바로 우리가 먹는 음식물에서 나온다. 자연식품으로 필수 영양소를 골고루 섭취하고 충분한 휴식을 취하며 물을 많이 마시는 것이 면역력 향상에 지대한 영향을 미친다. 면역력을 위해 특정 식품을 챙기는 것도 중요하지만 하루 세 끼를 제때에 챙기며 바른 식습관을 기르는 것이 무엇보다 더 중요하다.

1. 깨끗한 물, 가능하면 알칼리 이온수를 매일 6-8컵 이상 마시자

체내 수분이 부족하면 신진대사, 즉 인체의 에너지 대사 시스템이 원활하게 작동하지 않으며, 이는 면역 시스템과 같은 체내의 주요 기능에도 차질을 초래할 수 있다. 하루에 물을 2-3L씩 충분히 섭취하면 신진대사가 활발해져 면역력 향상을 기대할 수 있다. 특히, 알칼리 이온수를 섭취하면 면역력을 더욱 높이는 데 도움이 된다. 알칼리 이온수는 pH 8.5-10의 물로, 세포 활성 물질을 생성하는 데 필요한 칼륨, 칼슘, 마그네슘, 아연과 같은 미네랄이 풍부하게 함유되어 있다.

2. 하루 세 끼 균형식을 통해 30가지 다양한 자연식품을 섭취하자

면역력을 높이려면 다양한 식품을 섭취하여 영양 균형을 이루는 것이 필수적이다. 비타민과 무기질이 부족하면 면역 세포가 신속히 생성되지 않는다. 모든 영양 성분이 골고루 갖춰질 때 면역력이 최상의 상태가 된다.

3. 하루 세 끼 단백질을 적당량 섭취하자

단백질은 인체의 모든 세포를 구성하는 기본 원료로, 면역 세포 생성에도 중요한 역할을 한다. 단백질이 부족하면 수술 후 상처 회복이 더딜 뿐만 아니라 면역 체계 역시 약화된다. 하루 단백질 권장량은 자신의 체중(kg)에 0.8g을 곱한 양이다. 단백질 섭취는 육류, 생선, 달걀, 두부, 우유, 치즈 등 다양한 식품을 통해 이루어져야 하며, 하루 세 끼 골고루 섭취하는 것이 중요하다.

4. 채소와 생과일을 많이 섭취하자

채소와 과일은 비타민과 무기질이 풍부하여 면역력을 강화하는 데 필수적이다. 섬유소는 장내 유해 요소를 줄이고 장 건강을 증진시키며, 항산화 물질은 활성 산소를 제거해 면역 체계를 돕는다. 또한, 프로바이오틱스 성분이 포함되어 유익균 증식에도 기여한다. 사과, 귤, 배, 포도, 오렌지, 키위와 같은 과일과 토마토, 당근, 양파, 풋고추, 파슬리, 케일, 피망, 브로콜리와 같은 채소를 챙겨 먹자.

5. 칼슘을 충분히 섭취하자

백혈구는 면역 세포의 주요 구성원으로, 이를 생성하는 골수의 건강은 뼈

상태와 직결된다. 뼈가 부실하면 백혈구 생성도 원활하지 않기 때문에, 충분한 칼슘 섭취가 면역력 강화에 필수적이다. 한국인의 하루 칼슘 섭취량은 권장량의 72%에 불과하다는 조사 결과도 있다. 식품의약품안전처가 권장하는 하루 칼슘 섭취량은 700mg이다. 이를 충족하기 위해서 칼슘이 풍부한 치즈, 우유, 멸치 외에도 두부, 미역, 양배추, 브로콜리, 시금치, 근대, 쑥갓, 냉이 등을 챙겨 먹자.

6. 인체 에너지원인 탄수화물은 현미잡곡밥으로 채우자

인체 에너지원인 탄수화물은 현미잡곡밥으로 섭취하는 것이 좋다. 현미는 백미 도정 전 단계로, 쌀겨(미강)가 붙어 있다. 이 쌀겨에는 인체 면역 반응을 조절하는 기능성 다당체 성분이 함유되어 있어, 쌀겨가 남아 있는 현미를 섭취하면 면역력 강화에 도움이 된다.

7. 필수 지방산은 견과류, 씨앗류, 등 푸른 생선 등으로 채우자

필수 지방산은 몸에서 자체적으로 생성되지 않기 때문에 음식으로 섭취해야 한다. 대표적인 필수 지방산으로 오메가 3와 오메가 6가 있다. 필수 지방산이 부족하면 신진대사가 원활하지 않아 면역 체계에도 문제가 생길 수 있다. 오메가 3는 고등어, 참치, 청어, 연어와 같은 등 푸른 생선과 대두, 호두 등에 풍부하다. 오메가 6는 해바라기씨유, 참기름, 옥수수유, 맥아유, 호박씨유, 홍화씨유 등에 많이 들어 있다.

8. 식품 첨가물이 들어간 가공식품이나 농약 등의 오염 물질이 들어간 식재료는 피하고, 담배와 술을 멀리하자

식품 첨가물이 들어간 가공식품이나 농약 성분이 잔류한 식재료는 면역계를 교란할 수 있으므로 피하는 것이 좋다. 담배와 술은 체내 면역력을 저하시키는 주요 원인이므로 가능하면 멀리하는 것이 바람직하다.

9. 유익균을 장에 보충해 주자

장은 유익균과 유해균의 균형이 건강의 핵심이다. 기름진 음식이나 첨가물이 들어간 음식 섭취로 인해 유해균이 많아지면 장내 독소가 증가할 수 있다. 이럴 때 유산균이나 프로바이오틱스와 같은 유익균을 섭취하면 장내 독소를 줄이고, 과도한 면역 반응으로 인해 면역 체계가 손상되는 위험을 낮출 수 있다.

10. 영양 균형을 맞추기 어려울 때는 생식이나 건강 기능 식품으로 챙기자

음식을 제대로 챙겨 먹기 힘들 때는 생식이나 건강 기능 식품의 도움을 받는 것도 좋은 방법이다. 채소나 과일을 생으로 섭취하거나, 현미와 같은 곡물로 밥을 지어 먹는 것도 권장된다. 생식 섭취가 어려울 경우, 시중에서 판매되는 생식 제품이나 건강 기능 식품을 활용해 면역력을 보강할 수 있다.

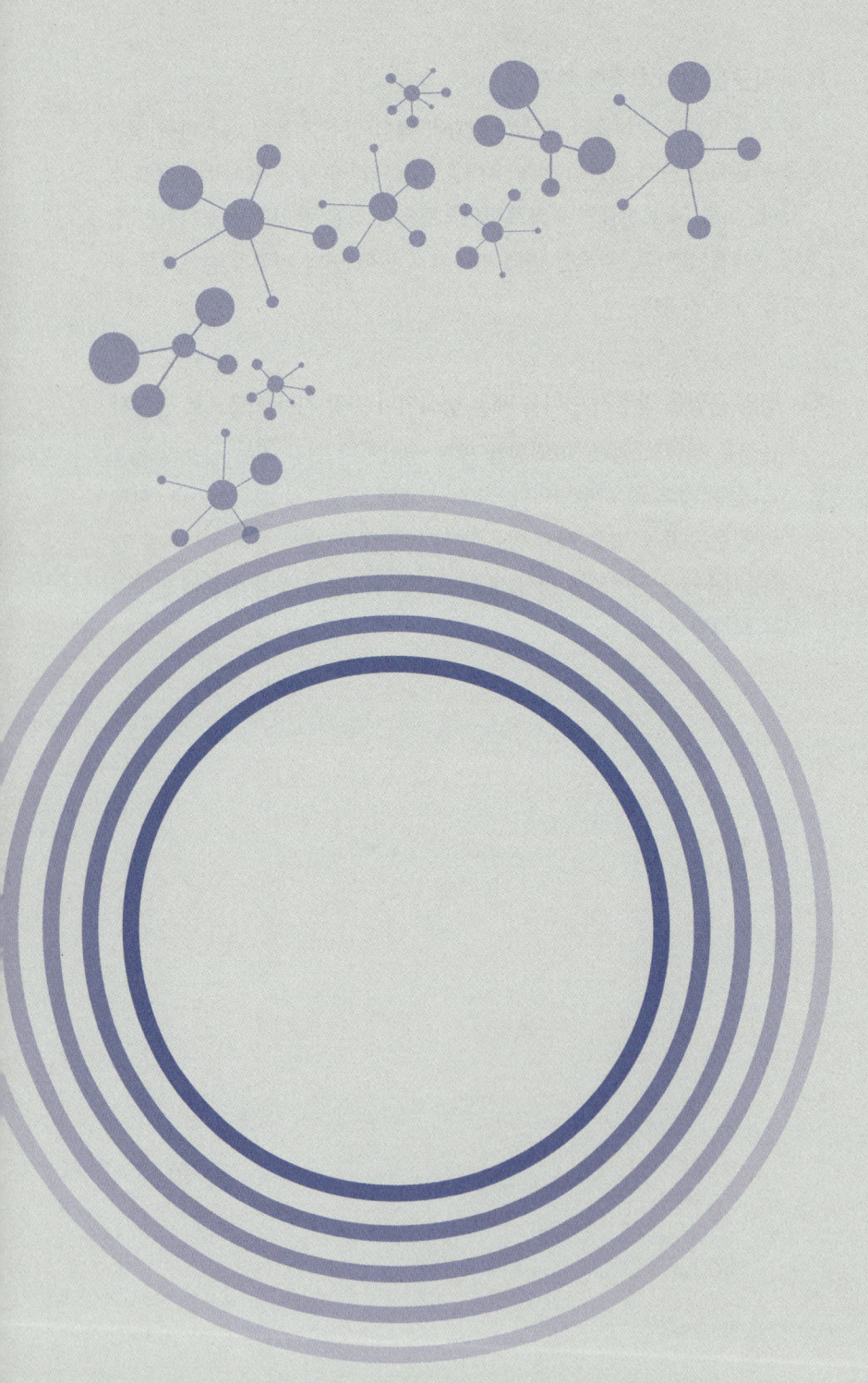

12장
정신 면역 요법

인생이 즐거우면 면역력도 웃는다

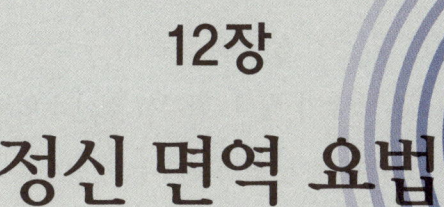

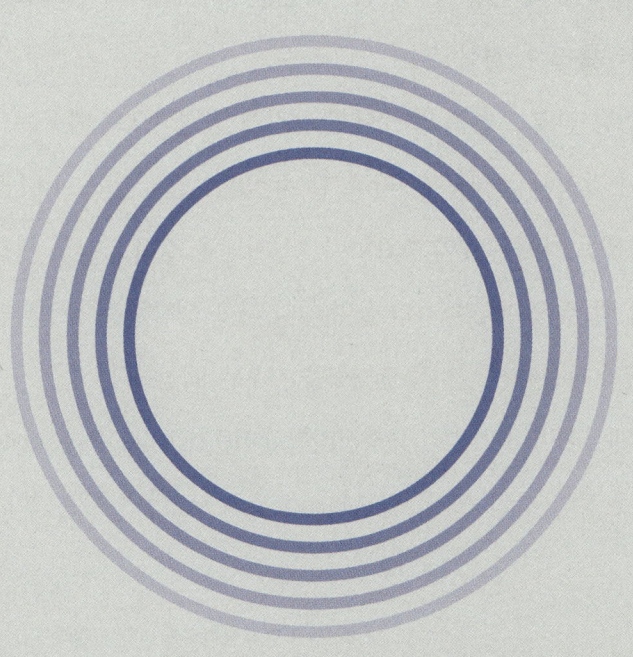

암 환자와 정신 건강
정신 건강이 암을 이긴다

암 환자들은 대체로 자기 상실감, 불안감, 우울증 증세(불면증, 식욕 상실 등)를 보이는 경우가 많다. 따라서 정신적 회복은 암을 극복하는 데 있어 큰 도움이 된다. 암과 싸우는 것만으로도 환자에게는 큰 스트레스이기 때문에, 암 외에 다른 일로 인한 스트레스를 최소화하는 것이 중요하다. 연구에 따르면, 스트레스를 많이 받는 환자일수록 암 성장이 빨라지는 경향이 있다.

내가 경험한 바로는, 환자의 이야기를 끝까지 들어 주는 것만으로도 그들의 고통을 크게 덜어 줄 수 있었다. 특히 환자가 의학적 한계에 절망할 때는 함께 손을 맞잡고 기도함으로써 환자가 마음의 평화를 얻고 암에 맞서 싸울 수 있다는 확신을 가지게 되어 치료 효과가 높아진 사례를 많이 경험했다.

정신 건강 면역 요법은 암에 대한 생각을 긍정적으로 바꾸는 것으로, 일종의 강력한 선제공격이라고 할 수 있다. 암은 반드시 나을 수 있다는 믿음을 가지는 것이 중요하다. '살아남을 길이 있다', '내가 충분히 이겨 낼 수 있다', '터널의 끝이 있다'라고 생각하는 긍정적인 사고는 암과의 싸움에서 심리적 면역력을 키우는 핵심이다.

미국 펜실베이니아대학 긍정심리학센터(Positive Psychology Center) 소장인 마틴 셀리그만(Martin Seligman) 박사는 《학습된 낙관주의(Learned Optimism)》라는 책으로 유명한 심리학자이다. 그는 20세기 심리학이 프로이트 등의 영향을 받아 어두운 면에 치중했다고 보고, 이에 정면으로 도전하여 긍정 심리학이라는 새로운 분야를 개척했다. 마틴 박사는 개의 공포 반응 실험을 통해 '학습된 무기력'이라는 개념을 소개하며, 낙관주의 역시 학습될 수 있음을 주장했다. 그는 '어떤 비관주의자도 긍정적인 언어 습관을 기르면 낙관주의자가 될 수 있다'고 강조하며, 긍정적인 사고와 언어 습관이 정신 건강을 개선하고 암을 극복하는 데 도움을 줄 수 있음을 시사했다.

그는 스트레스와 암의 연관성을 입증하기 위해 쥐 300마리를 100마리씩 세 그룹으로 나눈 다음, 주사기로 암세포를 주입했다. 그 결과, 세 그룹의 모든 쥐에게 암이 발생했으며, 각각의 그룹에 다음과 같은 조건을 설정하고 관찰했다.

A 그룹은 쥐에게 지속적으로 전기 충격을 가했으며, 도망가더라도 계속 따라다니며 다시 전기 충격을 가했다. 이른바 '속수무책형'으로, 스트레스를 피할 수 없는 환경을 조성했다. B 그룹은 전기 충격을 가하다가 쥐가 옆 칸으로 도망가면 충격을 멈췄고, 다시 돌아오면 충격을 재개했다. 쥐가 언제든 탈출할 수 있다고 믿게 만든 환경으로, 이른바 '위기 탈출형'이다. C 그룹은 아무런 스트레스도 주지 않고, 쥐가 편안하게 살 수 있도록 방치했다. 이 그룹은 '자연 경과형'으로 설정되었다.

3개월 후 암의 진행 상태를 관찰하여 각기 다른 반응의 결과를 얻었다. A 그룹(속수무책형)은 73%의 쥐가 암에 걸렸고, 27%만이 암세포를 거부했다. C 그룹(자연 경과형)은 50%의 쥐가 암에 걸렸으며, 50%는 암세포를 거부했다. B 그룹(위기 탈출형)은 30%의 쥐만 암에 걸렸고, 70%가 암세포를 거부했다.

이 결과를 토대로 A 그룹과 C 그룹을 비교해 보면, 암에 대한 공포감을 가지고 지속적으로 스트레스를 받는 것보다는 차라리 암의 존재를 모른 채 편안하게 지내는 편이 암세포를 거부하는 데 더 유리하다는 것을 알 수 있다. 반면, B 그룹과 C 그룹을 비교하면, 암에 대해 정확히 인지하고 스트레스를 받더라도 이를 이기겠다는 자세와 도전 의식을 가진 경우 암세포를 거부할 가능성이 높아진다는 사실을 알 수 있다.

이 실험은 스트레스를 받더라도 싸우겠다는 태도, 즉 도전하는 마음이 있을 때 암을 가장 효과적으로 정복할 수 있으며, 나아가 암에 걸릴 확률도 줄어든다는 점을 시사한다. 따라서 도전적인 사람에게는 질병 상태를 정확히 알려 주고 싸울 수 있는 환경을 조성하는 것이 면역력을 더욱 높이는 방법이다.

위 실험에서 A 그룹과 B 그룹이 43%의 발병률 차이를 보이는 이유는 바로 시스템이 다르기 때문이다. 절망하고 좌절하며 자포자기하는 유형의 사람에게는 희망이 없다. 암에 대해 정확히 인식하고, 자신이 암을 통제할 수 있다고 믿어야 한다. 암이라는 사실을 알고도 속수무책으로 지내는 것보다는 종종 스트레스를 받더라도 암을 이길 수 있다고 믿으며, 확실한 탈출구가 있다고 인식하는 사람이 암을 극복하고 완치에 이를 가능성이 더 크다고 할 수 있다.

웃으면 암도 도망간다

암보다 무서운 질병 중 하나로 꼽히는 자가 면역 질환은 체내 면역 체계가 정상적이고 건강한 조직, 기관, 혹은 기타 체내 성분을 공격하는 질환이다. 이는 자신의 항원에 대항하여 항체를 생성함으로써 발생하는 면역병으로, 치료가 어렵고 지속적인 관리가 필요하다.

노먼 커즌스(Norman Cousins)는 자가 면역 질환에 걸려 불치병이라는 판정을 받았다. 그는 절망 대신 웃음을 선택했다. 재미있는 비디오를 몇 개 빌려 15일 동안 호텔에 머물며 종일 웃는 시간을 가졌다. 결과적으로 기분이 크게 좋아졌고, 병원 검사에서 '완치'라는 놀라운 결과를 얻었다고 한다. 이 경험을 바탕으로 웃음 치료가 개발되었으며, 커즌스 박사는 이후 웃음 치료의 아버지로 불리게 되었다. 그는 "웃는 것도 운동이다", "웃음은 체내 조깅이다"라며 환자들에게 새로운 희망을 제시했다. 오늘날 웃음 요법은 중요한 정신 면역 요법으로 자리 잡았다.

웃음은 엔도르핀 분비를 증가시켜 고통을 완화하는데, 이는 의학적으로도 입증된 사실이다. 그러나 웃음의 효용은 개인적인 차원에 머물지 않는다. 웃음은 긍정적인 분위기를 조성하고, 그 자체로 전염성을 지닌다. 또한, 웃음은 스트레스 호르몬인 코르티솔의 과다 분비를 방지해 스트레스를 극복할 수 있는 힘을 제공한다. 웃음을 통해 긴장이 해소되고 신진대사가 활성화되며, 면역 기능이 개선된다. 산소 섭취량을 늘려 세포를 활성화시키는 효과도 있다. 이는 한 잔의 시원한 탄산음료를 마신 듯한 청량감을 주고, 심호흡을 하여 맑은 공기를 깊게 마신 것 같은 효과를 제공한다. 웃음은 일종의 피로 회복제로, 부정적인 분위기를 긍정적으로 바꿔 삶에 의욕을 불어넣고 새로운 의미를 부여해 준다.

최근에는 말기 암 환자들을 대상으로 한 웃음 치료의 효과도 입증되고 있다. 대장암이 폐와 간으로 전이되어 6개월 시한부 선고를 받았던 환자는 의사의 권유로 웃음 치료를 시작했는데, 3개월 만에 면역 세포 수치가 정상인의 수준으로 회복되며 암의 성장이 억제되었다. 또한, 암 전문 병원이 4기 암 환자 32명을 대상으로 기존 치료와 웃음 면역 치료를 병행한 결과, 87%인 28명이 2-3년 이상 생존했다는 보고도 있다.

웃음은 단순한 감정 표현을 넘어 엔도르핀 분비 증가, 스트레스 해소, 면역력 강화 등 심리적, 신체적 건강을 증진하는 강력한 도구다. 특히, 암과 같은 심각한 질병을 갖고 있는 상태에서도 웃음 치료는 기존 치료를 보완하며 생존율을 높이는 데 중요한 역할을 한다. 웃음은 단순히 즐거움을 넘어 삶에 의욕을 불어넣는 강력한 생명 에너지임을 기억하자.

열정적으로 일하는 사람들을 암이 이길 수 없다
사명감이 최고의 항암제이다

일을 하는 것이 스트레스를 이기는 길이다. 나는 환자들에게 일이 있으면 그 일을 포기하지 말고 붙들라고 권한다. '일을 포기하지 말라', '절대 은퇴하지 말라', '힘들다고 누워 있지 말라'고 한다. 일이 스트레스의 원인이 되는 상황은 피해야 하지만, 할 일이 전혀 없는 상태는 커다란 상실감을 가져온다. 열정을 가지고 일하다 보면 암이 자랄 시간도 없고, 절망할 시간도 없다.

늘 열정에 불타며 살았던 한 사람이 있다. 그는 바로 나의 멘토 중 한 분이자 온누리교회의 담임 목사였던 고 하용조 목사님이다. 간암 수술을 7번이나 받으며 30년간 질병과 싸워 온 그는, 설교할 때가 가장 행복하다고 고백하며 평생을 사역과 선교에 헌신했다. 비록 2011년에 세상을 떠났지만, 그 이전까지도 그는 일주일에 세 차례씩 투석을 받으며 사선을 넘나드는 고통 속에서도 다른 사람을 돕고 희망을 전하는 일을 멈추지 않았다. 언젠가 그는 한 인터뷰에서 이렇게 말했다. "의료진이 무리하지 말라고 하는데, 문제는 설교를 안 하면 죽을 것 같다는 거예요. 설교를 하면 엔도르핀이 생기고 흥분되고 열정이 솟아나고 성령의 돌보심이 느껴집니다. 설교하고 내려오는 순간, 다시 투석을 받을 때의 상태가 되죠."

꿈과 사명이 있기에 그는 언제나 그 자리를 지킬 수 있었다. 그의 삶이 아름다운 이유는 바로 이 열정 때문이다. 사명을 다하는 사람은 쉽게 죽지 않는다. 열정을 가지고 일하다 보면 어느새 암을 극복하고 있는 자신을 발견할 수 있다. 무엇인가에 집중하여 열정을 불태우면 몸과 마음은 활기로 가득 차게 되고, 암은 더 이상 우리를 지배할 수 없게 된다. 열정은 단순한 감정이 아니라, 삶을 바꾸고 건강을 되찾는 강력한 원동력이다.

사랑의클리닉을 개원하고 얼마 지나지 않아 있었던 일이다. 난소암 말기 상태로 몇 년째 투병 중인 환자가 있었다. 그 환자를 볼 때마다 '살아 있는 것이 기적'이라고 생각했다. 그 환자는 병원에 올 때마다 항상 이렇게 말했다. "내 딸을 시집보낼 때까지는 절대 이 땅을 뜰 수 없습니다." 그리고 얼마 후, 그분의 딸 결혼식이 있었다. 결혼식이 끝난 지 보름 만에 그 환자는 천국으로 떠났다. 그 환자를 통해 사명감이 얼마나 놀라운 항암제인지 다시금 깨닫게 되었다.

"날씬한 몸매를 갖고 싶으면 너의 음식을 배고픈 사람들과 나누어라." "너의 손이 둘인 까닭은 한 손으로는 너 스스로를 돌보고, 다른 한 손으로는 다른 사람을 돌보기 위해서이다." 이는 영화 〈로마의 휴일〉로 세계적인 사랑을 받았던 배우 오드리 헵번이 유언장에 남긴 글이다.

세계적인 스타로서 36년간 '스크린의 요정'으로 군림한 오드리 헵번은 1989년 유니세프(UNICEF) 친선 대사로서 제2의 인생을 시작했다. 당시 그녀는 직장암에 걸린 상태였다. 그럼에도 그녀는 자신의 고통을 넘어서는 사명감을 보여 주며 이렇게 말했다. "사람들을 상처로부터 회복시키고, 옛것으로부터 새롭게 하며, 병으로부터 치유시키고, 무지로부터 교화하며, 고통으로부터 구원해야 한다." 그녀는 자신의 고통을 사명으로 승화시켰다.

오드리 헵번은 말기 암 투병 중에도 4년 동안 수단, 에티오피아, 소말리아 등을 다니며 기아에 시달리는 수많은 사람들을 돌보았다. 그녀는 자신의 아픔과 싸우면서도 타인의 고통을 위로하고 희망을 전했다. 그녀의 아름다운 삶과 죽음은 사명감이야말로 암을 극복하는 최고의 보약임을 증명한다.

예일대 종양외과 교수인 버니 시겔(Bernie S. Siegel) 박사는 1978년부터 '예외적인 암 환자들(Exceptional Cancer Patients)'이란 모임을 운영했다. 시겔 박사가 정의한 '예외적인 암 환자'란 암에 걸렸지만, 이를 극복하고 살아남은 사람들을 말한다. 이들의 공통된 특징은 '수용의 태도'와 '긍정의 자세'를 가졌다는 점이다. 이들은 암으로 인해 언젠가 죽게 될 수 있다는 사실을 받아들이되, 죽음을 초월하여 새로운 삶을 시작한 사람들이다. 하루를 마치 1년처럼 소중히 여기며 역동적인 삶을 살다 보니, 5년이 지나도 생존해 있는 경우가 많다. 이들은 "이왕 죽을 바에야 좋은 일, 즐거운 일을 실컷 하다가 죽자!"라고 말하며 삶을 긍정적으로 받아들이고, "너무 바빠서 죽을 시간이 없어요."라고 말할 정도로 즐겁게 살아간다.

이들의 열정은 암세포조차 "도저히 같이 살 수 없다. 물러가자."라고 말하며 자포자기할 정도로 강력한 힘을 발휘한다. 이러한 삶의 태도는 단순히 생존을 넘어서, 삶의 질을 높이고 암을 극복하는 데 결정적인 역할을 한다. '예외적인 암 환자'가 보여 주는 긍정과 열정은 암과 싸우는 모든 이들에게 큰 희망과 용기를 준다.

> 그러나 그때는 그럴 수가 없었다. 페달을 계속 밟지 않으면 넘어지는 자전거를 타고 있는 것처럼, 앞으로 나가지 않으면 쓰러질 것만 같았다. 그것만이 살길이라고 믿었다. 그렇게 호전되어 수술 5개월 후인 1998년 2월에는 새로 개교한 가천 의대 초대 총장으로 취임했다. 갓 입학한 의대 학생들과 어울리는 것은 나에게 새로운 활기를 불어넣었다. 새 생명이 움트는 봄날, 한강 물줄기를 따라 드라이브해 강화도에 있는 대학 캠퍼스에 들어서면 생기 넘치는 젊은이들이 나를 반겨 주었다. 그들의 젊음 앞에서 나는 다시 일어설 수 있을 것 같았다. 내 몸의 암세포를 지속적으

로 억누를 수 있게 해 주는 유쾌한 코스였던 것이다.

고창순, 《암에게 절대 기죽지 마라》

2005년 6월, 이희대 박사는 암과의 싸움에서 전선을 넓혀 나갔다. 한국유방암학회 이사장에 취임한 것이다. 강남세브란스병원에 복귀해 암 센터 소장으로 활동도 다시 시작했다. 특히 환자를 직접 돌보기 위해 앉아서 암 수술을 집도하는 특수 의자를 개발해 치료에 나섰다. 단 한 명의 환자라도 더 치료하고 세상을 뜨는 것이 자신의 사명이라고 생각했기 때문이다.

《포브스》, 2009년 4월호

결국, 사명감은 단순한 의무를 넘어, 생명을 지키고 삶의 의미를 깊게 만드는 강력한 원동력이다. 이러한 사명감은 몸과 마음을 치유하고, 절망 속에서도 희망을 찾게 해 주는 진정한 생명의 에너지다.

스트레스를 이기고 슬럼프에서 벗어나는 길: 독서, 운동, 만남, 여행

물론, 사명감과 열정을 가지고 일을 하다 보면 스트레스와 중압감에 시달릴 때가 있다. 암 환자는 일을 하든, 집에 있든, 병원에 입원해 있든 스트레스로부터 완전히 자유로울 수 없는 상황에 놓여 있다. 특히 암 환자는 슬럼프에 빠지는 경우가 많다.

나는 사람이 슬럼프에 빠지는 네 가지 주요 원인은 '책을 읽지 않는 것, 운동을 하지 않는 것, 새로운 만남을 갖지 않는 것, 여행을 하지 않는 것'이라고 가르친다. 이 중 모든 자극이 중요하지만, 독서를 통한 지적 자극은 특히 더 중요하다. 독서를 통해 얻는 '깨달음의 환희'는 환자들에게 새로운 세계를 열어 주고, 지루함의 늪에서 벗어나게 해 준다. 특히 평판이 좋은 전집류를 읽을 때, 독자는 감탄을 거듭하며 그 방대한 지식과 정보, 그리고 흥미로운 스토리에 경이로움을 느낄 수 있다. 이는 삶의 의욕을 되찾고, 마음을 풍요롭게 하는 강력한 경험이다.

아르헨티나의 시인 호르헤 루이스 보르헤스(Jorge Luis Borges)는 "천국은 마치 도서관처럼 생겼을 것이다."라고 말했다. 그의 말처럼, 독서를 통해 얻는 학습의 즐거움과 깨달음의 환희는 암 환자들에게 새로운 희망을 주고, 그들의 삶의 질을 높이는 효과를 낳는다. 평생 학도의 자세로 살며 학습의 즐거움을 만끽하는 것은 암을 이기고 슬럼프를 극복하는 비결이다. 독서는 단순히 지식을 채우는 것을 넘어, 정신적 자유를 선사하고 내면의 힘을 키우는 강력한 도구임을 기억하자.

> 화학 치료를 받을 당시 나는 엄청난 양의 책을 읽어 댔다. 내게는 그것이 유일한 탈출구이자 여가이자 유희였다. 그러다가 우연히 발견한 책이 바로 《로마인 이야기》였다. 나는 그 책을 통해 의학서가 아닌 다른 책들이 가져다주는 재미에 다시 눈을 뜨게 되었다. 내 나름의 유희이자 탈출구를 발견하게 된 것이다. 그때부

> 터 나는 시중에 나온 온갖 베스트셀러와 역사 소설, 에세이, 일본 소설들을 시간 가는 줄도 모르고 닥치는 대로 읽어 치웠다. 그러다 보니 절대로 머릿속을 떠나지 않던 암에 대한 생각들이 까맣게 잊혔다. 결국 그 시간들이 암에 집중되어 있던 신경을 분산시켜 삶의 여유를 되찾게 했던 것이다.
>
> **한만청,《암과 싸우지 말고 친구가 되라》**

운동은 단순히 신체적 자극을 통해 면역력을 높이는 것을 넘어서 스트레스를 이기는 강력한 비결이다. 《달리기와 존재하기》라는 저서로 유명한 심장병 전문의 조지 시핸(George Sheehan) 박사는 40대 중반까지 잔병치레를 많이 했으나, 운동의 중요성을 깨닫고 이를 철학적으로 고찰한 책을 집필했다. 그의 책은 1978년 《뉴욕타임스》 베스트셀러로 선정되었으며, 운동을 시작하도록 동기를 부여하는 최고의 작품으로 평가받고 있다.

시핸 박사는 '운동은 좋은 심성을 만든다'고 말하며, 운동을 잘하는 사람은 좋은 성격을 가질 가능성이 높다고 주장했다. 운동은 스트레스를 해소하는 데 탁월하며, 에너지를 발산시켜 생동감과 생기를 불어넣는다. 그는 또한, '잡념을 없애기 위한 최고의 전략은 미친 듯이 운동에 몰두하는 것'이라고 강조했다. 운동은 단순한 신체 활동을 넘어 최고의 명상 도구로 작용하며, 복잡한 스트레스와 병든 내면의 세계를 치유하는 힘이 있다고 주장했다.

고창순 박사는 운동할 때 주로 FM 라디오로 클래식 음악을 듣는 다고 한다. 특히 밝고 경쾌한 음악을 들으면 마치 젊은 시절의 기분으로 돌아가는 듯한 느낌을 받는다며, 운동과 음악의 상승효과를 강조했다. 운동은 몸뿐만 아니라 영혼까지 치유하며, 정서적 건강을 높이는 데 중요한 역할을 한다.

암 환자들은 매사에 소극적이 되기 쉽고, 새로운 만남을 기피하는 경향이 있다. 그러나 새로운 만남을 통한 인격적 교제는 삶을 풍요롭게 하고, 새로운 통찰력을 제공한다. 이것은 '사회적 차원의 운동'이라고 할 수 있다. 특히 암 환자들 간의 만남은 단순히 정보 교환을 넘어 깊은 공감대와 지지를 나누는 자리가 된다. 이는 환자들에게 정신적 위안을 제공하고 삶에 의욕을 불어넣는다.

한편, 여행은 문화적 자극을 통해 우리를 깨어나게 한다. 여행은 타자성을 경험하며, 자기 자신에 대한 집착에서 벗어나게 해 준다. 새로운 세계를 경험함으로써 새로운 자아 성찰의 기회를 제공한다. 나는 종종 환자들에게 '여행 처방'을 내린다. 이 처방은 그들의 삶에 새로운 활력을 불어넣는다. 나는 지금까지 단 한 번도 이 처방의 효과에 대해 실망해 본 적이 없다.

독서, 운동, 새로운 만남, 그리고 여행은 단순한 활동을 넘어 신체적, 정신적 치유와 성장을 돕는 강력한 도구다. 암 환자뿐만 아니라 삶의 어려움과 스트레스로 고통받고 있는 모든 이들에게 이 네 가지는 더 나은 삶으로 나아가게 하는 좋은 길잡이가 될 것이다.

스트레스를 인생의 양념으로

스트레스를 효과적으로 대처하는 전략에는 네 가지가 있다. 첫째, 스트레스로부터 자유로워지는 것, 둘째, 스트레스를 줄이는 것, 셋째, 스트레스를 관리하는 것, 넷째, 스트레스를 해소하는 것이다. 나는 이 네 가지 전략을 상황에 맞게 적용하며 몸과 마음의 균형을 유지하는 것이 암 치료와 예방을 위한 최선의 방법임을 강조하고 있다. "내적 치유를 받고 스트레스로부터 자유로워져라. 이것이 안 되면 스트레스를 과감히 줄여라. 아니면 스트레스를 관리할 수 있는 인격적 역량을 키워라. 그래도 안 되면 스트레스가 생길 때마다 해소할 수 있는 나만의 비법을 개발해라."

물론, 아무리 스트레스를 잘 관리해도 암 환자는 항상 스트레스에 직면할 수밖에 없다. 그렇기 때문에 일반인보다 더욱 철저히 대비하고, 치료 역량을 축적하는 데 만전을 기해야 한다.

스트레스를 해소하는 가장 좋은 방법은 대화와 수면이다. 마음을 털어놓을 수 있는 사람을 반드시 만들어야 한다. 부담 없이 이야기하다 보면 스트레스가 절반으로 줄어든다. 또한, 무슨 일이 있어도 충분한 수면 시간을 확보해야 한다. 수면은 회복이며, 치료 역량을 축적하는 중요한 과정임을 잊지 말아야 한다.

내가 활용하는 방법 중 하나는 '역스트레스 치료법'이다. 스트레스 중에서도 가장 큰 스트레스는 '스트레스 없는 스트레스'이다. 나는 간육종으로 한 달도 채 살지 못할 상태에서 거의 1년 6개월을 생존한 한 환자를 기억한다. 그는 스스로 자기 관리를 철저히 했을 뿐 아니라, 우리 병원에서 약 1년 동안 고농도 미슬토 요법을 실시하며 컨디션을 유지했다. 결국, 프랑스에서 유학 중이던 아들을 장가보내고 일주일 후에 천국으로 떠났다. '꼭 살아야 할 이유'가 있는 것이 그의 생명을 연장하고 삶의 질을 높이는 데 도움이 된 것이다.

암 치료 과정에서는 완치 이후의 삶을 구상하는 것이 중요하다. 스트레스가 되지 않는 범위 내에서 직장 생활을 지속하는 것도 도움이 된다. 단순히 시간이 흐르는 대로 방치하거나 되는 대로 살아가는 태도는 치료에 도움이 되지 않는다. 지나치게 긴장하면 안 되지만, 긴장을 완전히 풀어 버리는 것도 면역 체계를 무너뜨릴 수 있다.

스트레스는 인생의 양념이다. 너무 많아도 안 되고, 없어도 문제가 된다. 나쁜 스트레스(불안, 염려)를 좋은 스트레스(새로운 인생 구상)로 전환하라. 암을 계기로 스트레스 관리의 대가가 되고, 이를 통해 삶의 질을 높이고 건강을 회복하라. 스트레스를 잘 다스리는 것이야말로 암 치료와 예방의 열쇠다.

Dr. Hwang's Solution

생활 속 면역력 강화 요법 ②

정신 면역 요법

**정신 건강을 통한 면역 관리에
도움을 주는 스트레스 관리 지침**

암의 원인 중 가장 중요한 요소는 스트레스이다. 또한, 암의 진행 과정에서 가장 큰 영향을 미치는 요인 역시 스트레스이다. 그런데 더욱 놀라운 사실은 거의 모든 암 환자가 최대의 적인 스트레스로부터 자유롭지 못하다는 점이다. 오히려 병원 치료와 진단 과정에서 더 큰 스트레스를 경험한다.

스트레스에 무너지면 면역력이 약해지지만, 반대로 스트레스를 다스리면 면역력이 강해진다. 이 사실은 마음의 힘이 면역력에 중요한 영향을 미치는 요인임을 시사한다. 마음먹기에 따라 인체 방어 시스템의 방어력이 달라질 수 있는 것이다. 그렇다면, 면역력 향상에 도움이 되는 마음을 다스리는 방법에는 어떤 것들이 있을까?

1. 심호흡으로 마음에 안정을 주자

스트레스를 받으면 호흡이 거칠어지기 쉽다. 이때, 깊게 숨을 들이마시고 내쉬는 심호흡을 1분 이상 반복해 보자. 심호흡을 통해 몸의 긴장도가 낮아지면, 비록 스트레스 호르몬이 분비되고 있어도 뇌는 몸의 변화를 감지하고 스트레스 상황이 끝났다고 판단한다. 그 결과, 흥분된 교감 신경이 가라앉고, 위축된 부교감 신경이 자극되어 마음의 평화가 찾아오며 스트레스 호르몬의 분비도 줄어든다. 이처럼 심호흡은 마음을 안정시켜 면역력을 높이는 효과적인 방법이다.

2. 명상을 하면 NK 세포가 튼튼해진다

명상은 교감 신경과 부교감 신경의 균형을 맞추고, 뇌파를 안정시켜 혈액 내 면역 활성 물질의 양을 늘린다. 이로 인해 NK 세포와 같은 면역 세포의 활동이 활발해진다. 미국 로욜라대학교 린다 야누세크(Linda Janusek) 교수 팀의 연구에 따르면, 명상 전 암세포 6개를 제거하던 NK 세포가 명상 후에는 암세포 10개를 제거할 만큼 활성화되었다.

명상 방법은 복잡하지 않다. 눈을 감고 자신의 호흡에만 집중하는 것만으로도 충분하다. 스트레스 상황에서 벗어나 자신이 가장 행복했던 순간이나 꿈꾸는 시간 속에 머무르는 것도 명상의 한 형태다. 특히, 피톤치드와 음이온, 공기 중 산소 함유량이 풍부한 숲에서 명상을 하면 면역 세포가 더 쉽게 활성화된다.

3. 긍정적인 시선으로 세상을 바라보자

스트레스 상황에서도 세상을 바라보는 시각에 따라 스트레스는 약이 될 수도, 독이 될 수도 있다. "피할 수 없다면 즐겨라."라는 말처럼, 벗어날 수 없는 상황이라면 부정적인 시각에 매몰되기보다 긍정적인 시각에서 장점을 찾아보는 것이 중요하다.

몸과 마음의 불균형은 스트레스로 인해 면역력을 약화시키지만, 균형을 되찾으면 면역력이 높아진다. 긍정적인 생각은 뇌하수체에서 분비되는 호르몬과 신경 자극을 통해 면역 세포의 활성을 증가시킨다. 이처럼 긍정적인 생각은 단순히 기분을 좋게 하는 것을 넘어, 몸과 마음의 조화를 이루고 면역력을 높이는 강력한 힘을 발휘한다.

4. 웃음 규칙을 만들어 자주 웃어 보자

스트레스로 굳어진 표정도 누군가의 웃음 한 번에 무너질 수 있으며, 이때 인체의 면역력도 향상된다. 많은 사람들이 웃음을 대수롭지 않게 여기지만, 웃음은 스트레스를 받은 뇌를 속여 흥분한 교감 신경을 안정시키고, 스트레스 호르몬의 분비를 줄이는 강력한 효과를 지닌다. 소리 내지 않고 입꼬리만 올리는 거짓 웃음조차도 효과가 있다. 만약 평소에 웃을 일이 많지 않다면, 신호등 앞에 설 때 웃기, 거울을 볼 때 웃기, 문고리를 잡을 때 웃기와 같은 웃음 규칙을 만들어 실천해 보자.

5. 슬플 때는 울고 화가 날 때는 말로 표현하자

웃을 때 신나게 웃지 못하고, 슬플 때 울지 못하며, 화가 나도 감정을 표현하지 못하는 사람은 스트레스와 감정의 억압으로 인해 온갖 질병에 취약해질 수 있다. 반면, 웃을 일에 신나서 깔깔대며 웃고, 슬플 때 꺼이꺼이 울며, 화가 날 때 차분하게 감정을 풀어내는 사람은 더 건강하다. 남의 시선을 의식하거나 자신의 생각으로 감정을 억누르지 말자. 감정을 자연스럽게 표현하면 인체 방어 시스템이 강화되고, 스트레스의 해로운 영향을 줄일 수 있다. 편안하게 자신의 감정을 표현하는 것은 건강한 삶을 위한 중요한 열쇠이다.

6. 생각으로 면역 반응을 잠재울 수도 있다

복숭아 알레르기가 있는 사람에게 눈을 감게 하고, 사과를 피부에 가져다 대면서 복숭아라고 속였을 때 알레르기 반응이 나타났다는 실험 결과는, 우리의 생각이 면역 체계를 지배할 수 있다는 사실을 잘 보여 준다.

암 치료를 마친 뒤에도 암세포가 남아 있지 않을까, 혹은 암이 전이되지 않을까 걱정하며 불안해하는 환자들이 있다. 그러나 몸속의 면역 군대가 암세포와 싸워 암세포를 완벽히 제거하고 있다고 상상하며 긍정적으로 살아가는 것이 암의 재발과 전이 위험을 줄이는 데 도움이 된다. 마음속에 심는 긍정적인 이미지는 면역력을 강화하고 우리 몸을 질병으로부터 보호하는 중요한 역할을 한다.

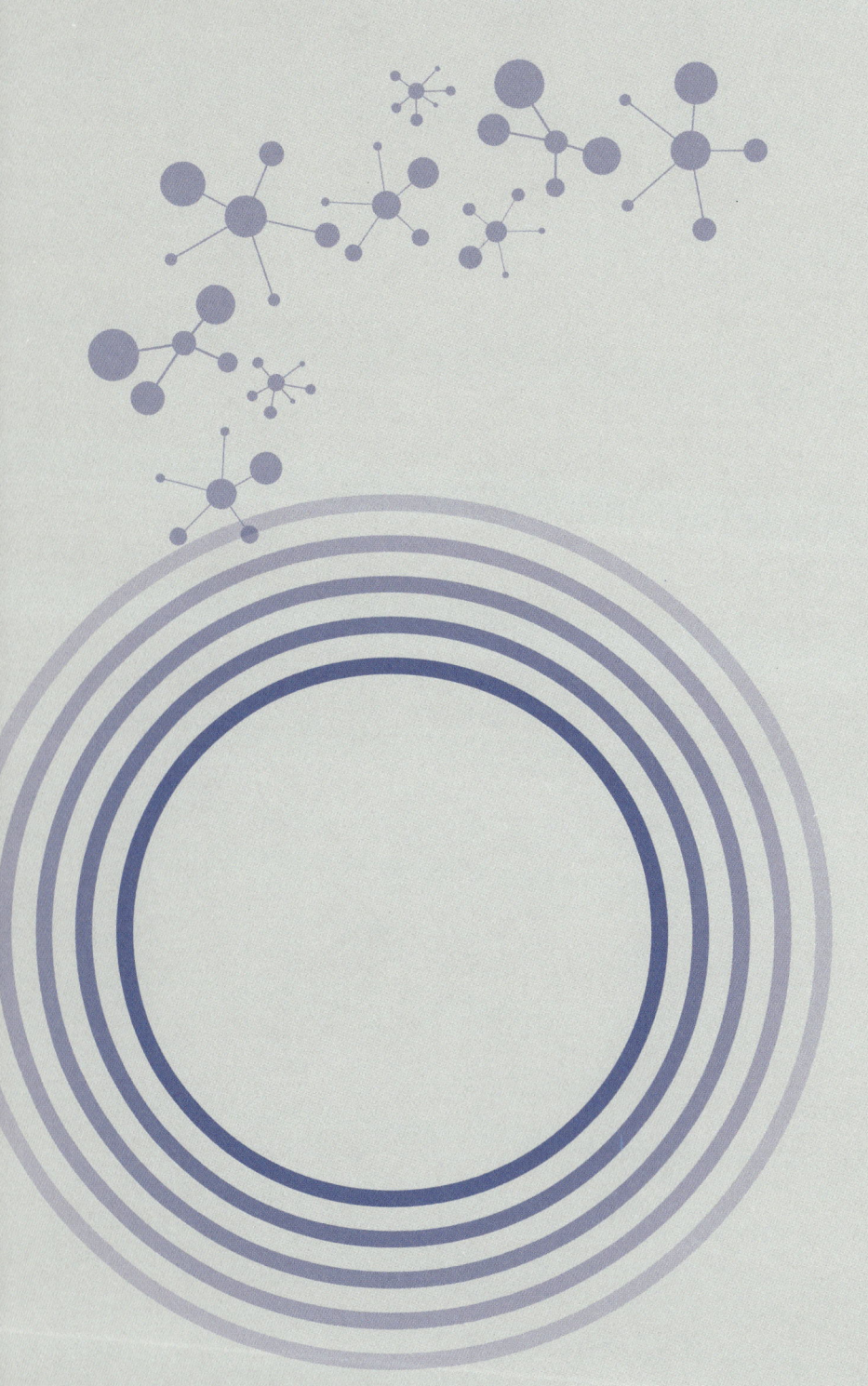

13장
신체 활성화 면역 요법

인체를 깨우면 면역력도 강해진다

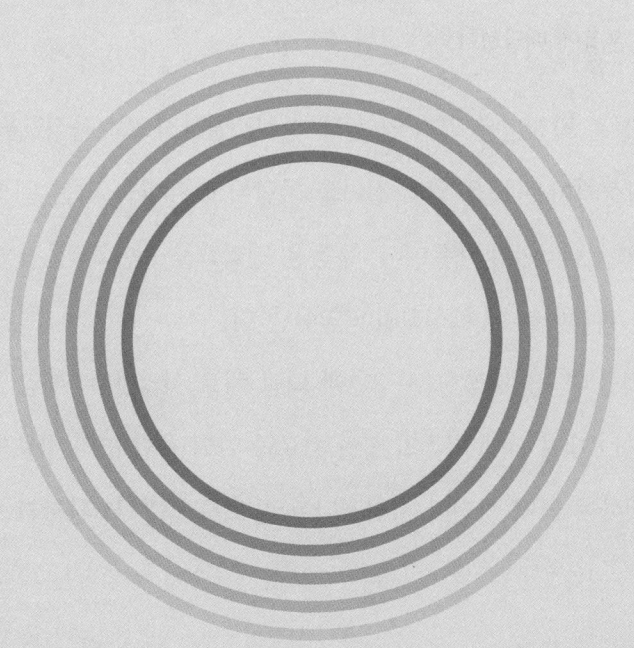

왜 암 환자는 필사적으로 움직여야 하는가?

내 은사 중 한 분이신 고창순 박사님은 대통령 주치의와 서울대병원 부원장을 역임하신 분으로, 무려 세 번이나 암에 걸렸지만 모두 완치되신 분이다. 놀랍게도, 그분은 후배 의사들의 권유에도 불구하고 항암제를 단 한 번도 사용하지 않고, 식이 요법과 운동만으로 말기 암을 완치하셨다. 그분의 투병기를 살펴보면, 말기 암 상태에서도 필사적으로 움직이며 운동에 매달린 기록이 담겨 있다.

> 내가 할 수 있는 일이라고는 반드시 이겨 내겠다는 마음가짐을 끝까지 유지하는 것밖에 없었다. 헬스클럽에 나가 매일 운동하는 것은 내게 너무 번거로운 일이었다. 그래서 집에 나무 막대와 고무줄, 지압기 등을 두고 시간 날 때마다 스트레칭을 하며 몸을 풀고 부지런히 몸을 움직였다. 하루에 한두 시간은 필사적으로 운동에 매달렸다.

왜 고창순 박사님은 말기 암 상태에서도 필사적으로 움직였을까? 신체를 활성화하는 것은 암의 전이를 차단하고 재발을 막는 데 있어 매우 중요한 원리이기 때문이다. 운동은 면역력을 높이고, 몸과 마음의 회복을 촉진하는 데 핵심적인 역할을 한다.

사랑의클리닉을 시작한 지 3년째 되던 해로 기억한다. 폐암 진단을 받은 지 6개월 만에 기존의 병원 치료와 나의 융합 면역 치료를 성실히 병행하여 암이 완전히 사라졌다는 통보를 받은 H 환자가 있었다. 그의 표정은 환희로 가득 차 있었다. 대부분의 환자들은 항암제를 맞으면 정신적인 부담과 체력적 한계로 인해 몸을 움직이려 하지 않는다. 그러나 H 환자는 항암제를 맞으면서도 하루도 빠뜨리지 않고 이를 악물고 등산을 하며 투병 의지를 불태웠다. 그는 '움직여야 산다'는 확고한 신념을 가지고 있었다. 암에 대한 공포가 몰려올 때마다 산을 오르며 신체를 활성화했고, 동시에 압박감과 스트레스를 날려 버렸다.

그의 무용담을 들을 때마다 떠오르는 명언이 있었다. 예일대 의대 외과 주임 교수인 버니 시겔 박사는 이렇게 말했다. "불치의 병은 없다. 다만 불치의 사람이 있을 뿐이다." H 환자는 이 말을 증명이라도 하듯, 자신의 의지를 불태워 꾸준히 신체 활동을 하며 암을 극복했다. 그의 사례는 운동과 신체 활성화가 암 치료와 재발 방지의 중요한 열쇠임을 다시금 상기시켜 준다.

다양한 신체 자극을 통한 신체 활성화의 비밀

우리 몸이 가장 침체되어 있는 때는 활동성이 결여되어 있을 때이다. 따라서 TV나 인터넷에 빠져 오랫동안 움직이지 않는 것은 암 환자에게 가장 해로운 습관 중의 하나이다. 운동의 중요성을 알고 있으나 여건이 허락되지 않는다면, 침, 뜸, 스포츠 마사지와 같은 방법을 통해서라도 신체를 활성화해야 한다. 운동은 능동적인 자극을 주며, 침, 뜸, 마사지는 수동적인 자극을 준다. 특히 수지침이나 이침은 환자 스스로 배워 자가 치료로 활용할 수 있는 방법이다. 또한, 뜸에 관한 책을 구입하여 자기 몸에 직접 시행해 보는 것도 흥미로운 경험이 될 수 있다.

독일에서는 스포츠 마사지가 의료 보험 혜택을 받을 수 있어 많은 환자가 이를 즐긴다. 중국에서는 발 마사지가 일상화되어 있어 서민들조차 부담 없이 이용하고 있다. 오일 마사지는 혈액 순환을 원활하게 하고 세포에 활력을 부여하여 이중의 효과를 준다. 이처럼 신체에 어떤 형태로든 자극을 주게 되면 생명 활동이 촉진된다.

동양과 서양은 신체를 활성화하는 방식에서 차이를 보인다. 서양에서는 운동을 통해 신체를 활성화하는 방법을 발전시켰다. 운동으로 열심히 뛰거나 움직이는 것 자체가 신체를 활성화하는 효과를 가져왔기 때문에 다양한 운동이 주로 서양에서 발달했다. 반면 동양에서는 운동이 낮은 신분의 사람들이 하는 일로 여겨졌다. 신분이 높은 사람들이나 양반들은 움직이는 것을 삼가고 주로 정적인 자세를 유지했다. 이동할 때는 가마를 타거나 말을 이용했고, 비가 와도 양반들은 천천히 걸었으며, 뛰는 것을 상스럽다고 여겼다. 반면, 머슴들은 무거운 쌀가마니를 들고 뛰어다녔으니, 머슴들이 양반들보다 더 건강했으리라 짐작된다. 정말 아이러니한 일이다.

옛날 양반들의 병은 대부분 움직이지 않아서 생긴 병이었다. 혈액 순환이 원활하지 않으니 병이 많을 수밖에 없었다. 한방 치료가 주로 혈액 순환에 초점을 맞추고 있는 것은 결코 우연이 아니다. 그 대표적인 예가 침과 뜸이다. 이것들은 전형적인 '자극 요법'이자 일종의 '충격 요법'이라고 할 수 있다. 한방에서 말하는 어혈은 바로 혈액 순환 장애를 뜻한다. 움직이지 않아 생긴 병이니 핵심적인 부분을 침으로 찔러 혈액 순환을 정상화하려 했던 것 같다. 움직이지 않는 사람을 찔러 자극을 주면 몸 전체에 반응이 나타난다. 인체는 서로 밀접하게 연결되어 있기 때문에, 손바닥에만 자극을 주는 수지침을 사용해도 오장육부가 반응한다. 나는 한방을 전공하지는 않았지만, 침과 뜸은 정말 과학적인 발상이라고 생각한다.

운동을 하면 기분을 좋게 만드는 호르몬인 엔도르핀의 양이 약 5배 증가한다고 한다. 운동 후 얼굴에 홍조가 생기고 기분이 좋아지는 이유도 여기에 있다. 그런데 흥미롭게도, 침을 찔렀을 때도 엔도르핀이 4-5배 증가한다고 한다. 이 사실을 알았을 때 무릎을 쳤다. 서양과 동양에서 각각 발달한 방법이지만 결론은 같다. 그것은 바로 '신체 활성화'이다.

물론 우리 조상들은 다양한 방법으로 신체를 활성화했다. 단식이나 절식, 자연식도 그 예 중 하나이다. 이러한 방법들은 체내에 쌓여 있는 독소를 제거하고 신체를 정상화하는 역할을 했다. 또한 온천욕,

온랭 교대법, 냉수마찰 등이 발달했는데, 이것들 역시 신체를 활성화하는 기가 막힌 방법이라고 할 수 있다.

가끔 주변에서 어르신들이 호두알을 손에 쥐고 하루 종일 굴리는 모습을 볼 수 있다. 이것은 조용한 신체 활성화 방법으로, 나름대로의 건강 비결이다. 대나무 반쪽을 바닥에 놓고 그 위에서 발을 움직이는 것도 일종의 발 마사지라고 할 수 있다. 우리 어머니들이 체력이 약하면서도 오래 살 수 있었던 이유는 하루 종일 뜨개질을 하고 다리미질을 하며 꾸준히 몸을 움직였기 때문이라고 생각한다. 그들에게는 '다동(多動)'의 지혜가 있었다.

신체 활성화를 통한 면역 요법으로 암을 이긴다

신체 활성화란 혈액 순환의 촉진과 광범위한 개선을 의미한다. 혈액 순환이 원활하면 신체 모든 부위에 골고루 영양과 산소가 공급되고, 신진대사가 활발히 이루어져 암세포가 생길 여지가 없다. 또한, 암세포에 영양을 공급할 신생 혈관이 형성될 기회 자체가 거의 없어진다.

반대로 혈액 순환이 정체되면 발암 물질을 체외로 배출하기가 어려워져 암세포가 성장할 틈이 생긴다. 이는 "고인 물이 썩는다"는 말이 실감 나는 상황이다. 신체 활성화는 곧 면역 체계의 활성화를 의미한다. 살아 있는 나무에 흰 버섯이 자라지 않듯이, 생명력이 왕성한 곳, 즉 혈액 순환이 원활한 곳에서는 암세포가 자라기 어렵다.

미국 암 학회 보고서에서는 흥미로운 논문이 발표되었다. 어릴 적 골절 치료를 위해 삽입된 금속판이 10년 후 해당 부위에 암을 유발했다는 내용이다. 주목할 점은 금속판의 매끄러운 표면이 닿는 부위에는 암이 발생했지만, 표면이 거친 부위에는 암이 발생하지 않았다는 사실이다. 매끄러운 표면에서는 세포들이 빽빽하게 자라 미세 혈관 순환이 잘 이루어지지 않아 암이 발생한 것이고, 거친 표면에서는 세포들이 성글게 자라 미세 혈관 순환이 원활했기 때문에 암이 발생하지 않은 것이다. 이 논문은 혈액 순환이 잘되는 곳에서는 암이 생기지 않는다는 사실을 입증했다. 암 예방과 미세 혈관 순환의 상관관계는 앞으로 심도 있는 연구가 필요한 주제이다.

신체 활성화 면역 요법은 적절한 신체 활동을 통해 최상의 신체 상태를 유지하는 것을 목표로 한다. 온열 요법, 산소 요법, 목욕 요법, 전신 마사지와 같은 물리 요법은 통증을 완화하고 면역 기능을 강화하는 데 효과적이다.

독일의 병원에서는 암 환자들에게 산소 마스크를 착용한 상태로 실내에서 사이클을 타도록 권장하고 있다. 또한, 대개 경치 좋은 곳에 위치한 암 전문 병원들은 자연환경과 조화를 이루며 치료 효과를 높이고자 한다. 환자들에게 하루에 2-3회씩 가벼운 산책을 할 것을 권장하여 적절한 신체 활동을 하며 마음의 안정을 얻을 수 있게 한다.

이뿐만 아니라 공예, 자수, 그림, 무용 등 창의적인 활동을 통해 환자들이 자아를 회복하고 성취감을 느낄 수 있도록 돕고 있다. 규칙적인 신체 활동과 창작 활동은 환자들이 자신감을 가지고 투병 생활을 이어 갈 수 있도록 긍정적인 영향을 준다.

니시 요법에서 얻은 신체 활성화 요법의 영감

암 치료에 도움이 되는 정보를 수집하기 위해, 암 백신으로 유명한 도쿄의 하수미국제연구소를 방문한 적이 있었다. 그때 일본 재야 의학계에서 니시 요법으로 유명한 와타나베 박사를 그의 병원에서 만날 수 있었다.

니시 요법은 몸에 나타나는 이상 증세를 단순히 병으로 간주하지 않고, 신체가 정상으로 돌아가기 위한 자연 치유 과정으로 본다. 와타나베 박사는 병의 증상은 신체를 구하려는 자연 치유력의 작용이라고 주장하며, 증상을 억제하거나 막는 대신 체력 증진에 초점을 맞추었다. 그는 이상 증상이 나타났다고 두려워하거나 소동을 일으킬 필요가 없다고 강조했다.

와타나베 박사는 자연식과 운동 요법만으로 암을 치료하는데, 80% 정도의 치료율을 확신했다. 그의 자연식 치료법(2끼 식사, 현미 잡곡식, 숙변 제거)은 특별히 독창적인 부분은 없었으나, 운동을 통한 신체 활성화 요법은 암 치료에 대한 기존의 관점을 바꿀 만큼 독특하고 인상적이었다.

> **니시 요법 실천법**
>
> 첫째,   단식으로 체내에 쌓인 노폐물을 배출한다.
> 둘째,   생채소, 해조류, 생과일, 감잎차(비타민 C가 풍부), 생수, 현미오곡밥 등을 섭취한다.
> 셋째,   둥글고 낮은 나무 베개와 딱딱한 침대를 사용하여 굽은 몸을 바로잡는다.
> 넷째,   혈액 순환을 돕는 모관 운동, 장의 연동 운동을 돕는 붕어 운동, 부인병 예방에 적합한 개구리 운동, 등을 바르게 하는 등배 운동 등을 실천한다.
> 다섯째, 옷은 얇게 입고, 음식은 가능한 한 신선한 생채식을 섭취하고, 자연의 비타민과 생수를 꾸준히 섭취한다.

당시 받은 충격은 대단했다. 와타나베 박사가 모든 암 환자에게 정기적으로 시키는 신체 활성화 방식은 바른 자세 유지(딱딱한 침대와 나무 베개 사용), 운동 요법(금붕어 운동, 모세 혈관 운동 등), 풍욕(피부 호흡), 온랭 교대법 등이었다. 그는 확신에 차서 신체 활성화 요법의 과학적 논리와 뛰어난 임상 적용 결과에 대해 설명했다. 그와의 만남을 통해 신체 활성화가 암 치료에 얼마나 중요한 역할을 하는지 마음 깊이 새길 수 있었다.

온랭 교대법과 신체 활성화

와타나베 박사의 병원에 갔을 때, 병실의 구조가 매우 독특하다는 것을 알게 되었다. 이 병원은 말기 암 환자의 5년 생존율이 80%에 달하는 것으로 알려져 있으며, 식이 요법과 운동 요법만으로 암을 치료하는 병원으로 유명하다. 병실마다 냉탕 욕조와 온탕 욕조가 설치되어 있었으며, 모든 환자에게 온랭 교대법을 시행하고 있었다. 와타나베 박사는 나를 반갑게 맞이하며 온랭 교대법의 이론적 배경과 치료 효과에 대해 자세히 설명해 주었다.

"암은 산소가 충분히 공급되는 곳에서는 자랄 수 없습니다. 그래서 몸 구석구석에 있는 모세 혈관의 확장을 촉진하여 산소가 원활히 들어갈 수 있도록 해야 합니다. 그 방법 중 가장 탁월한 것이 바로 온랭 교대법입니다. 신체 활성화의 대표적인 방법이지요. 20-23℃의 냉탕에 1분, 40-43℃의 온탕에 1분씩, 이렇게 열 번을 반복합니다. 이 과정에서 모세 혈관의 팽창과 수축이 극대화되며, 온몸에 산소가 충분히 공급됩니다. 정말 놀라운 방법이지요."

온랭 교대법을 하면 평소 혈액 순환이 잘 이루어지지 않던 부위까지 혈액이 공급되어 암 재발을 예방할 수 있다. 이 방법은 혈관의 수축과 팽창을 극대화하여 혈액 순환을 활성화하는 데 매우 효과적이다. 체력이 부족해 온랭 교대법을 실천하기 어렵다면, 사우나나 반신욕만으로도 충분히 도움이 된다.

최근 국내외 연구에 따르면 목욕이 스트레스 해소에 탁월한 효과가 있다는 사실이 입증되고 있다. 특히 온랭 교대법은 일반적인 온욕보다 훨씬 더 뛰어난 효과를 발휘한다고 한다. 아무리 힘이 없는 환자라도 누워만 있는 것은 좋지 않다. 체력이 부족하거나 의기소침한 상태라면 목욕탕에 가서 목욕을 해 보자. 기분 전환을 위해서라도 온랭 교대법을 생활 속에서 실천해 보자.

운동과 신체 활성화

운동을 통한 신체 활성화는 혈액 순환을 개선하여 저산소 상태를 예방하고 면역 시스템을 활성화하는 가장 효과적인 방법이다. 이는 암 억제 유전자를 활성화하여 암의 뿌리를 약화시키는 '생활 면역 관리'의 핵심 요소이기도 하다. 또한 운동은 암 치료로 인한 체력 저하와 면역력 감소를 방지하며, 항암 유전자를 활성화시키고, 우울증과 좌절감을 극복하는 데 도움을 준다. 아울러 암 치료에 따른 부작용을 완화하는 데도 기여한다.

운동은 면역 세포의 활성화에도 큰 효과를 주는 것으로 잘 알려져 있다. 아래는 《암중모색 암을 이긴 사람들의 비밀》이라는 책에 기록된 'NK 세포와 운동과의 관계'를 묘사한 글이다.

운동이 지쳐 있는 NK 세포를 다시 활성화시킬 수 있을까? 〈생로병사의 비밀〉 제작진은 운동 실험을 통해 NK 세포를 활성화시킬 수 있는지 그 가능성을 알아보기로 했다. 10명의 성인 남녀를 대상으로 5명에게는 자기 체력의 65% 정도를 쓰는 중간 강도 운동을, 다른 5명에게는 자기 체력의 85% 이상을 쓰는 고강도 운동을 30분씩 하게 하고, 혈액을 채취해 운동 전과 운동 직후, 그리고 한 시간 뒤의 변화를 관찰했다.

실험 결과, 중간 강도의 운동을 한 경우에는 전체 면역 세포 중 NK 세포의 비율이 안정돼 있었지만, 고강도 운동의 경우에는 NK 세포의 비율이 불안정해져 면역 능력이 떨어지는 것을 볼 수 있었다. 더 큰 차이점은 NK 세포의 활동성에서 나타났다. 얼마나 활발하게 암세포를 공격하는가 하는 것이 NK 세포의 활동성과 면역 능력을 나타내는 지표인데, 운동 강도에 따라 두 집단 간의 차이가 컸다.

중간 강도의 운동을 한 경우, 고강도 운동에 비해 NK 세포의 활동성이 꾸준히 증가해 암세포를 더 효과적으로 공격할 수 있는 가능성을 보여 주었다. 반면 고강도 운동의 경우에는 어느 시점부터 오히려 활동성이 떨어지는 모습을 보였다. 다시 말해 등산이나 조깅, 산책, 수영 등 중간 강도의 운동을 꾸준히 하면 면역 체계가 약해져 있는 암 환자일지라도 NK 세포의 면역 능력을 향상시켜 암과의 싸움에서 이길 수 있다는 것이다.

KBS 생로병사의 비밀 제작 팀, 《암중모색 암을 이긴 사람들의 비밀》

암 재발을 예방하는 신체 활성화 방법으로 운동이 중요하다는 사실은 아무리 강조해도 지나치지 않다. 어떤 운동을 선택할지에 대해서는 지혜가 필요하며, 기본적으로 유산소 운동, 근력 운동, 유연성 운동(스트레칭)을 병행하는 것이 이상적이다. 걷기, 사이클, 가벼운 체조, 가벼운 헬스는 누구나 쉽게 실천할 수 있다. 체력에 자신이 있는 사람에게는 등산이나 수영을 권장한다. 볼링이나 골프도 환자에게 적합한 운동이다. 특히 자세를 바르게 하고 걷는 것은 자세를 교정하는 효과와 함께 운동 효과를 증대시키는 장점이 있다.

운동의 가장 큰 강점은 신체 정상화 작용이다. 운동은 심폐 기능을 강화할 뿐만 아니라 콜레스테롤, 혈압, 혈당을 낮추고 엔도르핀 생산을 촉진하며 뼈를 튼튼하게 한다. 또한, 스트레스 해소에 뛰어난 효과를 발휘하며, 무엇보다 신체에 대한 자신감을 회복시킨다. 즉, 신체적 건강과 정신적 건강을 동시에 증진시키는 일석이조의 장점을 가지고 있다. 특히 암 환자의 경우, 운동은 면역 기능을 회복시키고, 스트레스에 억눌려 있던 종양 억제 유전자를 활성화하여 극적인 치료 효과를 낼 수 있다는 주장도 있다.

자신에게 잘 맞는 운동 한두 가지를 골라 꾸준히 하는 것이 중요하다. 그런데 혼자 운동을 시작하면 처음에는 의욕적으로 임할 수 있지만, 시간이 지나면서 의지가 약해지고 꾸준히 이어 가기 어려운 경우가 많다. 그런 경우, 한 짝이 되어 운동을 함께 할 동반자가 있으면 좋다. 함께 운동하는 운동 파트너가 있으면 서로 격려하고 응원하며, 규칙적으로 꾸준히 운동하는 데 큰 도움을 얻을 수 있다.

또한, 운동을 할 수밖에 없는 환경으로 자신을 몰아가는 것도 좋은 방법이다. 예를 들어, 특정 시간에 운동 계획을 잡고 이를 습관화하거나, 운동 약속을 정해 일정에 포함시키는 방법이 있다. 이러한 방법은 운동이 하루 일과의 선택 사항이 아닌 필수 사항으로 자리 잡는 데 도움이 된다. 운동은 강한 의지만으로는 오래 지속하기 어렵기 때문에, 운동을 하지 않을 수 없게 만드는 외적 환경이 갖추어진 시스템을 구축하는 것이 필요하다.

운동과 신체 활성화를 통한 면역 요법의 탁월성

미국 예일대학교 의과 대학의 멜린다 어윈 박사는 1995년부터 1998년 사이에 유방암 진단을 받은 여성 933명을 2004년까지 추적 조사한 결과, 운동과 생존율 사이에 밀접한 관계가 있음을 밝혀냈다. 이 연구 결과는 《임상종양학 저널》이라는 의학 잡지에 발표되었다.

지난 20여 년간 발표된 연구 결과들을 보면, 운동이 유방암 발병 위험을 최대 40%까지 감소시키는 것으로 나타났다. 어윈 박사는 이에 더해, 유방암 진단 전 운동을 했던 것과 진단 후 운동을 시작한 것

모두 생존율을 연장시키는 효과가 있다는 새로운 사실을 밝혀냈다.

구체적으로 유방암 진단을 받기 전 해에 매주 두세 시간 이상 빠르게 걷는 운동을 한 여성은 전혀 운동을 하지 않은 여성에 비해 사망률이 평균 31% 낮았다. 또한, 유방암 진단 후 2년이 지난 시점에서 매주 두세 시간 이상 빠르게 걷는 운동을 한 여성은 운동을 전혀 하지 않은 여성에 비해 사망률이 평균 67%나 낮았다. 특히, 유방암 진단 전에 운동을 하지 않았더라도, 진단 후 운동을 시작한 여성은 진단 전후로 운동을 하지 않은 여성보다 사망 위험이 45% 낮았다.

어윈 박사는 운동이 유방암 환자의 생존율을 높일 뿐 아니라, 암 치료로 인해 증가할 수 있는 심혈관 질환 발병률 증가의 위험을 줄이는 데도 효과적이라고 강조했다. 유방암 환자들에게는 최소 하루걸러 15분씩 걷기 운동을 실천할 것을 권장했다.

Dr. Hwang's Solution

생활 속 면역력 강화 요법 ③

신체 활성화 면역 요법

신체를 활성화하여 면역력을 높이는 생활 습관 지침

우리 몸이 제대로 깨어나 활력을 유지하면 면역력 또한 자연스럽게 강화된다. 건강한 몸은 활발한 신진대사를 통해 체내 독소를 제거하고, 각 장기와 세포에 필요한 영양소와 산소를 원활히 공급하여 질병에 대한 저항력을 높인다. 이는 단순히 건강을 유지하는 것을 넘어, 스트레스와 피로에 강한 몸을 만드는 데에도 큰 도움이 된다.

신체를 활성화하여 면역력을 높이는 방법은 일상 속에서 꾸준히 실천할 수 있는 습관을 통해 이루어진다. 규칙적인 운동과 적절한 휴식은 몸에 에너지를 채워 주며, 균형 잡힌 식단과 충분한 수면은 세포를 재생시키고 회복력을 키워 준다. 또한, 적정한 체온 유지, 실내 습도 관리, 그리고 자연과 조화를 이루는 생활은 몸의 면역 시스템을 활성화하는 데 필수적이다.

1. 적당한 휴식을 취하자

    우리 몸이 매일 만들어 내는 에너지가 100이라면, 이를 매일 모두 사용하기보다는 약 10만큼은 남겨 두어야 피로하지 않고 활기를 유지할 수 있다. 한 시간을 일했다면 10분 정도 휴식하는 습관을 들이면 면역력 향상에 큰 도움이 될 것이다.

2. 질 좋은 잠을 충분히 자자

    잠은 하루에 7-8시간 정도 충분히 자는 것이 좋다. 특히 잠자는 시간대가 중요한데, 밤 11시부터 새벽 3시까지는 면역력을 강화하는 멜라토닌 분비가 왕성하게 이루어지기 때문에 밤 10시쯤 자는 습관을 들이는 것이 좋다. 또한, 불면증이나 수면의 질을 떨어뜨리는 수면 무호흡증, 알레르기성 비염 같은 질환을 치료하는 것도 면역력 향상에 도움을 줄 수 있다.

3. 하루에 15분 정도 햇볕을 쬐자

    매일 15분 정도 햇볕을 쬐면 비타민 D를 보충할 수 있어 면역력을 높이는 데 효과적이다. 비타민 D는 체내 염증 생성을 막아 줄 뿐 아니라 세로토닌 분비를 촉진해 몸과 마음에 활력을 준다. 이때, 자외선 차단제를 바르면 햇볕 흡수가 어려울 수 있으므로 얼굴에 자외선 차단제를 발랐다면 팔이나 다른 부위에는 바르지 않음으로써 햇볕을 충분히 흡수할 수 있도록 하는 것이 좋다.

4. 반신욕과 족욕을 즐기자

    따뜻한 물에서 반신욕이나 족욕을 하면 NK 세포와 같은 면역 세포의 활성이 높아져 면역력이 강화된다. 37-40℃의 물에 몸을 담그면 체온이 올라가 혈액과 림프 순환이 원활해지고, 흥분된 교감 신경이 안정되어 부교감 신경과 균형을 이루게 된다. 이는 몸의 긴장을 풀고 면역 체계를 강화하는 데 큰 도움이 된다.

5. 꾸준히 운동을 하자

운동은 면역력을 강화하고 건강을 유지하는 데 필수적이므로 아무리 강조해도 지나치지 않다. 일주일에 150분 이상 꾸준히 운동하면 활기 넘치는 삶을 살 수 있다. 유산소 운동과 근력 운동을 병행하는 것이 효과적이며, 운동할 때는 땀이 나고 약간 숨이 찰 정도로 하는 것이 적당하다.

다만, 기분 나쁠 정도로 심한 피로를 유발하는 운동은 체내 산화 스트레스를 과도하게 증가시켜 면역력을 떨어뜨릴 수 있으므로 주의해야 한다. 산책, 조깅, 요가, 태극권, 자전거 타기, 아령 들기 등 다양한 운동 중에서 자신이 즐길 수 있는 운동을 선택하여 꾸준히 실천하는 것이 좋다.

6. 보온을 통해 적정 체온을 유지하자

평소 체온이 정상보다 낮은 사람들을 흔히 볼 수 있다. 이는 외부적인 요인(기온, 냉난방 등) 때문일 수도 있지만, 몸속에서부터 체온이 떨어져 난방을 하거나 옷을 따뜻하게 입어도 쉽게 체온이 올라가지 않는 경우도 많다. 체온이 36℃ 아래로 떨어지거나 기온 차가 10℃ 이상 벌어져 몸이 적응하기 어려울 때는 면역력이 크게 약해질 수 있다. 따라서 보온을 통해 체온을 36.5℃로 유지하는 것이 중요하다.

겨울철에는 실내 온도를 적어도 18~20℃로 유지하고, 외출 시에는 모자, 목도리, 장갑 등을 착용해 체온을 보호하자. 환절기에는 가벼운 옷을 여러 겹 입어 기온 변화에 따라 쉽게 조절할 수 있도록 하자. 또한, 수시로 체온을 측정하여 체온이 자주 36℃ 아래로 떨어지거나, 여름철에도 체온이 낮게 유지된다면 몸속부터 따뜻하게 하는 방법을 고려해야 한다.

체온을 높이는 데 도움이 되는 따뜻한 성질의 식품을 섭취하는 것도 효과적이다. 찹쌀, 호박, 순무, 생강, 부추, 마늘, 파, 고구마, 고추, 감자, 후추, 계피, 쇠고기, 닭고기, 양고기, 살구, 귤, 사과, 호두, 새우, 정어리, 식초 등이 대표적이다. 특히, 인삼, 대추, 생강 등 따뜻한 성질을 가진 재료로 차를 끓여 자주 마시는 것도 체온 유지와 면역력 강화에 큰 도움이 된다.

7. 건조하지 않도록 적정 습도를 유지하자

실내가 건조해지지 않도록 신경 쓰는 것은 면역력 향상에 도움이 된다. 가습기를 이용해 실내 습도를 40-60%로 유지하는 것이 적당하다. 또한, 집이나 사무실에 허브나 나무 화분을 두면 자연스럽게 실내 습도를 조절할 수 있어 도움이 된다.

8. 술과 담배를 멀리하자

술과 담배는 면역력을 저하시키는 주요 원인 중 하나이다. 술자리를 가능한 한 줄이고 과음을 피하도록 하자. 담배는 끊는 것이 가장 좋지만, 바로 끊기가 어렵다면 흡연량을 조금씩 줄이는 것부터 시작해 점진적으로 금연을 실천하는 것이 바람직하다.

THE KEY
TO CANCER
TREATMENT 암 치료의 급소

부록

황성주 박사의 통합종양학 관련 참조 자료

1. 닥터 황 통합종양학 이미지 자료

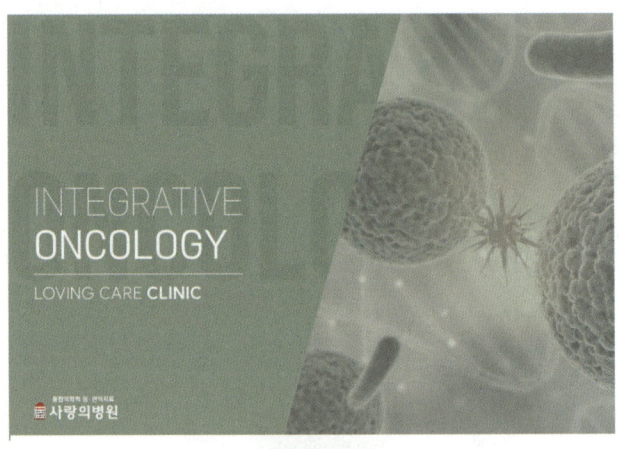

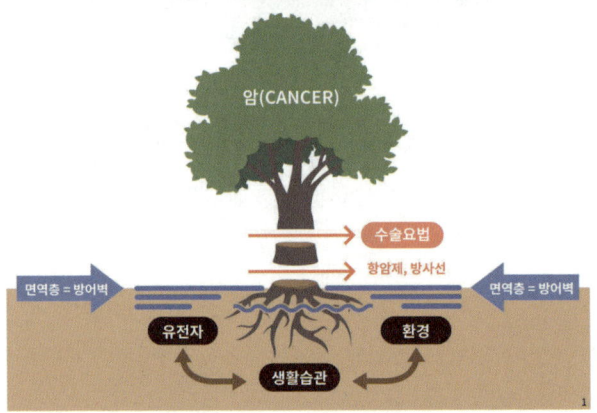

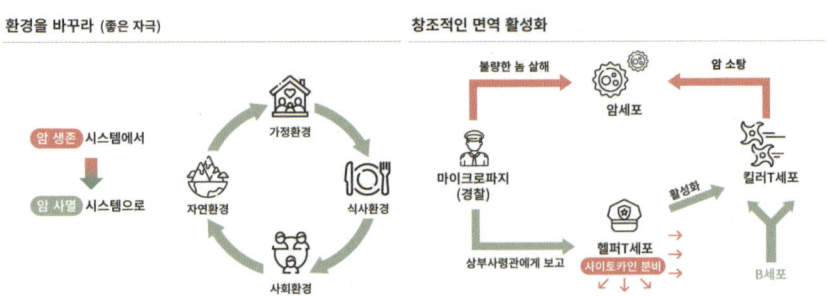

면역과잉 면역요법 시 면역탈출과 면역과잉에 대한 이해가 필요

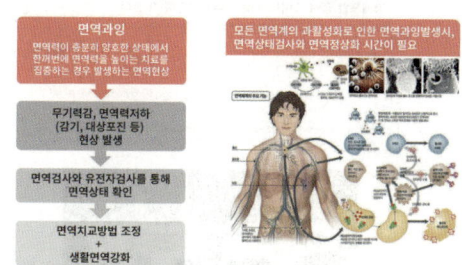

면역탈출 면역요법 시 면역탈출과 면역과잉에 대한 이해가 필요

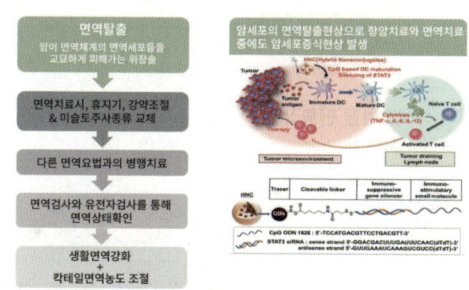

H-Solution

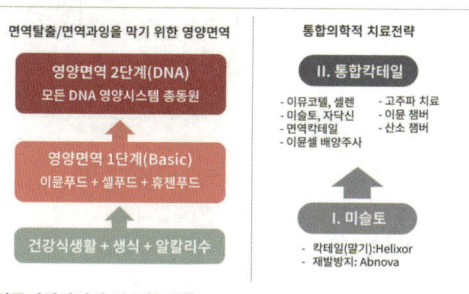

집중면역관리가 필요한 상황

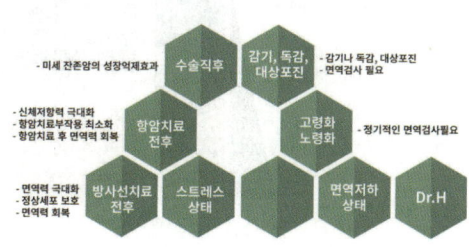

1. 닥터 황 통합종양학 이미지 자료

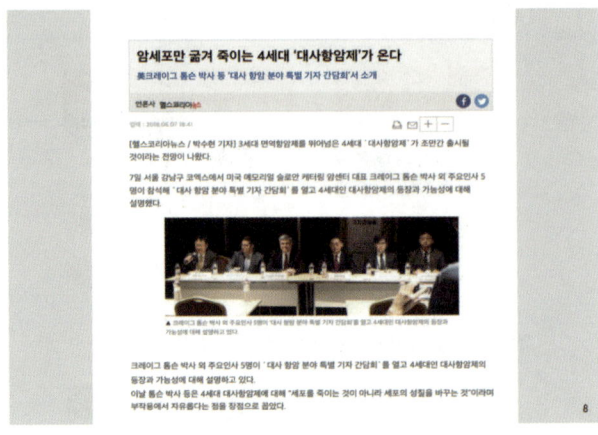

알칼리 생태환경을 만들라
종양 내 미세환경체제 Tumor Microenvironment Boundary

영양면역 부스터를 통한
알칼리 생태환경 필요

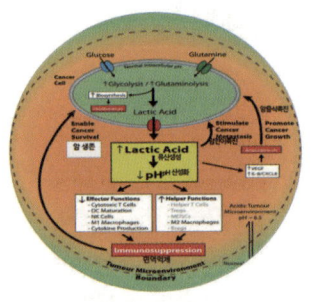

암치료전략 가이드 생태시스템 이론(알칼리화)
종양 내 저산소증과 대사적 공생관계 Intratumoral hypoxia and metabolic symbiosis

암세포주변의 생태계는
저산소증에 빠져있고,
암세포는 산소에 의해서가 아니라
주로 젖산(산성환경)에 의해
자라난다.

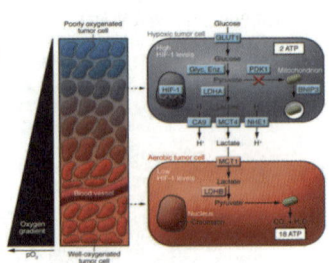

부록 · 황성주 박사의 통합종양학 관련 참조 자료

CELL FOOD
통합종양학과 유전학 기반의 영양면역 H-Solution

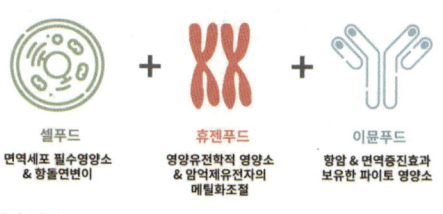

셀푸드	휴젠푸드	이뮨푸드
면역세포 필수영양소 & 항돌연변이	영양유전학적 영양소 & 암억제유전자의 메틸화조절	항암 & 면역증진효과 보유한 파이토 영양소

항암화학제의 비밀!
- 항암화학요법 -

항암화학제에 반응하는 암

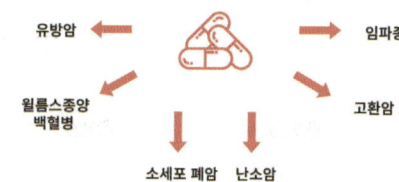

항암제는 분열 증식하는 세포에만 적용하므로 엄밀한 의미에서 **항암제**가 아닌 항 **증식약제**라 할 수 있다. 그러므로 성장 속도가 빠른 암 일수록 항암제의 효과가 좋다. 항암제에 의해 일정한 %의 암세포가 파괴되는 것이지 일정수의 암세포가 파괴되는 것은 아니다.

종양학 교과서의 증언
위암 수술 후 보조화학 요법

1) 수술 후 화학 방사선 치료
위암에 대한 근치적 수술을 시행한 경우에도 적지 않은 수의 환자가 국소재발을 하게 되므로 이를 줄이기 위하여 수술 후 화학 방사선 치료 chemoradiation therapy를 수행하는 노력들이 있었으나 그 치료 효과를 뚜렷이 증명해 보이지는 못하였다.

2) 수술 전후 화학요법 또는 선행 화학요법
위암에 대하여 수술 전 화학요법을 시행하는 선행 화학요법에 대한 연구는 오랫동안 시도되었으나, 대부분 소수의 예를 대상으로 하여 그 치료 효과를 보이는 데 성공적이지 못했다.

3) 수술 후 보조 화학요법
수술 후 보조 화학요법에 관해서는 그동안 적지 않은 연구가 있었으나, 대부분 소수의 환자를 대상으로 하였고 수술 방법이 일정하지 않아 그 치료 효과에 대하여 논란이 계속 있어왔다. 몇 개의 메타분석에서 수술 후 보조화학 요법이 환자 생존율을 개선하는 것으로 나타났으나, 분석 대상이 된 환자군이나 항암제의 종류와 투여 기간이 매우 이질적이고, 또한 그 치료 효과가 작있기에 수술 후 보조화학 요법은 잘 받아들여지지 않았다.

종양학 교과서의 증언
위암 수술 후 보조화학 요법

수술 단독군의 5년 생존률은 61.1%였는데, S-1 보조요법군에서는 71.7%로 개선되었다. 5년 무재발 생존기간은 대조군과 치료군에서 각각 53.1%와 65.4%였다.
보조 화학요법의 치료 효과는 특히 제2병기의 환자에서 가장 현저하였고 제3b병기 환자에서는 별로 효과가 없었다.

* 진행성 위암에 대한 화학요법

화학요법을 받지 않고 지지요법만을 받은 환자들의 중앙 생존기간은 4.3개월이었고, 화학요법 군에서는 11개월에 이르렀다. 또한 일부 연구에서는 화학요법이 진행성 위암 환자의 삶의 질도 개선함을 보여줬다.

1. 닥터 황 통합종양학 이미지 자료

종양학 교과서의 증언

대장암
결장암 제 I 병기는 수술 후 재발 가능성이 낮으므로 보조요법을 권하지 않으며, 결장암 제 II 병기와 제 III 병기에서는 만족스러운 보조요법이 아직까지 개발되지 않았으므로 지속적인 임상연구를 실시해야 하고, 림프절 침범 양성인 결장암에서는 보조적 항암화학요법을 표준요법으로 시행해야 한다고 권고했다.

췌장암
췌장암은 항암화학요법에 제대로 반응하지 않는 대표적인 종양이어서 반응률이 20%에 미치지 못하고, 반응 지속기간은 3~6개월 정도에 불과하다.

간암
간암은 세포독성 항암제에 강한 저항성을 보인다. 기존 항암제 중 치료반응률이 20%를 상회하거나 생존기간을 향상시키는 약제는 보고된 바 없다.

담낭암
수술 후의 보조항암요법이나 방사선치료의 효과는 아직 잘 알려져 있지 않다.

신장암
아직까지 보조요법으로 신장세포암 환자의 생존을 연장시켰다는 무작위 배정 연구결과가 없다.

항암제 작용원리 비교

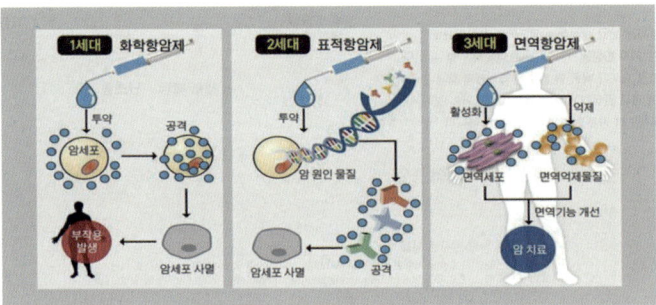

국내에 허가된 표적항암제

약마다 세부 허가 요건이 있음. 예를 들어 아바스틴은 유방암 중 전이성 환자에 한해 파클리탁셀과 함께 1차 치료제로만 쓸 수 있음.

약 이름(성분명)	효능
글리벡(이매티닙)	만성골수성백혈병
넥사바(소라페닙)	신장세포암·간세포암
마일로타그(겜투주맙 오조가마이신)	급성골수성백혈병
맙테라(리툭시맙)	림프종
맵캠파스(알렘투주맙)	만성임파구성백혈병
수텐(수니티닙)	신세포암·위장관 기저 종양
스프라이셀(다사티닙)	만성골수성·급성 림프구성 백혈병
아바스틴(베바시주맙)	결직장암·유방암·폐암·신세포암
얼비툭스(세툭시맙)	결직장암·두경부암
이레사(게피티닙)	폐암
제바린키트주사(이브리투모맙 튜세탄)	림프종
타쎄바(엘로티닙)	폐암·췌장암
타시그나(닐로티닙)	만성골수성백혈병
타이커브(라파티닙)	유방암
허셉틴(트라스트주맙)	유방암

자료: 식품의약품안전청·약학정보원

표적항암제의 약점

01. 제한적 관련 유전자가 있는 경우에 해당
02. 내성 효과지속기간이 짧다(대개 1년)
03. 부작용 상당한 부작용, 삶의 질이 떨어진다
04. 적용의 한계 보험이 안 되는 경우 고비용

면역항암제

	미국 or 유럽	한국		
		옵디보 nivolumab	키트루다 pembrolizumab	디벤트릭 atezolizumab
악성흑색종	O	보험	보험	
비소세포폐암	O	보험	보험	보험
호지킨 림프종	O	O	O	
두경부암	O	O	O	
신장암	O			
요로상피세포암 (방광암)	O	O	O	보험
대장암(직결장암)	O			
위암	O	O		
간암	O			
Merkel cell carcinoma	O			

면역항암제의 약점

01. **제한적** PDL1인 경우만 인정

02. **치료효과** 평균 20% 정도 상승한다

03. **부작용** 약간의 부작용

04. **적용의 한계** 보험이 안 되는 경우 고비용

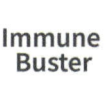  

수술, 방사선, 항암제로
제거할 수 없는 미세 전이암은
강력한 면역요법(immune buster)로
처리해야 가장 완벽한 결과처리

통합종양학의 핵심(항암제 + 면역)
면역화학요법으로의 처방
항암화학치료와 통합면역 병행치료를 통한 '치료 극대화' & '부작용최소화'

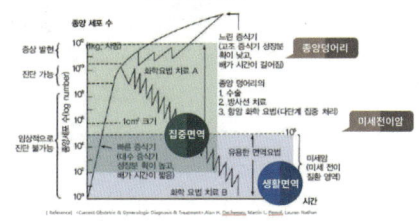

항암화학요법의 원리

몸의 체온은 면역의 바로미터입니다

1℃ 증가 시, 면역력은 30% 증가

↑

36.5℃

↓

1℃ 감소 시, 면역력은 30% 감소

- 38.0℃ 감염 등 면역질환의 우려
- 37.5℃ 정상면역범위, 면역활성시 체온증가(감기발열 등)
- 36.5℃ 건강체, 면역력 왕성
- 36.0℃ 오한떨이로 열 생산을 증가시키려고 함
- 35.5℃ 지속되면 배뇨기능저하, 자율신경실조증, 알레르기 증상 발생
- 35.0℃ 암세포가 증식하는데 최상의 온도
- 34.0℃ 저체온증으로 생명위험

- 아침(기상 후 or 7시)과 저녁(오후2시~6시) 2회 측정
- 구강체온 or 액와체온(겨드랑이)
- 37.5℃ 이상 체온상승 시 병원진료

1. 닥터 황 통합종양학 이미지 자료

미슬토 면역주사에 의한 체온변화

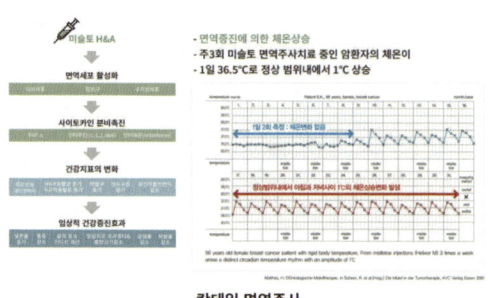

칵테일 면역주사

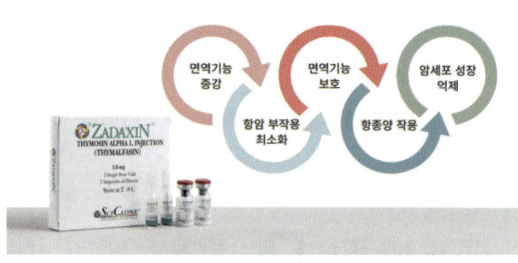

자닥신 ZADAXIN

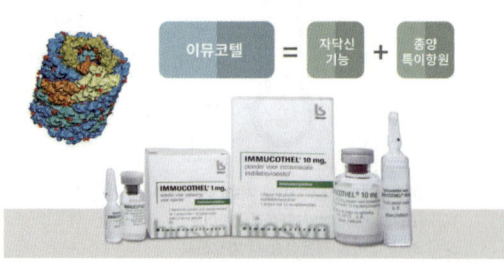

이뮤코텔 IMMUCOTHEL

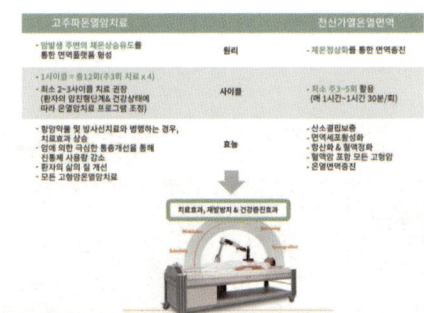

	고주파온열암치료		전신가열온열면역
원리	암발생 주변의 체온상승유도를 통한 면역물질을 형성		체온정상화를 통한 면역증진
사이클	1사이클 = 총 12회(주 3회 치료 x 4) 최소 2~3사이클 치료 권장 (환자의 임상병기 & 건강상태에 따라 온열암치료 프로그램 조정)		최소 주 3~5회 활용 (매 1시간~1시간 30분/회)
효과	항암약물 및 방사선치료와 병행하는 경우, 치료효과 상승 암에 의한 극심한 통증개선을 통해 진통제 사용량 감소 환자의 삶의 질 개선 모든 고형암온열치료		심소결핍보충 면역세포활성화 항산화 & 혈액정화 혈액의 조합 모든 고형암 온열면역증진

치료효과, 재발방지 & 건강증진효과

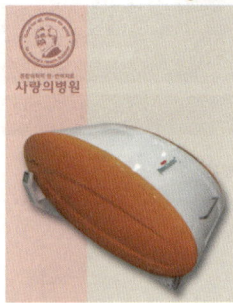

H-solution

- 전암치료
- 전신디톡스
- 면역 온열기

제품의 특징 소개
제품의 이용 및 기능의 장점

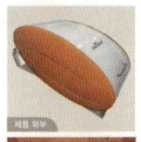

| 제품 이용의 장점
- 내부에서 자유자재 움직임 가능
- 내부가 쾌적하고 산소 농도가 높음
- 열 스트레스가 없음
- 산소치료(O2)와 병행 가능

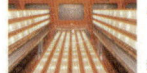

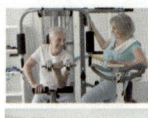

| 제품 기능의 장점

1. **램프 모듈 혁신 설계**
   저용량 램프로 광화상 위험을 근원적으로 해소한, 전신 심부 조사 방식
   (신체와 근접하여 조사하므로, 경로상 광에너지 손실 극소화)

2. **기구 혁신 설계**
   열 손실 방지 시스템 - 발한작용과 호흡 등으로 인한 열 손실 최소화
   오염 문제 해소 - 관리비용(준비, 소독, 세척, 건조)등 및 기회비용 축소

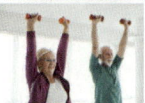

운동은 혈액순환을 활성화 시켜 산소를 공급한다.
암은 산소를 가장 싫어한다.

Benefits of Exercising During Treatment

Increase energy and reduce fatigue
- Evidence supports this benefit for many cancers, including bladder cancer
- Improve ability to tolerate cancer treatments

Improve mood and well-being
- Evidence suggests exercise can reduce anxiety/ depression and improve well-being for many forms of cancer

Improve outcomes for certain cancers
- Prostate cancer and bladder cancer studies suggest a correlation between exercise and survivorship
- Light exercise may improve prognosis by maintaining or improving lung capacity and oxygen flow

2. 닥터 황 통합종양학 PPT 슬라이드 자료

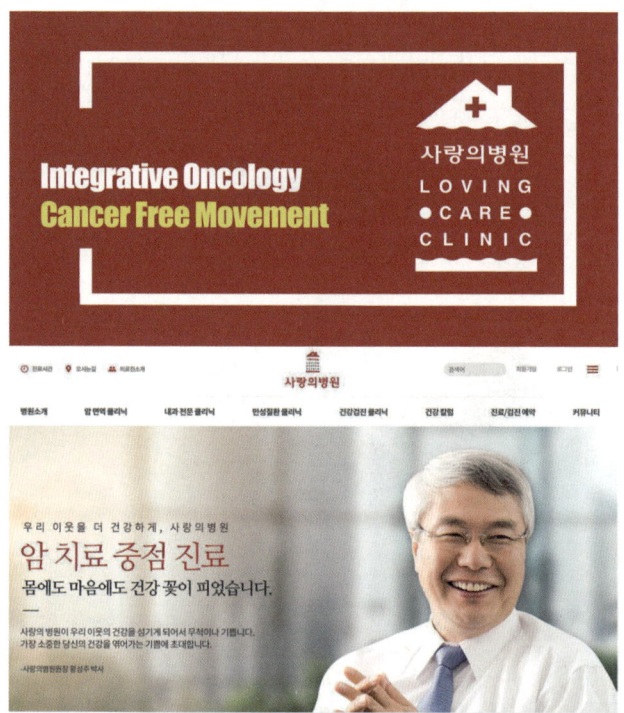

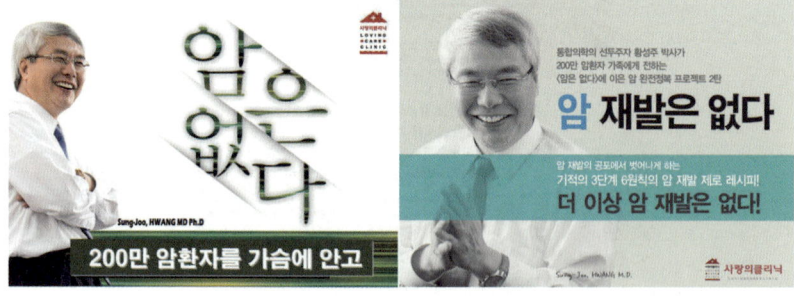

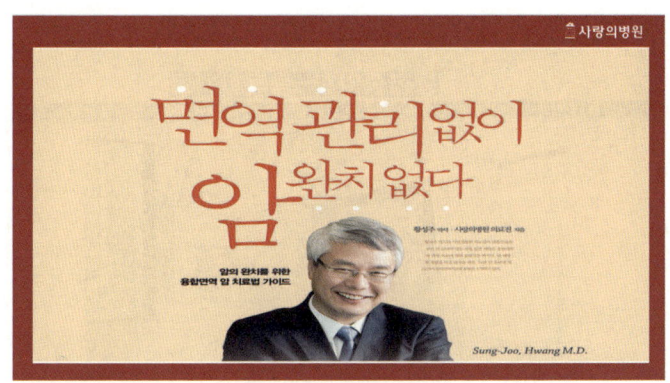

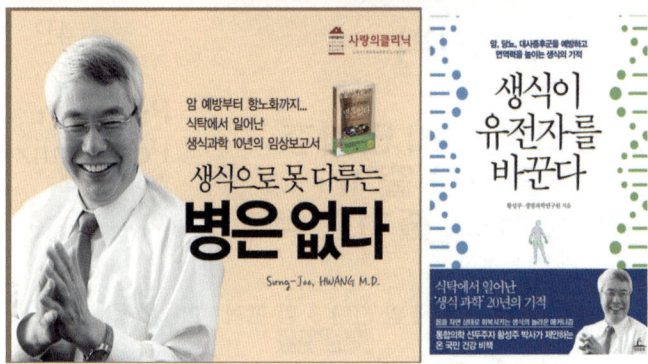

정확한 지식
복합성

정확한 지식
1. Complexity(복합성):도전정신
2. Epigenetics(후성유전학):뿌리
3. Microbalance(미세균형):통찰
4. 심신의학(스트레스):영성/인성

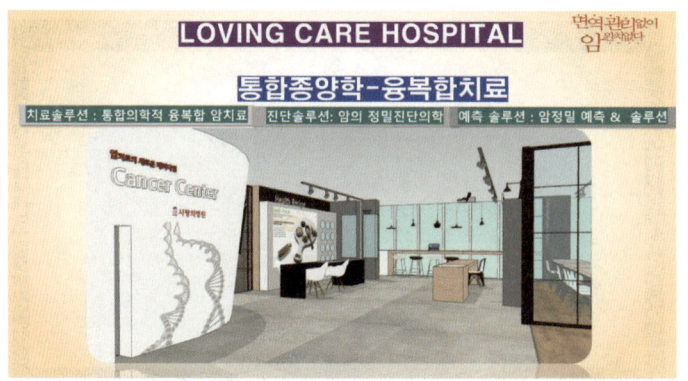

3P 의학　　　　　　　　　　4P

선행의학-뿌리,면역층　　　Proactive
맞춤의학-줄기　　　　　　Personalized
정밀의학-뿌리, 줄기,면역층　Precise
　　　　　　　　　　　　Preventive

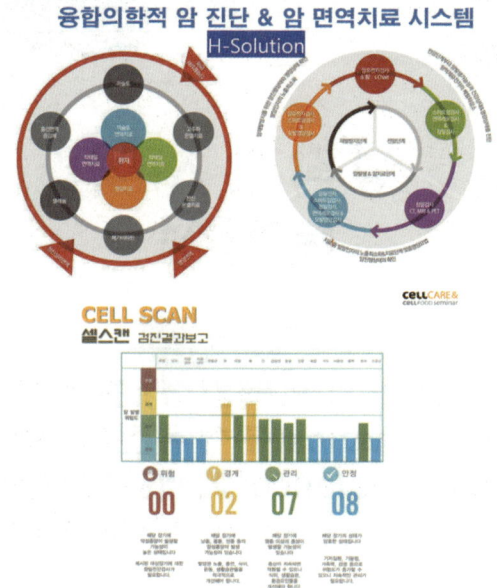

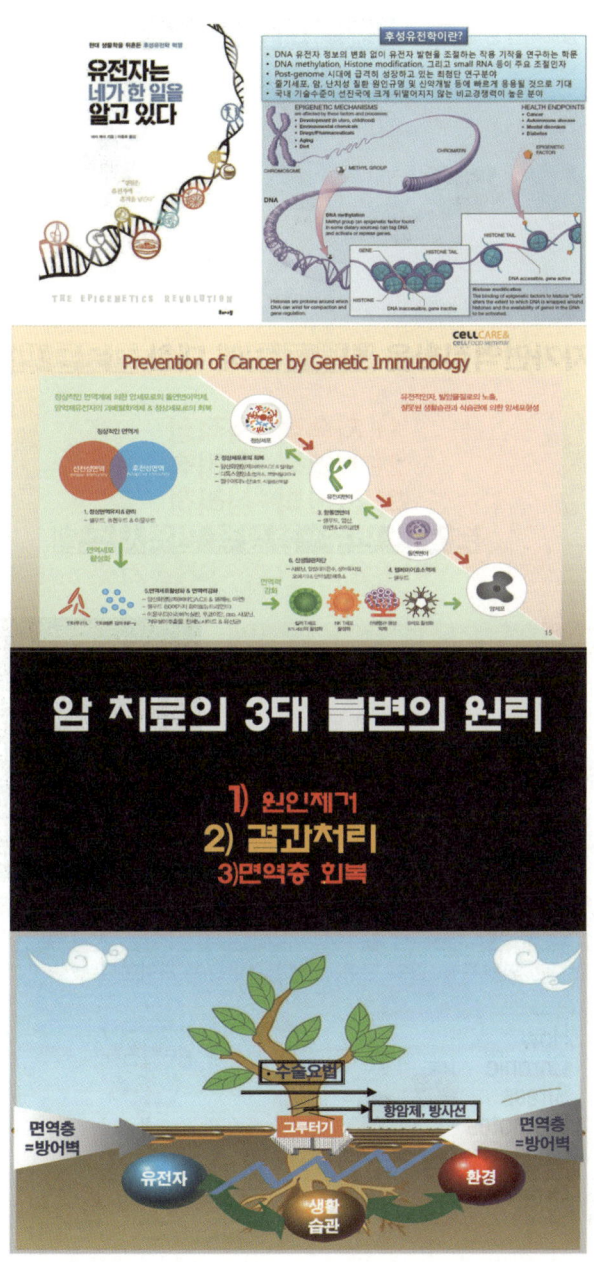

2. 닥터 황 통합종양학 PPT 슬라이드 자료

창조적인 면역 활성화 암에 걸리는 것이 기적

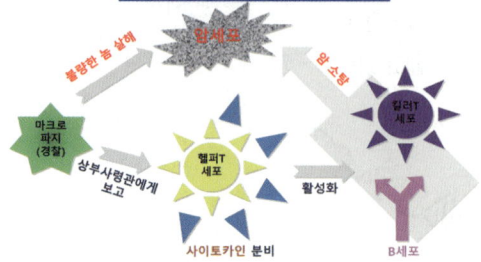

자가면역질환은 나쁜 자극에 대한 잘못된 반응

1) 지속적-축적성
2) 지엽적-물리적
3) 전신적-심리적

중요한 변수-정상적 면역시스템
- 덜 중요한 변수- 약물 치료

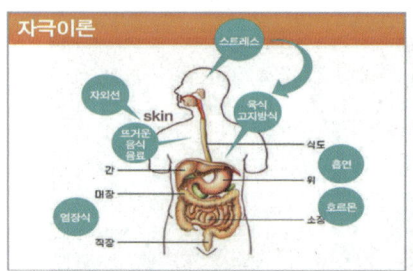

스트레스는 가장 강력한 암촉진 인자이다
면역저하, 암의 전이, 신생혈관형성에 기여한다

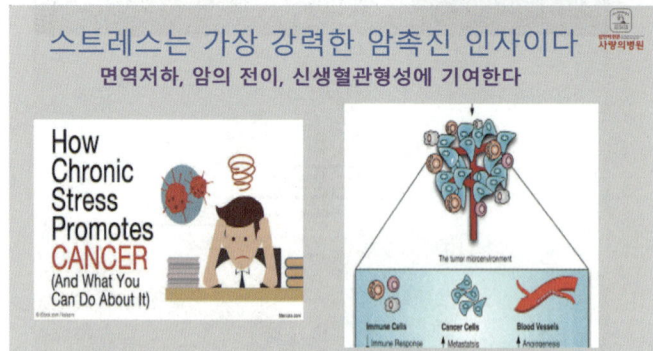

암치료의 급소　비법은 없다
즉시 시행하라　원칙이 있을 뿐

암은 완치되지 않는다
다만 정복될 뿐

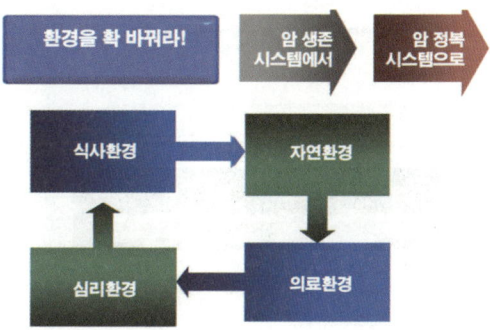

식사환경

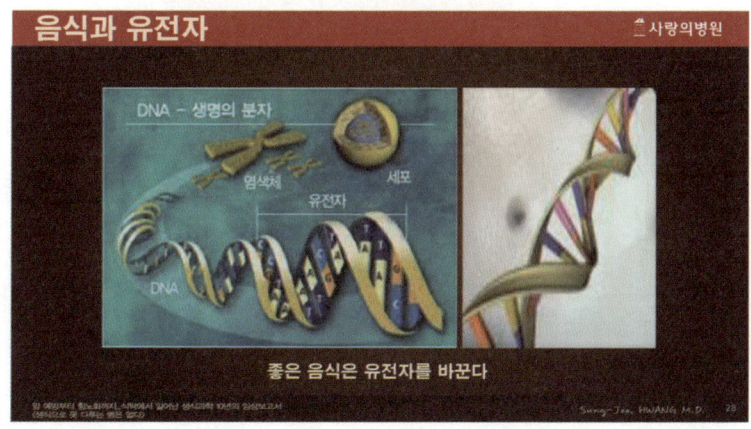

2. 닥터 황 통합종양학 PPT 슬라이드 자료

건강에 해로운 음식을 조금이라도 먹으면 유전자 발현에 큰 영향을 미친다. 그러나 건강에 이롭지 않은 음식이라도 건강에 좋은 음식을 조금만 섞어먹으면 유전자 발현에 이로운 변화를 이끌어낸다

미국 Massachusetts Medical School 연구팀

항암제의 발전

1세대 : 화학항암제
2세대 : 표적항암제
3세대 : 면역항암제
4세대 : 대사항암제(영양면역)

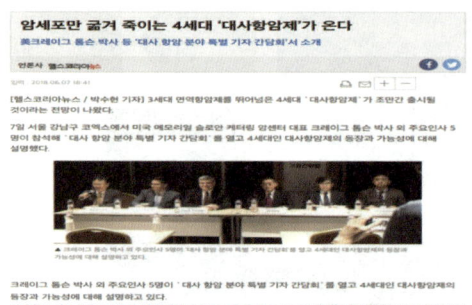

알칼리 생태환경을 만들라
종양 내 미세환경체계   Tumor Microenvironment Boundary

영양면역 부스터를 통한 알칼리 생태환경 필요

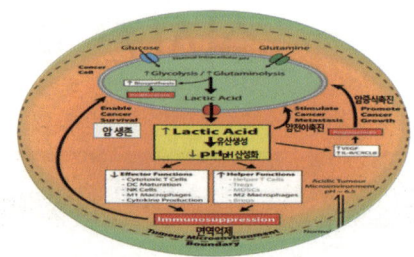

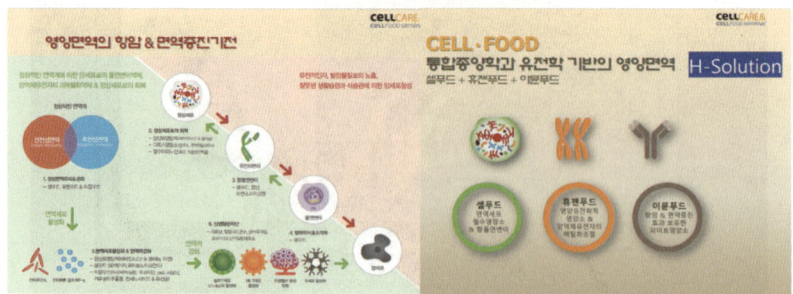

부록 · 황성주 박사의 통합종양학 관련 참조 자료

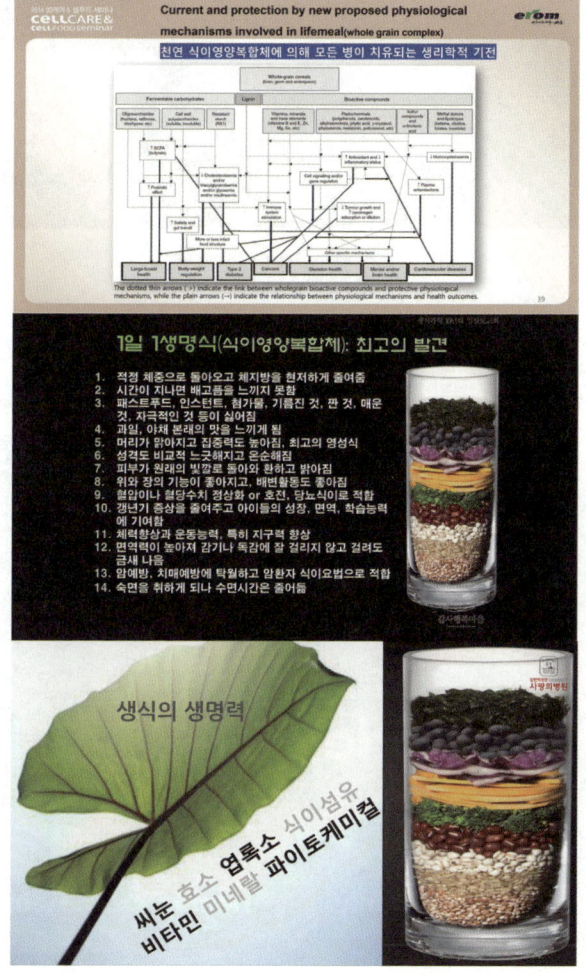

2. 닥터 황 통합종양학 PPT 슬라이드 자료

자연환경

시드니의 〈블루마운틴〉

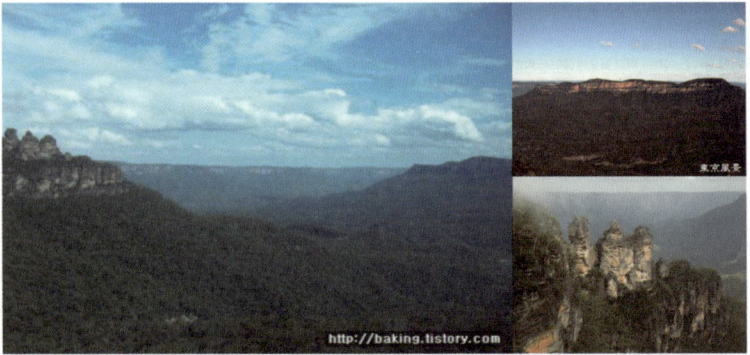

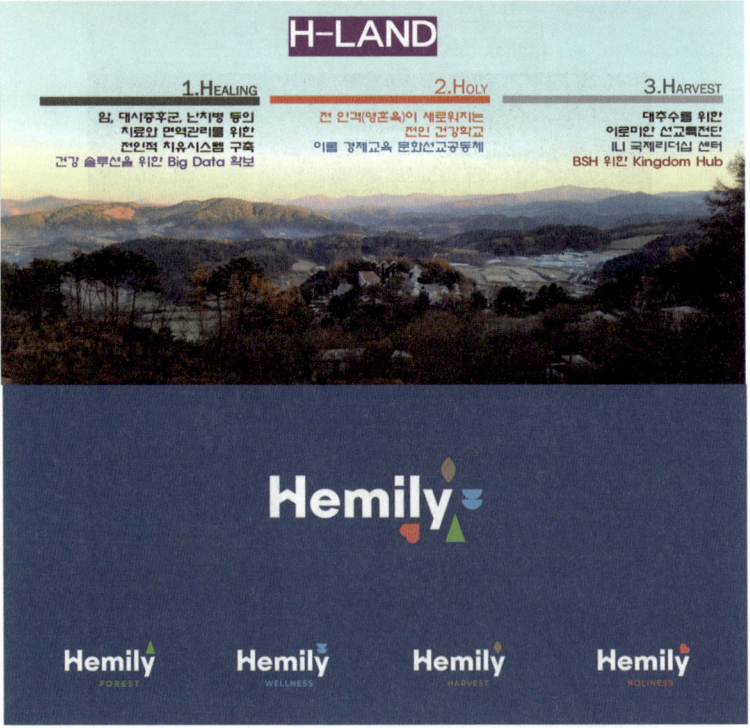

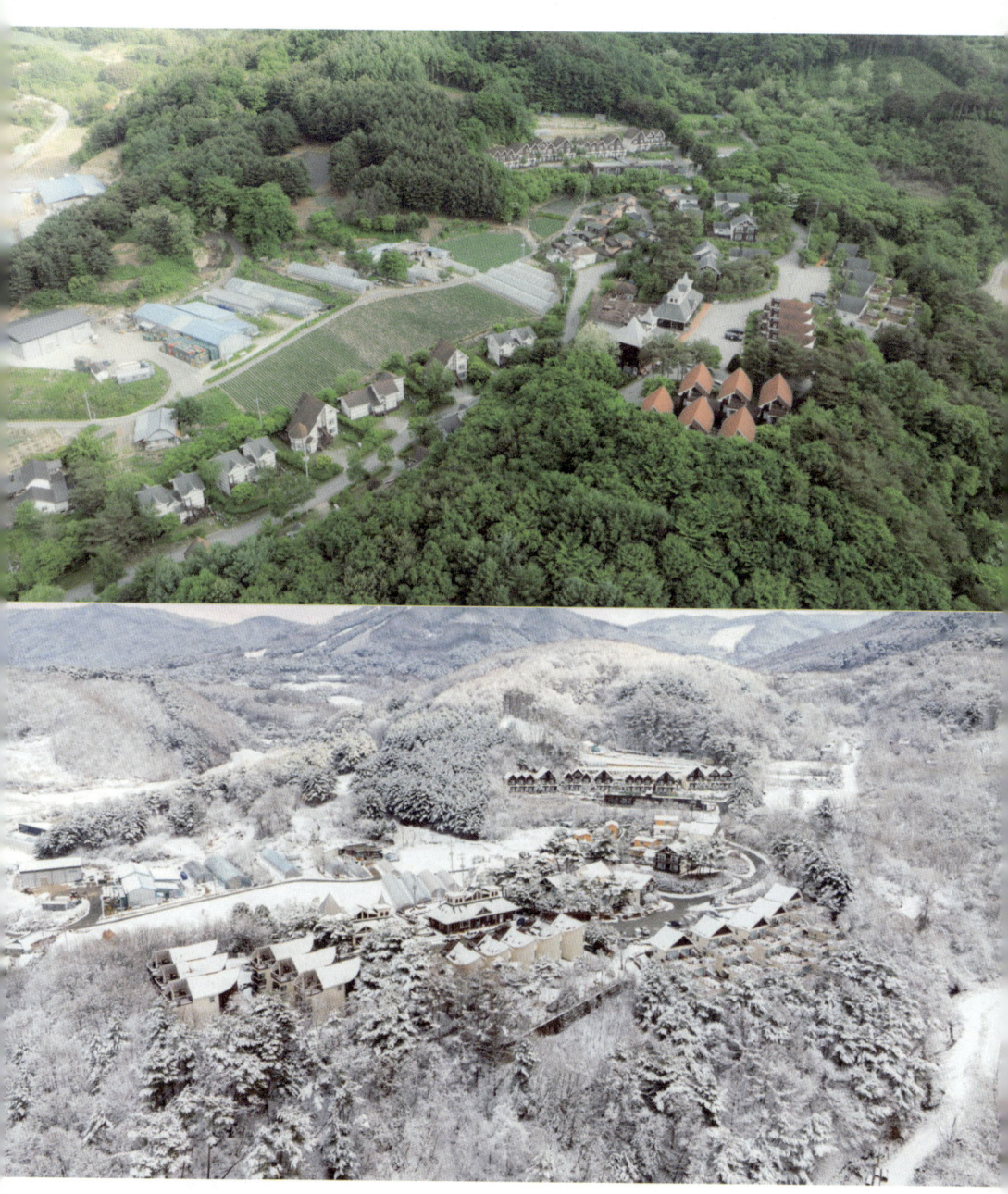

2. 닥터 황 통합종양학 PPT 슬라이드 자료

심리환경

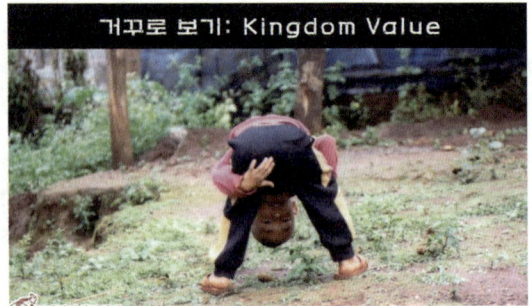

거꾸로 보기: Kingdom Value

감사의 치유능력 암환자 힐링캠프

- 50대 여성 암환우의 고백-암에 걸린 것에 감사
- 물 한 포기, 꽃 한 송이
- 따사로운 햇빛, 은은한 달빛
- 시냇물 소리, 새 소리
- 푸른 하늘, 맑은 공기
- 한 줌의 흙, 한번의 호흡
- 감사의 회복, 삶의 경이

- 암에 걸린 것에 감사할 줄 아는 분들이 완치가 잘 된다.
- 암의 재발을 막는 최고의 비결도 감사이다

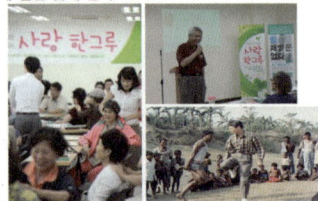

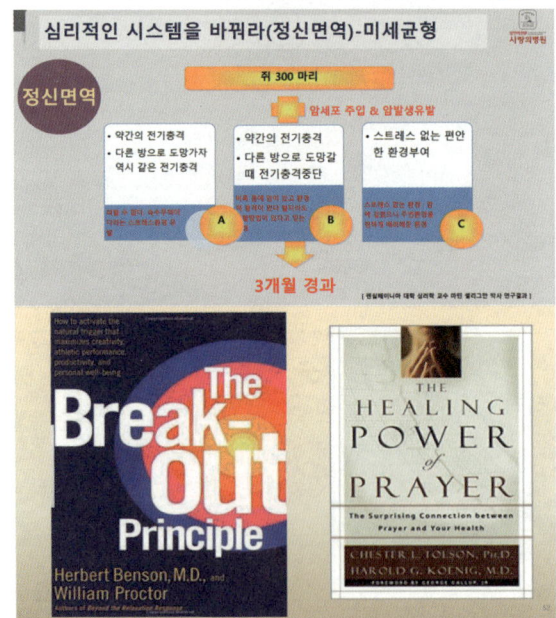

의료환경

면역관리치료를 통한 암극복 사례
암과의 동행 5년

이제는 맞춤요법의 시대이다. '공장형 의료 시스템'이 아닌 환자에게 선택권을 주는
의사+환자 정보공유 및 치료협력 시스템'을 구축해야 할 시대이다.

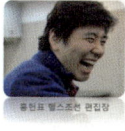
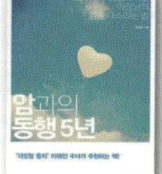

홍헌표 헬스조선 취재본부장은 공장형 치료 시스템을 거부하고 암 정복에 성공한 사람이다. 그는 2008년 44세의 나이에 대장암 3기 진단을 받았다. 수술 후 병원에서 권유하면 12회 항암치료 중 4회만 받고 이후에는 면역력을 높이는데 집중했다. 2년 6개월 동안 혹독하면서 식이요법과 운동, 명상, 웃음요법으로 암을 극복하고 2011년 복직했다.

그는 자신이 쓴 《암과의 동행5년》에서 다음과 같이 기술하고 있다

- '항암치료 중단'이 '암 치료 포기'를 의미하는 것은 아니었다. 오히려 더 적극적인 치유 방법을 찾아 실천하겠다는 의지였다. 암에 서 벗어나기 위해서는 내 몸을 완전히 바꿔야 한다고 생각했다.
- 과속, 스트레스, 병을 부르는 잘못된 식생활 등 암을 불러온 생활 습관을 다 둔 어고져야 최종적으로 이긴다고 생각했다. 항암치료를 끝내 더라도 생활 습관을 고치지 않고 이전처럼 살면 언제든 암은 재발할 것 같다. 어차피 생활 습관을 고치고, 자연치료력을 끌어올려 암을 물리 칠 계획이라면 내 몸의 면역력이 조금이라도 남아 있을 때 시작하자 고 생각했다. 항암제는 암세포를 공격해서 줄어들게 하지만 우리 몸의 면역력과 순기능도 함께 떨어뜨린다.

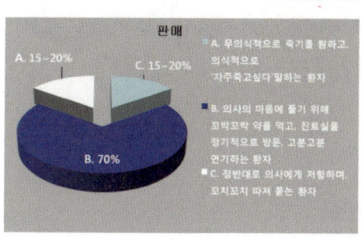
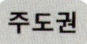
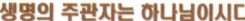
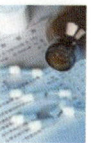

생명의 주관자는 하나님이시다

H-Solution 맞춤형 면역치료의 출발점

최적의 개인별 면역지도를 만들어라.

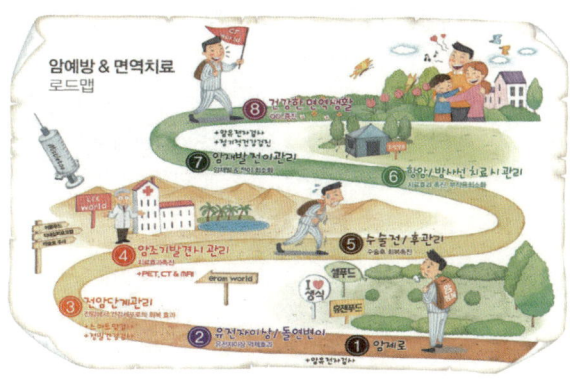

2. 닥터 황 통합종양학 PPT 슬라이드 자료

집중면역관리가 필요한 상황

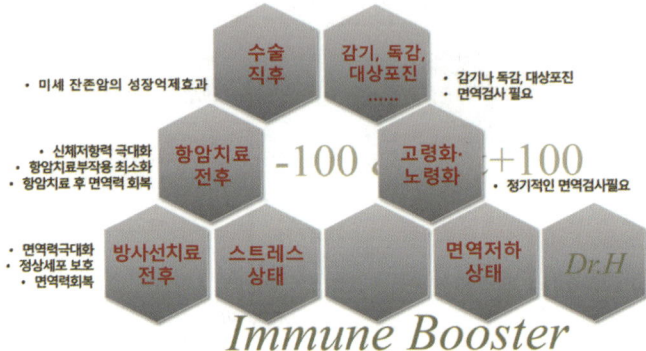

면역과잉

면역요법 시 면역탈출과 면역과잉에 대한 이해가 필요

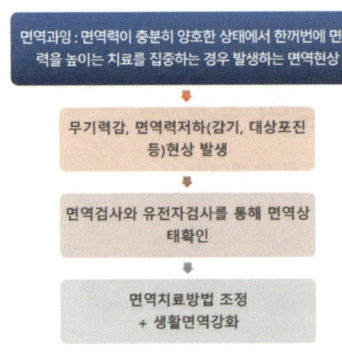

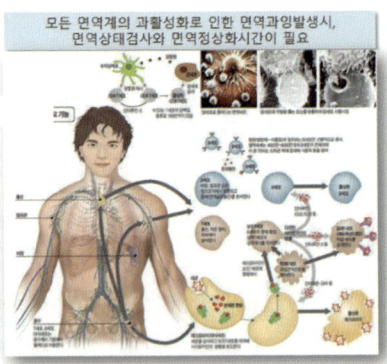

면역탈출

면역요법시 면역탈출과 면역과잉에 대한 이해가 필요

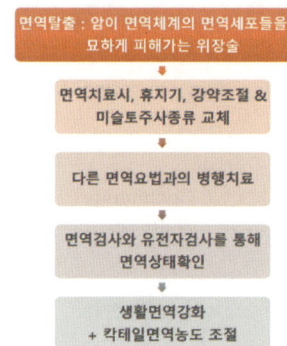

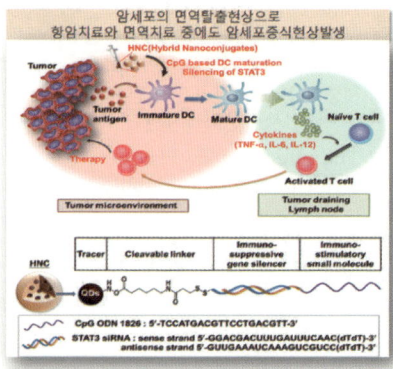

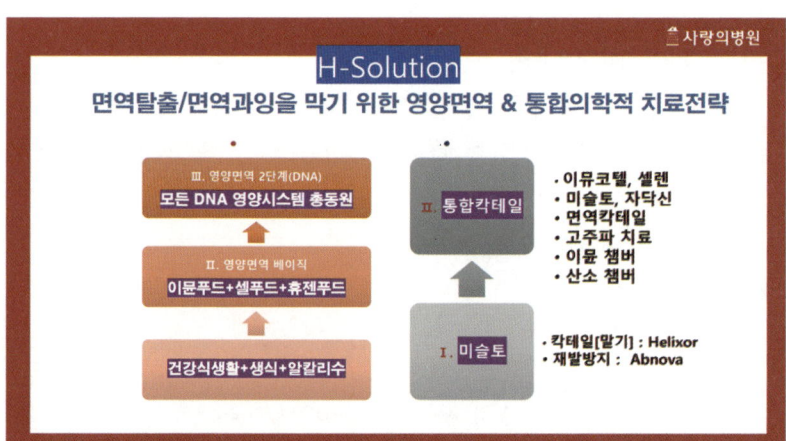

학술지에 게재된 생식 연구 논문 리스트

이롬 생명과학연구원에서 식물 영양소의 생리 활성 효능과 생식의 안전성, 유효성에 대한 연구를 진행하여 얻은 결과물들이 담겨 있는 논문 리스트이다.

NO	논문 제목	권호	연도	학술지	등급
1	식사 대용식을 사용한 단기간의 체중 조절-한국인 비만 성인 여성에서 식사 대용식에 대한 연구	11(2):131-141	2002	대한비만학회지	KCI
2	The effects of low calorie diet with raw food formula on obesity and its complication in the obese premenopausal women.	4(2):99-108	2002	J. Community Nutrition	KCI
3	생식 섭취가 지방간 개선 및 지질 대사에 미치는 영향	36(8):834-840	2003	한국영양학회지	KCI
4	장기간의 생식 섭취가 운동 선수의 체력 및 혈중 지질에 미치는 영향	42(6):883-893	2003	한국체육학회지	KCI
5	고지혈증 유발 흰 쥐에 있어서 생식의 건강 개선 효과	32(6):906-912	2003	한국식품영양과학회지	KCI
6	Saengshik, a Formulated Health Food, Decreases Blood Glucose and Increases Survival Rate in Streptozotocin-Induced Diabetic Rats.	7(6):162-167	2004	Journal of medicinal food	SCIE
7	식사 대용식을 이용한 초저열량 식사 요법이 성인 비만 여성들의 체중 감량과 건강에 미치는 효과	38(9):739-749	2005	한국영양학회지	KCI
8	산야초 추출물을 함유한 식사 대용식을 이용한 초저열량 식사 요법이 성인 비만 여성들의 체중 감량과 건강 개선에 미치는 영향	34(1):57-65	2005	한국식품영양과학회지	KCI
9	초저열량 식이로 인한 체력 저하에서 산야초 추출물의 지구력 증진 효과	38(1):147-151	2006	한국식품과학회지	KCI
10	생식 조성이 정상 성인의 혈당 반응에 미치는 영향	36(12):1553-1559	2007	한국식품영양과학회지	SCI

11	식사 대용식을 이용한 초저열량 식사 요법이 20대 비만 여성들의 심리적 요인과 삶의 질에 미치는 효과	40(7):639-649	2007	한국영양학회지	KCI
12	장기간의 생식 보충 섭취가 성장기 흰쥐의 성장, 골밀도 및 혈중 IGF-1의 농도에 미치는 영향	36(4):439-446	2007	한국식품영양과학회지	KCI
13	DSS로 유도된 염증성 장 질환 마우스 동물 모델에서 생식이 장관 임파 조직 내 면역 조절 기능에 미치는 영향	36(4):32-42	2007	한국식품영양과학회지	KCI
14	Attenuation of A β-induced apoptosis of plant extract(Saengshik) mediated by the inhibition of mitochondrial dysfunction and antioxidative effect	1095:399-411	2007	Annals New York academy of sciences	SCI
15	Saengshik administration reduced the side effects of chemotherapy in chemotherapeutic agent injected mice.	12(4):319-328	2008	대한암예방학회지	KCI
16	Saengshik, a formulated health food, prevents liver damage in CCl4-induced mice and increases antioxidant activity in elderly women.	11(2):323-330	2008	Journal of medicinal food	SCIE
17	Effect of Saengshik on Azoxymethane-induced colon carcinogenesis and colonic mucosa inflammatory responses in F344 rats	14(3):248-255	2009	대한암예방학회지	KCI
18	Cyanidine-3-glucoside(C3G) 색소의 함유량이 증대된 쌀 신품종(C3GHi)의 항산화 및 항당뇨 활성	55(1):1-9	2010	한국작물학회지	KCI
19	생식의 항산화 및 항돌연변이 효과	17:8-14	2012	대한암예방학회지	KCI
20	Effects of natural raw meal (NRM) on high-fat diet and dextran sulfate sodium (DSS)-induced ulcerative colitis in C57BL/6J mice	9(6):619-627	2015	Nutrition Research and Practice	SCIE

참고 문헌

《암은 없다》, 황성주, 청림, 2009.
《암 재발은 없다》, 황성주, 청림, 2010.
《면역관리 없이 암 완치 없다》, 황성주, 청림, 2015.

....

《1일 1식》, 나구모 요시노리, 위즈덤하우스, 2012.
《12주 한방면역요법》, 김성수, 더시드컴퍼니, 2013.
〈2021년 국가암등록통계 참고자료〉, 중앙암등록본부, 2023.
《21세기 암 치료 혁명》, 나가사와 오시무, 호도애, 2000.
《건강식품의 위험한 진실》, 류은경, LINN, 2012.
《닥터스씽킹》, 제롬 그루프먼, 해냄, 2007.
《막스거슨 요법으로 암을 고친 암 승리자들의 증언》, 호시노 요시히코, 건강신문사, 2003.
《만성난치질환, 아는 만큼 이긴다》, 박중욱, 매일경제신문사, 2014.
《면역력 슈퍼 처방전》, 아보 도오루, 이시하라 유미, 후쿠다 미노루, 김영사, 2011.
《면역처방 101》, 아보 도오루, 전나무숲, 2007.
《생활 속 면역 강화법》, 아보 도오루, 전나무숲, 2010.
《세포를 알면 건강이 보인다》, 김상원, 상상나무, 2012.
《십중팔구 암에게 이긴다》, 박재갑, 동아일보사, 2011.
《암 식단 가이드》, 연세암센터, CJ프레시웨이, 세브란스병원 영양팀, 삼호 미디어, 2009.
《암 체질을 바꾸는 기적의 식습관》, 와타요 다카호, 위즈덤스타일, 2012.
《암, 꼭 알아야 할 치료·영양 가이드》, 분당서울대학교병원, 삼호미디어, 2013.
《암, 투병하면 죽고 치병하면 산다》, 신갈렙, 전나무숲, 2012.

《암과 싸우지 말고 친구가 되라》, 한만청, 센추리원, 2012.

《암과의 동행 5년》, 홍헌표, 에디터, 2012.

《암생존자를 위한 운동지침서》, Melinda L. Irwin, 한미의학, 2013.

《암 억제 식품사전》, 니시노 호요쿠, 전나무숲, 2014.

《암을 이기는 건강 밥상》, 강남세브란스병원 메디칼쿠킹클래스, 북센스, 2010.

《암을 이기는 식이요법》, 김평자, 아카데미북, 2005.

《암을 이기는 운동법은 따로 있다》, 서관식, 최호천, 비타북스, 2013.

《암을 이기는 한국인의 음식 54가지》(개정판), 박건영 등, 연합뉴스, 2013.

《암을 이기는 면역요법》, 아보 도오루, 중앙생활사, 2011.

《암중모색 암을 이긴 사람들의 비밀》, KBS 〈생로병사의 비밀〉 제작팀, 비타북스, 2012.

《암 치료 후, 건강관리 가이드》, 서울대학교암병원 암건강증진센터, 비타북스, 2013.

《유태종 박사의 항암식품 77가지》(아카데미건강총서43), 유태종, 아카데미북, 2009.

《임상영양학》, Marcia Melms, Kathryn P. Sucher, Karen Lacey, Sara Long Roth, 양서원, 2012.

《종양학》, 박재갑, 방영주, 하성환, 일조각, 2003.

《종양학》, 서울대학교 의과대학 편, 서울대학교출판부, 2003.일

《최고의 암 식사 가이드》, 노성훈, 세브란스병원 영양팀, CJ프레시웨이, 비타북스, 2014.

《통합 암 치료 로드맵》, 김진목, 서현사, 2012.

《통합의학적 암 치료 프로그램》, 최옥병, 박성주, 양영철, 건강신문사, 2008.

《항암》, 다비드 세르방 슈레베르, 문학세계사, 2012.

《행복한 암 동행기》, 신갈렙, 전나무숲, 2003.

《힐링 코드》, 알렉산더 로이드, 벤 존슨, 시공사, 2013.

암 치료의 급소
즉시 실행하라

초판 1쇄 발행 2025년 1월 31일
초판 2쇄 발행 2025년 8월 18일

지은이 황성주

기획 및 책임 편집 최인선
교정 교열 오승연
본문 디자인 김유정
표지 디자인 조은혜, 김유정

펴낸이 황성주
펴낸 곳 꿈의발전소
출판 등록 2018년 4월 9일 제2018-000032호
주소 서울특별시 강남구 역삼로 552, 4층(대치동, KM 빌딩)
연락처 cancerfree_edit@naver.com

ⓒ 황성주, 2025
ISBN 979-11-91149-37-1 (03510)

이 책은 저작권법에 따라 보호를 받는 저작물이므로 무단 전재와 무단 복제를 금지하며,
이 책 내용의 전부 또는 일부를 이용하려면 반드시 저작권자와 꿈의발전소의 서면 동의를
받아야 합니다.